대의를 꿈꾸다

역학탐정 임현술의
못다 한 이야기

역학탐정 임현술의 못다 한 이야기
대의를 꿈꾸다

초판 발행 2019년 7월 10일
초판 2쇄 발행 2020년 7월 31일

지은이 임현술
펴낸이 김예옥
펴낸곳 글을읽다

16007 경기도 의왕시 양지편로 39-7
등록 2005.11.10. 제138-90-47183호
전화 031)422-2215, 팩스 031)426-2225
이메일 geuleul@hanmail.net

본문 디자인 김유진

ⓒ 임현술

ISBN 978-89-93587-25-8 03510

＊책값은 뒤표지에 표시되어 있습니다. 파본은 바꾸어 드립니다.

대의를 꿈꾸다

역학탐정 임현술의
못다 한 이야기

임현술 지음

'서문'을 대신하여

저는 오랫동안 무력감을 느꼈습니다. 세월이 빠르군요.

사람은 서 있는 모습만으로도 대강 어떤 사람인지 나타나기 마련인데 아버지의 모습은 일단 두 다리에 힘이 있어 선 자세에 품위가 감도셨으며 180㎝가 넘는 신장임에도 표정이 부드러워 주위에서 보기가 편했습니다. 목소리도 얼굴을 닮아 부드러우면서도 주위에 또렷이 잘 들리며 낭랑하고 품격이 있었습니다. 아버지가 최대의 콤플렉스라고 하신 부분은 살아가는 동안에 어디를 가도 자신이 항상 가장 노래를 못하셨다는 것이었지만 목소리가 참 밝으셨습니다. 아버지를 아는 분들께서도 기억하실 겁니다.

세례명이 루카이고 의사이자 학자로 일생을 사신 임(林) 현(鉉) 자 술(述) 자 저의 아버지는 작년 6월에 생물학적 삶을 마치고 돌아가셨습니다. 어떤 분께서는 "분하다"고 표현하셨는데 저도 같습니다. 분합니다. 그러나 여기서는 마음을 진정시키고 아버지의 이야기를 할 수 있는 여유를 갖고 싶습니다. 아버지는 담도암으로 돌아가셨습니다. 재작년 가을 무렵 아버지는 울산 어떤 병원 뒷산을 저와 함께 오르시며 "걷는 것이 이렇게 힘들 줄 몰랐다"고 하셨습니다. 아버지는 평소에 자신의 인생에서 가장 행복했던 때가 "미국 워싱턴 D. C 근교에서 홀로 살던 시절, 차 안 타고 항상 걸어 다니던 날들"이라고 술회하셨습니다. 그토록 걷기 좋아하시던 분이 "걷기가 힘들구나"라는 말씀을 하실 때, 제 마음 깊숙한 곳이 아려왔습니다.

  시간을 되짚어보면, 제가 아직 초등학교 고학년이던 때, 저와 동생과 어머니를 서울에 두고 아버지께서 포항에 홀로 방을 얻어 거주하시던 무렵, 어머니와 동생과 함께 서울에서 내려와 포항 아버지 방에 들렀던 어떤 여름날이 떠오릅니다. 방에 시꺼먼 개미들이 수백 마리 기어 다니는데 아버지는 개미들을 잡지 않고 처리할 생각도 하지 않으신 채로 그냥 놔두셨지요. 아버지께선 포항에서 홀로 살던 무렵도 참 행복하셨으리라 추측이 됩니다. 정말로 행복한 사람이 할 수 있는 일입니다. 어느 쪽인지 굳이 가리자면 아버지께선 홀로 있는 때에 정말로 행복한 부류의 사람일 겁니다.

  그런데도 동국대에서 강의를 유머러스하게 해서 학생들 사이에서 인기가 좋았고 평소에 남녀노소 여러 사람을 재미있게 하는 스킬에도 능하셨지요. 아버지께선 네 남매의 셋째로 태어나서 손위로 형과 누나가 한 분씩 계셨는데, 제가 겪어온 인생 경험에 의하면 형 한 명, 누나 한 명이 있는 사람들이 이런 긍정적인 성격을 가진 것을 곧잘 보았습니다. 그러면서 아버지는 때때로 외로움도 타셔서 제게는 곧잘 "네 엄마는 전국 어딜 가도 친구가 있어 보이더라고, 난 없는데 허허허." 하고 말씀하셨네요.

  저는 물의 도시 강원도 춘천에서 태어났습니다. 당시 아버지께선 춘

성군 보건소장이셨고 어머니와 아기였던 저는 후평동 집에서 생활했지요. 제 인생 맨 첫 추억이 후평동인지는 모르겠는데, 집에서 아버지가 마루에 누워 저를 두 팔로 들고 비행기 태우시던 기억, 그 잔향이 오래 제게 남았습니다.

인간세상에서 가장 좋은 것은 자연스러움이라고 생각합니다. 아버지는 자신을 내세우지 않으면서도 자연스레 주위에 좋은 영향을 끼치는 분이셨습니다. 일생 학자로 살아오신 아버지께서는 식성도 소탈하셔서 2천 원짜리 김밥을 즐겨 드셨으며 예전 6.25 전쟁을 겪은 세대답게 식사를 남김없이 잘 드셨습니다. 카레를 다소 거북해하고 장어를 안 드실 뿐이지, 특별히 가리는 음식이 별로 없었네요.

생전에 할머니께서는 가족사에 얽힌 옛날 얘기를 자주 들려주셨죠. 6.25 때 아버지 형제자매를 손 붙들고, 등에 짊어지고 부산으로 내려가던 얘기, 할아버지께서 중간에 실종되셨다가, 정말로는 누군가에게 끌려 이북으로 가시던 도중이었지만 결국 탈출하셔서 돌아온 얘기들이었습니다. 할머니께서는 감정이 풍부하셨고 정말 밝은 목소리로 리듬을 타듯이 말을 잘하시던 분입니다. 아버지가 대학입시 보던 날, 버스를 못 탈 뻔해서 제시간에 도착 못할 수도 있었는데 가까스로 시험장에 들여보냈고 결국 서울대에 합격시킨 얘기를 할머니는 자랑스러운 표정으로 해주셨습니다. 그런 일이 있어서인지 주위에서 기억하는 아버지는 시간

약속에 매우 철저하신 분이었습니다.

　할머니께서 돌아가신 뒤, 아버지는 장지에서 평소에는 그렇게나 내비치지 않던 감정을 모두 드러내며 정말 큰소리로 엉엉 우셨습니다. 그런 모습은 한 번뿐이었다고 제 동생 송이는 말했습니다. 동생의 이 말이 가슴속에 진하게 남아 떠오릅니다. 제가 마주하고 어루만지던 아버지의 마지막 날들, 정말로 할머니와 닮으셨던 그 얼굴…….

　아버지는 골프도 안 치시고, 검소하시며, 큰 소리를 내지 않으면서도 정말 해야 할 말은 하시는 분이었습니다. 그러나 때때로 타인을 배려해서 말을 안하고 속으로 삼키는 경우도 참 많았습니다. 그래서 2000년대 후반 이후로 다른 술은 자주 드시지 않아도 맥주를 자주 드셨는데, 돌아보면 이 또한 암의 원인이 되었던 것 같습니다.

　아버지와 술에 관해서는 저에게 귀한 추억이 한 가지 있습니다. 제가 술을 처음 마신 건 열 살 무렵이었습니다. 그날 우리 가족은 춘천 의암호 근처에 있었고 비가 억수처럼 내렸습니다. 저는 비를 맞아서 감기에 걸려 열이 났습니다. 그런데 가정의학과와 예방의학과 박사학위를 가진 아버지께서 민간요법으로 빨간 플라스틱 국자에 막걸리를 담아와 제게 약간 먹이셨습니다. 그리고 저의 감기가 나았거나 나은 듯한 느낌이라도 들었던 추억입니다.

시간을 비교적 근래로 돌려보면, 2004년 아버지와 이관 교수님과 저 이렇게 셋이서 부산에서 고속선을 타고 후쿠오카에 갔던 특별한 경험이 있습니다. 제가 아버지와 해외여행을 했던 경험은 2000년 미국, 2004년 일본 이 두 번뿐입니다. '그때 아버지와 좀 좋은 술이라도 같이 마셔드릴 걸' 하는 아쉬움이 들기도 합니다.

시간을 더 근래로 되돌려 보면, 아버지가 제게 컴퓨터 인터넷 창에 동국대 홈페이지를 열어 보여주시던 날이 떠오릅니다. 정년을 앞둔 아버지에게 학생들이 "교수님 가지 마세요"라는 글들을 올렸다고 그 페이지를 열어 보여주셨습니다. 그랬던 아버지께서, 저 어린 시절 "재윤아 어딜 가니?"하시던 아버지께서 돌아가셨습니다.

아버지는 일생 눈이 좋으셨습니다. 암 판정을 받은 이후에 아버지는 여러 가지 검사를 받으셨는데, 그 결과들 가운데 시력만을 콕 집으시며 "의사는 눈이 좋아야 하는데 시력 검사 결과가 기적적으로 좋았노라! 눈이 노쇠하지 않았고 황금률로 근시, 원시가 딱 맞아 시력 걱정 없어 좋다. 허허!" 하고 생사의 경계를 허무는 농담을 하며 웃으셨습니다. 한 번은 제가 아버지의 여윈 종아리를 주물러드리다가 "물푸레나무를 달여 드시면 암에 좋다"고 하이개그를 던지자 아버지는 바로 개그라는 걸 알고, 순수하게 웃으셨습니다. 암환자도 고통을 겪고 환자 가족도 마음이 찢어지지만 마지막 날이 가까이 다가왔어도 정신적으로 의연하시던 아버지의 미소를 추억합니다.

  위에 졸필로 남긴 사연 외에도 헤아리지 못할 만큼 많은 추억들이 제 안에 쌓여있습니다. 그리고 제가 어루만지지 못한 아버지와 관련한 추억들을 가지신 다른 분들이 계실 것으로 생각됩니다. 만약에 아버지와의 추억을 교류하길 원하시거든 anisoundart@yahoo.co.jp로 메일 부탁합니다. 아버지를 만났던 분들에게 아버지의 품위 있던 서 있던 자세, 낭랑하던 목소리, 부드러웠던 미소가 오래도록 기억되길 바랍니다. 아버지 사랑합니다.

2019년 5월 아들 임재윤

회고의 글

임현술 선생님을 기억하며

김양호(울산대 직업환경의학과 교수)

　임현술 선생님과의 만남은 의과대학 학생 시절로 되돌아간다.
　필자가 서울대 의예과를 들어갔을 때는 1975년 박정희 독재정권 시절이었다. 의예과 2년 동안 관악캠퍼스에서 호기심에 들떠서 대학생활을 보내면서, 또 한편으로는 데모에도 참가하면서 지냈던 기억이 난다. 본과에 진입하면서 엄청난 양의 공부를 해야 하는 상황이었지만, 한편으로 사회문제에 관심을 가지면서 생활하니 겨우겨우 학점을 따면서 지냈다. 사회문제에 관심을 가질 수밖에 없는 상황에서 의대 선배들과 자연스럽게 연결이 되었다. 여러 명의 의대 선배들이 있었는데, 그중의 한 사람이 임현술 선배였다. 정기적으로 선배들과 만나면서 책도 읽고 사회문제에 대한 토론을 했다. 그때 내가 속으로 놀랐던 것은 사회문제에 관심을 갖고 있던 의대 선배들이 거의 모두 우수한 학업성적을 자랑하고 있던 것이었다. 나하고 비교가 되는 상황이었다. 그런 선배 중의 한 사람, 유행이 지난 말이지만, 후배에게 의식화교육을 해 주던 선배 중의 한 분이 임현술 선배였다. 임현술 선배는 다른 선배들과는 달리 자기만의 방식으로 의식화교육(?)을 하였는데, 술과 즉흥시였다. 임현술의 '술'이 마시는 '술'이라면서, 항상 술을 권하였고 같이 마셨던 것 같다. 더불어, 의식화의 도구(?)로 사용되었던 것은 즉흥시였다. 어떤 주제로 토론하다가, 필(feel)이 오면, 임현술 선배는 자주 즉흥적인 시를 길게 읊었다. 반어법적이고 풍자적인 내용의 시였던 것으로 그 분위기를 기억한다. 후배들로서는 신기하기만 하였고, 그 시 낭송이 끝나면, 새로운 다짐을 했던 것 같다. 임현술 선생님의 학문적 통찰력 및 직관력과 맥락이 잘 닿는 부분이다. 임현술 선배의 의식화 과정에서의 감성적이고 직관적인 접근법은 그 후, 질병 역학조사를 할 때 더욱 빛났던 것 같다.

여담이지만 임현술 선배는 노래를 아주 못했다. 보기 드문 음치였다. 시와 노래의 탤런트를 동시에 갖지는 못했던 것 같다. 그 노래가 멜로디는 실종되고 없었지만, 그래도 리듬은 살아있었던 것으로 기억한다. 지금 돌이켜보면, 힙합을 국내에 처음 도입한 사람으로 기억되어야 하지 않을까 하고 가벼운 웃음을 짓게 된다.

그렇게 본과 4년이 지나면서, 나는 무엇을 해야 할 것인가, 어떤 의사가 될 것인가에 대해 항상 머리 한쪽에 고민하고 살았고, 그 당시에는 의사의 사회 참여에 그래도 가까운 가정의학과를 선택하게 되었다. 빈민, 농민, 노동자들의 건강문제에 대하여 문제의식을 느끼면서 사회에 참여하는 하나의 방식이라고 생각하였다. 그렇게 가정의학 3년의 기간을 마쳐가고 있는데, 서울대보건대학원에서 역학의 대가이신 김정순 교수님의 수제자(?)인 임현술 선배가 느닷없이 가정의학과에 들어오게 되었다. 필자가 믿고 따르던 선배가 졸지에 필자의 의국 후배가 된 것이다. 나중에 그 이유에 대하여 들을 기회가 있었는데, 역학자는 임상을 잘 알아야 한다는 것이었다. 즉, 역학을 제대로 하기 위해서는 임상을 배울 필요가 있어서 가정의학 전공의 과정을 선택한 것이라고 했다. 7-8년 후배들과 같이 수련을 받으면서, 가정의학 전공의들에게 역학의 개념을 심어주기도 했다.

나는 가정의학 전공의 과정을 마치고, 구로의원에서 2년 반 가까이 근무하였는데, 그때는 한국사회의 민주화가 시작되는 시점이었고, 산업보건의 격동기였다. 원진레이온의 이황화탄소 중독사건 등, 굵직한 직업병 사건들이 연이어 보도되던 때였다. 필자도 직업병의 발굴, 진단에 힘을 쓰며 현장 노동자에 대한 산업보건교육에 참여하던 시기였다. 임 선배도 직업병의 진단, 발굴, 환경병의 사회적 문제 제기 등에 많은 힘을 쏟고 있었다. 그 당시는 직업병이라고 말하는 것조차도 용기가 필요하고, 무언의 사회적 압박도 느끼는 분위기였고, 직업병이나 환경병에 대한 사회적 인식도 부족하였으며, 전문성도 부족한 시기였다. 그러한 시기일수록 임현술 선배의 용기, 주도력, 통찰력 등이 유감없이 발휘되었다.

나는 일본에서 돌아온 후 산업안전보건연구원에서 5년간 근무하였다. 연구원에서는 사업장에 질병역학조사를 갈 일이 자주 생겼다. 그때마다 임현술 선배에게 역학조사의 요령이라든지 방향성 등을 자문하곤 하였고, 선배는 핵심적인 답변을 주시곤 하였다. 역학이론에다 임상을 겸비하고, 타고난 직관력으로 무장한 임 선배는 역학조사에서 더욱 빛을 발하는 것 같았다. 나는 문제가 생길 때마다, 학문적인 궁금증이 생길 때마다, 임현술 선배에게 상담하곤 하였다.

산업안전보건연구원에서는 직업병 여부를 판단하는 역학조사위원회를 운영하고 있었고, 임현술 선생님은 최장기간 역학조사위원을 역임하였다. 역학조사위원회가 생기고 나서 상당 기간은 직업성 질환을 인정하지 않으려는 분위기가 지배적인 시기였다. 그런 분위기에서, 직업성 질환을 인정해야 한다고 논리를 세우고 근거를 제시하고 설득력 있게 주장하곤 하였다. 그런 면에서 임현술 선생님의 견해와 입장이 눈에 띄었다.

그러나, 세월이 흐르면서, 사회 분위기가 변화하였고, 오히려 직업성 질환을 인정해야 한다는 시류에 편승하는 포퓰리즘적인 분위기도 나타나게 되었다. 임현술 선생님은 그런 상황에서도 증거(evidence)에 어느 정도 근거하여야 한다고 주장하였고, 그것이 표면적으로는 직업성 질환 인정을 반대하는 논리를 펴게 되는 것으로 비쳤다. 결과적으로 직업병이 아니라는 것을 주장할 때는, 신나지 않고 기운이 빠진다는 속내를 필자에게 털어놓으면서도, 어느 정도 객관성을 견지해야 할 것이라는 이야기를 하였다. 임현술 선생님의 오랜 발자취를 잘 아는 필자로서는 임현술 선생님과 이런 점에 대하여 깊이 공감을 할 수 있었고, 임 선생님은 역시, 학자로서 가야 할 길에 초지일관하였다는 느낌을 갖게 되었다.

필자가 울산대병원 직업환경의학과에 근무하게 된 이후에는 과거보다 좀 더 사적인 만남을 가질 기회가 많아졌다. 경주에서 남산을 같이 등반한 경우가 많았고, 등반하면서, 최근의 의학적 또는 사회적 화제에 대하여 자주 의견을 나누었다. 즉흥시를 읊는 경우는 없어졌지만, 통찰력과 직관력은 여전히 빛을 발하고 있었다.

임현술 선생님은 암에 걸린 후에는, 암환자에게 이렇게 투병하는 것을 보여주겠다는 사명감을 가지고 열심히 식이요법, 좋은 생활습관 유지에 전념하였고, 진단 후 반년 이상 삶의 질은 상당히 좋았다. 임현술 선생님은 의연하게 암과 싸우는 모습을 보여주셨고, 또한 암에 힘없이 무너지는 인간의 한계도 같이 보여주었다.

임현술 선생님이 가시고 난 후에는 경주에 갈 때마다 무언가 쓸쓸함이 느껴졌다. 자주 오르던 남산에도 등반을 하고 싶지 않았다.

가끔, 임현술 정신이란 무엇일까를 생각하게 된다. 주변의 사회적, 정치적 분위기에 연연하지 않고, 일관성 있게 학자의 길을 걸어온 것이 아닐까.

추모사

임현술 교수님을 추모하며

이관(동국대 예방의학과 교수)

임현술 선생님께서 지난 6월, 돌아가신 후 벌써 한 달이 훌쩍 지났지만 아직 실감나지 않는 것은 어쩌면 당연한 일인지 모르겠습니다. 저는 지금 교수님께서 그렇게 좋아하셨던 역학조사 현장에서 영광스럽지만 안타까운 마음으로 추모의 글을 적고 있습니다.

진단을 받은 날이 먼저 생각이 납니다. 갑자기 시한부 판정을 받으셨다면서 아무렇지 않게 이야기하시곤 앞으로 병과 싸우는 투병이 아닌 잘 다스리는 치병을 하시겠다고 하신지 꼭 1년 5일 만에 영면에 드셨습니다. 안타까운 것은 정년퇴임식에서도 선생님 당신은 늘 그래오셨던 것처럼 계속 이 길을 걸어갈 생각이기 때문에 정년이 의미가 없다고 말씀을 하셨습니다. 치병을 하는 와중에서도 빠짐없이 월간『산업보건』에 기고를 하셨습니다. 마지막 병상에 계실 때에도 연구실 컴퓨터 앞에 다시 앉아보고 싶어 하셨을 터인데 결국 그렇게 못해드린 송구함이 내내 마음 한편에 남아있습니다.

선생님은 70년대 초반 민청학련 사건으로 구금되어 있을 때, 감옥을 나가면 의사가 되어 사회적 약자의 건강을 위하여 일하겠다고 결심을 하셨습니다. 이후 사회적 약자를 위하여 일하는 데는 환경오염 피해자, 근로자, 농업인 등을 지키는 일이 가장 보람 있는 일이라 생각하고 변함없이 한 길만 걸어오셨습니다. 그 길은 결국 한국의 환경 및 산업보건의 역사였습니다.

　선생님과 소위 독대를 하면서 맥주를 마시는 일이 우리 제자들에겐 가장 곤혹스러운(?) 일이었는데, 그때마다 선생님은 매번 선생님의 걸어오신 이야기를 해주셨고 몇 번을 들었는지가 우리 제자들 사이에선 회자되었던 때가 있었습니다. 그 시간이 지금 너무 그립습니다.

　선생님이 늘 우리 후학 및 제자들에게 하셨던 말씀이 생각납니다. "남을 도와주는 것은 내가 가진 것을 버리는 것이다. 그러나 버릴 용기가 없으므로 열심히 학문을 위해 노력하자. 그리고 바라자. 나는 내가 하는 연구가 제발 국민에게 도움이 될 수 있기를 빌고 또 빌었다."

　지금도 학교에는 선생님이 사용하시던 연구실이 그대로 남아있습니다. 좀 더 오래 두고 싶지만 사정이 여의치 않아 새로운 추모공간을 만들 예정입니다. 더 좋은 공간에서 원 없이 선생님 좋아하는 논문도 쓰고, 연구도 하시고, 저희가 나태해지지 않도록 잘 다독여주시길 바랍니다. 마지막으로 임현술 교수님의 부고에 함께 마음 아파하신 모든 분들께 다시 한 번 감사드립니다.

2018년 8월

위의 글은 월간 『산업보건』에 게재했던 것으로 여기에 그대로 옮겨 싣는다.

목차

'서문'을 대신하여·임재윤 • 4
회고의 글 - 임현술 선생님을 기억하며·김양호 • 10
추모사 - 임현술 교수님을 추모하며·이관 • 14

1 국민 건강을 위한 노력

건강은 국가경쟁력 • 22
역학조사의 어려움을 이해하자 • 23
사실에 기반을 두어 판단하자 • 25
결혼 이민여성 상해보험 지원 환영 • 32
학생재해보상보험제도 도입 • 34
환자를 안전하게 보호하자 • 37

2 감염병 관리

해외여행 시 건강관리 • 42
뎅기열 • 48
성인이 받아야 하는 예방접종 • 50
감기 • 52
인플루엔자 • 53
폐렴구균 • 55
결핵 • 56
일본뇌염 • 58
어디서든 자나 깨나 모기 조심 • 59
수막구균성 수막염 • 61
A형간염 • 62
B형간염 • 64

C형간염 • 66
E형간염 • 67
노로바이러스 식중독 • 69
로타바이러스 감염증 • 70
산후조리원 감염관리 • 72
수족구(手足口)병 • 73
콜레라 발생원인 추정 • 75
성홍열 • 77
단순포진 • 78
수두 • 80
백일해 • 82
레지오넬라증 • 83
세계 에이즈의 날 • 85

3 해외유입과 신종감염병

약의 날, 내성균을 예방하자 • 88
병원 감염 관리 • 89
신종감염병 대응체계 • 91
기후변화와 감염병 • 92
인수공통감염병 • 94
에볼라바이러스병 • 95
지카바이러스 감염증 • 96
박쥐 바이러스 • 98
조류인플루엔자 인체감염증 • 100
중동호흡기증후군(메르스) 유행과 산업보건 • 106

4 안전한 먹거리

계란을 익혀 먹자 • 112
식품, 충분히 익혀 먹자 • 113
학교급식 관리 • 115
영아 보툴리눔독소증 • 117
스쿠알렌 복용의 부작용 • 118
독극물이 함유된 술 이야기 • 122
만병통치약은 있을 수 없다 • 128
해독제를 잘 사용하자 • 134
히스타민 어류 중독을 아십니까? • 140

5 농어민병

중증열성혈소판감소증후군 • 148
농업인의 날과 감염병 • 149
사람 브루셀라증 • 151
큐열 • 153
밤벌레 제거제, 이황화탄소(CS2)의 유해성 • 154
급성 니코틴중독증과 담뱃잎 농부병 • 157
생강 저장굴의 질식사고 • 163
해양생물에 의한 건강피해 • 170

6 환경과 산업보건

한랭손상 진단 • 182
가스통 구성성분 • 186

인류와 함께한 수은중독 • 190
국내 수은중독 경험담 • 196
방사선암 업무상질병 판정 회고 • 202
산을 취급하는 근로자의 치아부식증 • 206
비소, 독의 왕 • 213
망간뇌증 유무를 정확히 판단하자 • 217
1988년 카드뮴 노출과 중독증 논란 • 223
만성외상성뇌병증(CTE)에 관한 소개 • 230
업무관련성이 인정된 만성경막하혈종 사례 • 237
불산 화상과 불산 가스 누출 사고 경험 • 244
니트로글리세린에 의한 급성 심근경색증 법적 인정 • 252
코크스로 방출물에 의한 폐암 • 258
규조토폐증에 관한 연구 • 264
군인의 청력을 보호하자 • 270
역학조사에 관한 감회, 고엽제 • 274
이황화탄소 중독 역학조사 관련 감회 • 281
한국과 미국의 고엽제 : 후유증 및 후유의증 • 284
캠프 케럴 인근 지역 주민건강영향조사 • 291

7 피부질환 역학조사

물놀이장에서 발생한 피부질환 • 302
좀진드기 교상 • 309
곤충들 • 314
땀띠 • 323
유해물질 • 329

1

국민 건강을 위한 노력

건강은 국가경쟁력

올해 초 보건복지부는 국가 보건의료 정책의 방향을 치료 중심의 패러다임에서 국민 건강을 국가가 책임지는 건강투자 전략으로 바꾸고 2007년을 건강투자의 원년으로 삼겠다고 발표하였다. 선심성 정책이라는 비판도 있지만 앞으로 추구해야 하는 보건의료 전략이라는 데는 대부분 전문가가 동의할 것이다. 우리나라는 세계적으로 유례가 없는 속도로 고령화가 진행되어 2018년 고령사회(고령인구 14퍼센트), 2026년 초고령사회(고령인구 20퍼센트)로 진입할 가능성이 높다. 또한 저출산으로 인하여 생산가능 노동인구가 지속적으로 감소할 가능성이 높아 질 좋은 노동력을 확보하는 것이 미래 발전을 위한 핵심적인 성장 전략이 될 것이다. 즉, 건강한 국민이 증가할수록 국가경쟁력이 확보되고 경제성장의 가능성이 높아지기 때문이다.

건강투자 정책은 저출산고령화 시대에 전체 인구집단을 임신, 출산, 영유아, 청소년, 장년, 노년 등 생의 주기에 맞추어 이들의 건강수준을 향상시켜 미래사회에 대비하고자 마련한 것으로, 이러한 정책이 효과적으로 진행되어 국민이 요람에서 무덤까지 건강한 삶을 유지한다면 국가에도 도움이 되고 개인에게도 매우 바람직하다. 국가가 국민 건강을 위하여 아무리 많은 투자를 하더라도 국민 개개인이 자신의 건강을 유지하고자 노력하지 않는다면 그 효력은 거의 없을 것이다.

이에 국가는 'Hi, 5계명'(권장 사항)과 'Bye 5계명'(금지 사항) 등 건강투자 10계명을 발표하였다.

Hi, 5계명 - Hi 운동! 1주일에 다섯 번 30분간 운동하세요. - Hi 검진! 정기적인 건강검진으로 건강을 지키세요. - Hi 칫솔질! 식사 후, 잠자기 전 3분간 양치질 잊지 마세요. - Hi 손 씻기! 하루 8번 30초 이상 손 씻기로 청결을 유지하세요. - Hi 예방접종! 시기별 예방접종 미리미리 체크하세요.

Bye, 5계명 - Bye 과음! 술은 주 2회, 한 번에 2잔 이하만, 더 이상은 안 돼요. - Bye 흡연! 4천여 종의 독성 화학물질, 담배를 멀리하세요. - Bye 스트레스! 만병의 근원 스트레스, 그때 그때 푸세요. - Bye 편식! 5대 식품군을 골고루 섭취하세요. - Bye 불규칙한 수면! 하루 6시간 이상 푹 주무세요.

우리는 가장 행복한 삶을 말할 때 '오복을 갖추었다'고 말하였으며, 오복은 수(壽, 장수하는 것), 부(富, 물질적으로 넉넉하게 사는 것), 강녕(康寧, 몸이 건강하고 마음이 편안한 것), 유호덕(攸好德, 도덕 지키기를 좋아하는 것), 고종명(考終命, 제 명대로 살다가 편히 죽는 것)이었다. 서민들 사이에서는 치아가 좋은 것, 자손이 많은 것, 부부가 해로하는 것, 손님을 대접할 만한 재산이 있는 것, 명당에 묻히는 것이 오복이라고 한다. 국민 개개인이 건강투자 10계명을 잘 지킨다면 자신도 오복을 누리고 국가도 국가경쟁력을 갖추어 발전하는 조국에서 행복하고 건강하게 평생을 살아갈 수 있을 것이다. 앞으로 국민 개개인이 건강투자 10계명을 잘 지켜나가도록 배우자, 가족, 친구, 직장 동료 및 지역사회 거주자와 서로 격려하고 교육하고 같이 실천해 나가야 할 것이다. (2007년 7월 12일)

역학조사의 어려움을 이해하자

역학조사는 질병 발생이 유행인지 아닌지를 판단해 유행이라면 질병의 확산을 조기에 예방할 수 있는 대책을 수립하는 과정을 말한다. 이를 위해 질병의 원인을 밝히고 그 감염원과 전파경로를 파악해야 한다.

과거에 구제역 발생이 황사에 의한다고 하여 황사가 올 때 가축농장을 중심으로 소독한 적이 있다. 전문가들은 구제역과 황사는 관련이 거의 없고 잘못된 판단으로 대처한다면 언젠가 대재앙이 올 것으로 예측하였는데 2010~2011년 구제역 대재앙이 오고 말았다. 잘못된 역학조사의 결과에 따라 대응한 탓이다. 정확한 역학조사가 중요한 이유이다. 역학조사를 잘하기 위해 여러 가지 요건이 구비돼야 하지만 모든 요건이 완벽하게 구비되기는 어렵다.

역학조사는 실험실 검사도 하지만 주로 발생한 환자의 진술 또는 설문조사에 의존해야 한다. 개인의 진술이 모두 정확한 것은 아니다. 첫째, 아예 만나기를 기피한다. 응답을 위해 경찰을 동원해야 하는 경우도 있다. 둘째, 자신에게 피해가 간다면 대부분 거짓말을 한다. 취조하듯이 물어도 작심하고 거짓말을 하면 어떻게 할 수가 없다. 셋째, 잘못 알고 있는 경우이다. 전갱이와 정어리를 제대로 구별할 수 있을까? 저자도 전갱이와 정어리를 구별하지 못한다. 넷째, 기억이 나지 않는 경우이다. 나이가 들면 기억력이 떨어진다. 횟집에 간 것도 기억이 나지 않아 가지 않았다고 응답하고 후에 횟집에 갔었지 하고 생각할 수 있다. 다섯째, 방언·부정확한 발음 등으로 잘못 알아듣는 경우이다. 그래서 중요한 진술은 추가로 확인하기 위해 노력해야 한다. 구체적으로 질문하고 반복적으로 질문한다. 중요하다고 생각하는 진술은 서로 격리해 개별적으로 묻는 것이 효과적이다.

역학조사는 대부분 역학조사관이 하는데 갑자기 많은 환자가 발생하면 역학조사관이 턱없이 부족할 수 있다. 호흡기질환이 발생한 경우에는 개인 방호복을 착용한 상태에서 조사해 의사 전달이 힘들고 자신의 감염이 걱정되기도 한다. 자신이 감염될 가능성이 있다면 처자식이 걱정돼 집에 가기 두려워 외부에서 지내야 한다. 박봉에도 불구하고 의무

감으로 뭉쳐 있다고 해도 화가 나는 경우가 있을 수 있다. 메르스가 발생하였을 때는 CCTV, 개인카드, 휴대전화 추적 등 여러 방법을 사용했다. 메르스 이후 환자의 카드결제 이력을 확인할 수 있게 되면서 더욱 정밀한 역학조사가 가능해졌지만, 카드 결제 이력을 확인하는데 시간이 필요하며 이와 함께 행정 처리할 내용도 많아졌다. 역학조사는 정리해 분석하고 미비점을 보완하면서 이루어져야 하는데 국민 알 권리를 위해 서둘러 발표하다 보니 다소 실수가 있을 수 있다. 신문기사를 다른 사람이 가서 확인하면 다르게 기사화될 수 있는 것과 마찬가지다.

역학조사를 잘하는 위해서는 국민 스스로 조사에 성실히 임하면서 병·의원, 지자체, 해당 당사자 및 모든 국민이 역학조사관을 격려하고 이해하며 조금이라도 도와주려고 노력해야 한다. 모두가 역학조사를 잘할 수 있도록 참여하고 도와주면서 기다리면 반드시 역학조사의 수준은 향상되고 역학조사 결과는 질병의 전파를 차단하는 데 더욱 기여하게 될 것이다. (2017년 1월 11일)

사실에 기반을 두어 판단하자

4월 1일은 만우절이다. 가벼운 장난이나 그럴듯한 거짓말로 남을 속이기도 하고 헛걸음을 시키기도 하는 날이다. 과거부터 유래한 풍습으로 에이프릴 풀스 데이(April Fools' Day)라고도 하며 속아 넘어간 사람을 4월 바보(April fool)라고도 부른다. 거짓말은 하지 않아야 하는데 1년 중 하루 정도는 애교로 봐줄 수 있다는 식의 공동일탈로서 일종의 사회적 약속이라 할 수 있다.

거짓말은 언제부터 시작되었을까? 우문과도 같은 이 물음은 아주 먼

옛날부터 있었을 것으로 생각되는데 인구 수가 증가하고 생존을 위한 상호경쟁이 치열해지면서 남을 속여서라도 내가 이득을 얻고자 하는 본능적 충동에 기인, 독버섯처럼 자라나 증가하고 있는 것 같다.

거짓말 중에는 선의의 거짓말도 있다. 좋은 뜻을 두고 어쩔 수 없이 하는 거짓말이다. 스스로 거짓말이라는 것을 알면서도 누군가에게 위로가 되고 도움이 되게 하려는 의도에서 그렇게 하는 것인데 꼭 거짓말이 아니더라도 누군가에게 충격과 상처를 줄여주기 위해서 사실(fact, 진실 또는 실상)을 숨기는 배려이자 지혜인 셈이니 기꺼이 용납될 수 있을 것 같다. 부모님이 암에 걸렸을 때 사실대로 알려드려야 하는지 괜찮다고 거짓말을 하여야 하는지 혼란스러울 때가 있다. 과거에는 선의의 거짓말로 알려드리지 않아도 된다는 인식이 지배적이었는데 요즘은 다르다. 남은 인생을 정리하기 위해서는 당연히 알려드려야 한다는 의견이 더 설득력을 얻고 있는 추세이다. 이렇게 시대와 판단의 척도에 따라서도 다를 수 있다.

거짓말은 학술적으로 두 유형으로 분류할 수 있다. 적극적으로 허위를 진술하는 '작위에 의한 거짓말(lies by commission)'과 소극적으로 일부 정보나 사실을 누락하고 진술하는 '부작위에 의한 거짓말(lies by omission)'이다.

이와 다르게 분명히 사실 또는 진실을 말하는데 거짓말인 경우가 있다. 미국 하버드대학 로저스 교수 등은 진실만을 이야기하지만, 사람을 속이는 일은 가능하며 흔하다고 보고하였다. 특히 정치인들이 이 방법을 자주 쓴다고 한다. 이를 '호도성(糊塗性) 거짓말(lies by paltering)'이라고 표현하며 거짓말의 제3 유형이라고 주장하였다. 이는 사실만 진술해서 속이는 '교묘한 거짓말(artful altering)'이다. 호도성 거짓말은 논점을 회피하거나 불완전한 표현을 하거나 미묘한 의미 차이를 무시하거나 선택적이고 편향된 진술 및 과장과 왜곡을 하는 행위 등이다. 말끝을 흐리거나 얼버무림, 불성실한 발언 및 행동, 고의적으로 불분명하게 만드는 거짓말 등이 이에 속한다. 풀을 칠해 덧씌우는 것처럼 명확하지 않게 일시적으로 감추거나 흐지부지 덮어버리는 경우로 일상에서 매우 폭넓게 사용되고 있으며 그 폐해도 크다고 한다.

하버드대경영대학원 협상술 강좌 상급반에 등록한 기업 경영진 중 50퍼센트 이상이 과거 협상 과정에서 간혹 또는 자주 호도성 거짓말을 한 적이 있다고 응답하였다. 또한 거짓말 방식 중에서 호도성 거짓말을 더욱 선호했다고 응답했다. 이 경우 거짓말이 바로 드러나기 어려워 거짓말쟁이로 인지되지 않아 재시도하는 경우가 많다. 더구나 본질적으로 진실을 말하기 때문에 상대적으로 더 윤리적이라고 생각한다고 응답했다. 그러나 뒤늦게 자신이 호도성 거짓말에 당했다고 깨달은 사람들은 거짓말을 한 상대편을 가혹하게 평가하였으며, 협상 상대로 다시는 마주치고 싶어하지 않았다. 호도성 거짓말도 하지 말고 이러한 거짓말에 속아 그릇된 판단을 하지 않도록 노력하여야 할 것이다.

최근 탈진실(post-truth)이라는 말까지 등장하고 있는데 이 말은 2016년 말 영국 옥스퍼드 사전이 뽑은 올해의 단어이기도 하다. 탈진실은 객관적 사실보다 감정과 개인적 신념에 기반을 둔 호소가 여론 형성에 더 큰 영향을 미치는 상황을 표현하는 형용사이다. 가면에 가려진 왜곡된 진실이나 정보, 인식, 개념 등이 대중적인 여론에 더 큰 영향을 미친다면 그 피해는 상상을 초월한다. 탈진실의 개념은 10여 년 전부터 존재해왔다. 2016년 영국 브렉시트 국민투표(Brexit referendum)와 미국 대통령 선거를 치르면서 탈진실 사용 빈도가 전년도보다 20배 폭증하였다. 그래서 탈진실 정치(post-truth politics)라는 어휘에 익숙해지고 있다. "정치권에서 나온 사실이라는 발언을 향한 불신이 늘어났다"는 옥스퍼드 사전의 설명이 의미심장하다.

정치권과 언론이 사실에 기반을 두지 않고 탈진실성 보도나 호소를 한다면 그 폐해는 한 국가를 넘어 전 세계로까지 영향을 미칠 수 있다. 탈진실이 득세하는 시대에는 믿을 것이 없다. 거짓이 사실이 되는 세상에서는 사실이 거짓이 되기 쉽다. 모든 판단 기준은 마비되고 진실보다 거짓이 판을 치는 사회가 된다. 정치권과 언론, 집단과 개인 모두가 사실에 기반을 두어 판단하자. 감정과 신념보다 객관적 사실에 의하여 판단하는 시민적 훈련이 이루어져야 한다.

거짓말에 속지 않고 객관적으로 판단하기 위하여 일상적으로 통계기법을 많이 사용한다. 그런데 통계의 표현이 사람들의 판단을 잘못되게 하는 경우가 많다. 1954년 대럴 허프는 『통계로 거짓말하는 방법(How to lie with statistics)』이라는 책자를 출간했다. 통계의 남용은 사람들을 선동하거나 혼란에 빠뜨리게 하며 사물을 과장하거나 극도로 단순화시키기 위하여 자주 이용된다고 언급하면서 통계 수치가 어떻게 사람을 속이고 있는지를 알려주고 있다. 통계 수치를 올바르게 이해하고 정직하게 사용함으로써 대중이 통계의 뜻을 제대로 알도록 도와주는 지침서이다.

마이크로소프트사를 설립한 빌 게이츠는 이 책에 관해 "정부나 언론에서 보여주는 통계 수치에 속지 않기 위해 읽어야 하는 책이다. 지금 봐도 전혀 시대에 뒤떨어지지 않고, 오히려 꼭 들어맞는다"고 언급하면서 1950년 이후 최고의 책 중 하나로 추천하고 있다. 이 책이 60여 년간 지속적으로 읽히고 인기가 있는 이유는 과거부터 통계를 이용하여 거짓말을 한 사례가 많았고 현재도 줄지 않고 있기 때문이다. 아니 더욱 더 극성을 부리고 있다는 표현이 옳을지도 모른다. 통계 수치를 이용한 거짓에 속지 않기 위해서 원본이나 번역본을 읽어보길 바란다.

여기서 몇 가지 소제목을 살펴보고자 한다. 질문자에 따른 왜곡된 결론, 평균치로 사기 치는 법, 표본의 크기에 따라 달라지는 값, 신문기사를 신뢰할 수 있나? 그래프에 속지 말라, 숫자로 장난치기, 조작되는 통계 및 백분율로 속이기 등이 있다. 그리고 통계의 속임수를 피하는 다섯 가지 열쇠를 제시하고 있는데 출처를 확인하기, 조사 방법을 파악하기, 숨겨진 자료를 찾아보기, 쟁점 바꿔치기를 알아내기, 상식 여부를 판단하여 석연치 않으면 조사하기 등이다. 이와 같이 객관적이라고 믿는 통계도 두 눈을 부릅뜨고 이성적인 판단을 하지 않으면 속기 쉽다. 이 책은 속지 않기 위하여 사용되기도 하지만 속이기 위하여 사용될 수도 있다.

과학이 발달할수록 속이는 방법도 고도화되므로 속지 않기 위하여 더욱 노력하여야 한다. 과거 초등학생들의 신장과 체중을 측정하고 그 수치가 감소하지는 않을 것이므로 매년 조금씩 증가시켜 보고하였다고 한다. 그런데 여러 해가 지나면서 문제가 생겼다. 학생들 키를 지나치게 커진 수치로 보고할 수 없어 정권이 바뀌면 축소해서 보고했다가 다시 약간씩 늘려 보고한 적이 있다고 한다. 믿을 수 있는 이야기인지 모르지만 속이기 시작하면 끝이 없다.

가짜 뉴스와 이를 선동하는 정치권이 판을 치면 그 나라는 어디로 갈지 암담하다. 거짓말을 하면 개인이 잠시 화를 피할 수는 있지만, 그 거짓은 다른 사람과 집단에 무자비하게 피해를 줄 수 있다. 개인도 이러한데 단체나 학자들이 거짓을 사실인 것 같이 발표하고 국민을 기만한다면 어떻게 될 것인가? 그 폐해는 상상하기 힘들다. 거짓이 판치는 국가가 국가로서 발전하고 지탱될 수 있을까? 국가의 존폐마저 위태로울 수 있다.

임진왜란이 발생하기 1년 전 일본을 정탐하고 온 통신사 정사 서인(西人) 황윤길은 "반드시 전쟁이 일어날 것입니다!"라는 보고서를 황급히 써서 임금에게 아뢴다. 그러나 통신사 부사 동인(東人) 김성일은 "전쟁 낌새는 발견하지 못했습니다. 황윤길이 장황하게 아뢰어 인심을 동요시키니 이는 옳지 못합니다"라고 반박하였다. 이는 서인과 동인으로 갈린 붕당이 가져온, 무조건 반대 주장만을 일삼던 당시의 고질적 병폐가 가져온 현상으로 평가되고 있는데, 당시 동인세력이 강해 서인이 직언한 전쟁이 일어난다는 의견은 묵살되었고 결과적으로 이러한 어처구니없는 대립은 아무런 대비도 없이 7년 간의 전쟁을 치를 수밖에 없는 뼈아픈 고통을 낳게 하였다. 어떻게 이런 일이 일어날 수 있는지. 그런데 현재도 이러한 역사는 되풀이되어 여전히 현재진행형이다. 여당(與黨)이 말하면 야당(野黨)은 반대로, 야당이 말하면 여당이 반대한다. 이보다 쉬운 정치 방법이 있을까? 생각하지 않아도 되고 별도로 학습하고 논의하지 않아도 된다. 얼마나 간단하고 쉬운가? 돈이 드나, 시간이 드나, 오로지 애민을 향한 일념 하나로 모든 시간과 열정을 소비하고 있다고 생색을 내면서 반대만 일삼으면 되는가?

 자신의 이득을 위하여 일부러 거짓말을 한다면 이건 명백한 사기다. 남을 위한 희생이라고 자청하면 또 어떨까? 거짓말을 하는 자신조차 거짓말인 줄을 모른다면 어떻게 해야 하나? 몰라서 거짓말을 했다면 알기 위해 책도 보고 다른 사람 의견도 듣고 노력해야 할 일이다. 불행히도 우리는 서로 만나 진지하게 토론하며 의견을 좁혀 진실을 찾아가는 노력을 해야 함에도 각자 자기 생각만을 고집하는 경우가 많다.

 또한, 사실을 진술하면 손해를 본다고 예상될 경우 사실대로 말할 수 있을까? 쉽지 않을 것이다. 대부분 약간의 거짓을 섞기 십상이다. 이 경우 과거에 내가 한 말을 꺼내 확인해 본다면 그건 어떨까? 녹음해두고 이것을 이용하는 것도 한 방법이다. 그러나 녹음된 자료를 제출하면서 사실여부를 판단하는 일 또한 간단치 않을 것이다. 그래도 없는 것보다는 나을까? 만약 누구나 녹음을 하고 대화를 한다면 이러한 사회는 그야말로 상상조차 힘든 지옥일 것 같다. 그렇지만 더 정직한 사회라며 환영하는 사람도 있을지 모른다. 혼란스럽다. 거짓말과 참말의 경계가 있을까? 있다면 그건 또 얼마나 명확하고 절대적일까? 거짓말이 참말로, 참말이 거짓말로 둔갑하는 경우를 종종 보는데 어디서부터 어떻게 실마리를 풀어가야 하나? 모두가 해결을 요하는 난제임에 틀림없다.

자신을 위한 거짓말을 하지도 말고 남의 거짓말에 속지도 말자. 이를 위해 나부터 거짓말을 하지 말고 자기 성찰을 게을리하지 말아야 한다. 또한 각자가 철저히 반성하고 객관적인 사실을 밝히기 위해 함께 노력해야 한다. 언론과 정치권의 역할도 중요하며, 학자들은 솔선수범해 거짓되지 않은 참교육과 연구에 전념해야 한다. 종교, 언론, 정치 모든 영역에서 거짓과 위선의 장막을 벗기고 광명정대한 세상을 만들기 위해 힘을 합해야 한다. 성숙한 사회를 만들기 위한 이 일의 시작은 개인 각자여야 하고, 현명한 국민 각자의 몫이다. 2017년 프랑스 대선의 가장 큰 이슈는 가짜 뉴스 타파라고 한다. 다가오는 대선을 앞둔 우리에게 시사하는 바가 큰 메시지이다. 가짜 뉴스가 판치지 않도록 우리 모두 감시자가 되자. 가장 먼저 언론이 새겨들어야 할 대목이지만, 언론의 오보를 막는 건 깨어있는 국민, 우리 각자의 몫이다.

참고문헌

1. 박영훈 역서. 새빨간 거짓말. 통계 17쇄. 대럴 허프 저. 더불어책. 경기도 파주시, 2015.
2. Huff D. How to lie with statistics. 1st Edition. 1954.
3. Rogers T, Zeckhauser R, Gino F, Norton MI, Schweitzer ME. Artful paltering: The risks and rewards of using truthful statements to mislead others. 2017 Pers Soc Psychol;112(3):456-473

결혼 이민여성 상해보험 지원 환영

통계청의 자료에 따르면 2006년 한 해 동안 외국인 여성과의 결혼 건수는 3만 건 이상이었다. 대구·경북 지역만 따져도 3천 건에 가까운 외국인 여성과의 결혼이 있었는데, 대다수 중국과 베트남 출신의 여성이었다. 우리 이웃에서 가정을 이루고 살고 있는 외국인 여성은 더 이상 낯선 존재가 아니다. 하지만 과연 이들이 먼 이국땅에서 잘 적응하며 우리 사회의 일원으로 불편함 없이 살고 있는지 살펴보면 안타까움이 앞서게 된다.

이들 결혼 이민여성에 대한 각종 사건, 사고를 간혹 신문 지면을 통해 접하게 되는데 사고 시 적절한 보상대책이나 의료혜택, 생활보호 대책 등이 너무나도 부족한 실정이다. 정부 차원의 관심과 지원 대책이 절실하다고 하겠다. 이런 시점에서 경상북도가 전국 최초로 저소득층 결혼 이민여성에 대한 상해보험 가입을 지원하기로 한 것은 매우 반가운 소식이 아닐 수 없다.

상해보험 지원은 낯선 생활환경에서 사고나 질병위험이 일반인보다 높은 결혼 이민여성들의 치료비 부담을 덜어줘 생활안정 및 한국생활 조기정착을 돕기 위한 것이다. 보험 보장내용은 질병·상해에 따른 치료와 후유장애 보상에 중점을 뒀고 본인 사망 보상은 최소화하는 등 이민여성 맞춤형으로 설계되어있다.

손상은 세계적으로 중요한 보건 문제로 대두되고 있는데 결혼 이민여성의 경우 더욱 손상에 노출될 가능성이 많다. 또한 손상의 경우 예방이 매우 중요한데, 이들 결혼 이민여성의 경우 공중보건학적 측면 예방의 세 단계에서 모두 취약할 수밖에 없다.

우선 사전에 위험한 상황에 노출되는 것을 방지하는 일차 예방의 경우, 모든 것이 낯선 생활환경에서 간단한 생활용품부터 농기구에 이르기까지 기구의 작동법이 서투를 수밖에 없고 교통법규, 안전표지판 등에 대한 인식이 부족한 상황이다. 농촌지역에 거주하는 결혼 이민여성 대부분은 가사일 외에도 각종 농사일에 참여하고 있다. 언어의 장벽까지 있기 때문에 이들을 위해 각종 기구의 사용법, 교통법규 등을 알기 쉽게 교육해 줄 수 있는 프로그램이 필요할 것이다.

다음으로 손상 정도를 감소시키는 이차 예방인데, 결혼 이민여성을 포함한 많은 수의 외국인 근로자가 안전 사각지대에서 제대로 된 안전장비를 착용하지 않은 채 작업하고 있다.

오토바이를 탈 때 헬멧, 안전벨트, 구명조끼 등을 착용하여야 하고 각 산업체에 대한 철저한 관리감독을 통해 필요한 안전장비 착용과 안전시설 설치를 강화할 수 있도록 하여야 할 것이다.

마지막으로 삼차 예방은 손상이 발생하였을 때 예후를 좋게 하기 위해서 물리치료, 작업치료, 언어치료 등을 시행하는 것인데 이번 경상북도에서 시행하는 상해보험 가입 지원은 이러한 삼차 예방에 크게 기여할 수 있을 것으로 보인다.

또한 결혼 이민여성들의 심리적 안정에도 큰 도움이 될 것이다. 지금껏 일반인들에 비해 상대적으로 그 혜택이 전무했다는 점에서 이번 지원책은 더 큰 효과와 반향을 일으킬 것으로 기대된다.

지원내용을 살펴보면, 2004년 1월 1일 이후에 입국하고, 가구의 월소득이 최저생계비의 130퍼센트 이내에 포함되는 차상위 계층이거나, 생계를 같이하는 가족 중 장애인이 있는 결혼 이민여성을 그 대상자로 하고 있으며 주요 보장내용은 상해로 인한 후유장애 시 최고 1억 원, 깁스나 화상치료 시 20만 원, 암진단 시 최고 1천만 원, 여성질병 치료 시 본인부담금의 80퍼센트(1천만 원 한도), 상해·질병으로 입원 시 일일

3만 원이 지급되며, 여성질병 치료비를 제외한 모든 보장내용은 타 보험가입과 상관없이 중복 보상된다고 한다.

아무쪼록 경상북도에서 처음 실시된 이번 지원책이 단초가 되어 우리 사회의 일원인 결혼 이민여성들이 좀 더 안정적으로 생활할 수 있는 기반이 마련되었으면 한다.

또한 교육과 여러 예방 대책을 수립하여 손상이 발생하지 않도록 하는 것이 가장 중요할 것이다. 아울러 이러한 지원책이 전국적으로도 확대되기를 바란다. (2007년 7월 9일)

학생재해보상보험제도 도입

우리나라 2014년 합계출산율은 1.21명이다. 가임기 여성 1명이 평균 1.21명의 출생아를 낳는다는 뜻으로 남녀 두 명이 만나 1.21명의 자식을 낳으므로 장차 인구가 기하급수적으로 감소할 것이다. 우리나라 합계출산율은 이와 같이 너무 낮아 출산율을 높이는 것이 가장 중요한 국가 당면 과제이다. 출산율을 높이기 위하여 모든 노력을 다하여야 하며, 태어난 출생아가 건강하게 성장하도록 여건을 마련해야 할 것이다.

전국 초·중·고 학교안전사고는 2008년 6만2천7백94건, 2009년 6만9천4백87건, 2010년 7만7천4백96건, 2011년 8만6천4백68건, 2012년 10만3백65건, 2013년 10만5천88건으로 해마다 증가하였다. 2013년 사망원인 통계자료에 의하면 19세 이하 9백13명은 피지도 못하고 생을 마감하였다. 통계청의 e-나라지표에 따르면 교통사고, 익사, 추락 등 안전사고로 사망한 14세 이하 아동의 수는 2014년 2백15명이었다. 2014년 4월 16일 발생한 세월호 참사는 기성세대들이 미래의 주역인 어린 학생들의 안전에 얼마나 소홀하였는지에 대한 통렬한 반성을 하게 만든 계기가 되었다. 학생들의 손상과 질병 및 사망을 감소시키기 위하여 노력하여야 하고 보상 대책을 철저히 수립하여야 할 것이다.

유럽 국가들은 학생에게 재해보상보험을 실시하고 있다. 독일은 산업체 노동자와 농업인뿐만 아니라 학생들에게도 재해보상보험을 실시한다. 독일은 학생 재해보상보험(GSUV, Die Gesetzliche Schülerunfallversicherung)을 1971년 산업재해보상보험의 일부로 제정하였다. 독일 연방법원이 1967년 판결을 통해 학생 재해보상보험을 제정하는데 중요한 역할을 했다. 당시 법원은 "사회적 법치국가는 체육시간과 같은 학교의 교육과정에서 생긴 신체의 중대한 상해에 대해 아동에게 적절하고 공적이며, 법적인 보상을 보장할 수 있는 사전 예방조치를 취해야 한다"고 결정하였다. 1세부터 성인인 대학생까지 예방과 재활, 손해배상을 상해보상연금을 통하여 지급하고 있으며, 비용은 학교기관과 주에서 부담하고 있다.

최근에는 학생, 보육교사, 교사의 정신건강과 심리치료도 지원하고 있다. 치료와 재활, 보상비용이 늘어나겠지만, 학생인 재해자뿐만 아니라 가족까지 파급효과가 있어 이러한 보험은 반드시 필요하다. 독일학생 재해보상보험은 상해를 입은 자와 가족의 부담을 덜어 주었고, 교내 화합을 보장할 수 있었으며, 바람직한 재활치료를 제공할 수 있었다. 특히 학생들의 손상과 질병 및 사망의 사전 예방에 획기적으로 기여하였다.

우리나라는 학교안전사고 예방 및 보상에 관한 법률에 의하여 학교안전사고를 예방하고 학생, 교직원 및 교육활동 참여자가 학교안전사고로 인하여 입은 피해를 신속하고 적정하게 보상하기 위하여 학교 안전사고 보상공제사업을 실시하고 있다. 대상기관은 유치원, 초·중등학교, 고등학교 졸업 이하의 학력이 인정되는 평생교육시설이다. 학교안전사고 보상공제사업을 실시하기 위하여 시·도에 학교안전공제회를 설립하고, 학교안전사고 예방사업과 학교안전공제사업을 효율적으로 수행하기 위하여 학교안전공제중앙회를 설립하였다.

연도별 학교안전공제 급여의 지급 추이는 해마다 증가하고 있으며, 이로 인한 보상 금액도 매년 증가하고 있다. 이렇게 공제급여 지급 건과 보상 금액이 증가한다는 것은 학교안전사고 예방활동이 미흡하다는 것을 의미한다. 또한 학교안전공제회는 몇 가지 문제점이 있다. 학내에서 안전사고를 당한 학생들의 과실 책임을 물어 보상금을 덜 지급하는 경우도 있으며, 시·도별로 보상 기준이 상이한 경우도 있다. 대학생은 대부분 대상에서 제외되어 있으며, 철저한 안전사고 원인 조사와 사전예방활동을 등한 시 하는 경향이 있다.

세월호 참사와 각종 재난 및 대형사고의 참혹함은 국민 모두에게 안전과 보건을 우선적으로 고려해야 한다는 메시지를 전달하고 있다. 특히 1세 이상부터 성인인 대학생까지 어린이들과 학생들의 사고예방과 건강보호는 저출산을 해결하는 실마리가 되며, 건강하고 숙련된 인적 자본을 유지하고 보존하는 데 필수 전제조건이다. 그리고 해당 가족에 대한 경제적, 교육적 부담을 덜어 준다. 또한 중장애를 입은 학생들을 재활 치료하여 교육복귀와 사회복귀에 기여할 것이다. 어떠한 보편적 복지보다 우선적으로 학생 재해보상보험제도를 도입하여 어린이들과 모든 학생들의 안전과 건강보호에 노력하여야 한다.

손상과 질병의 사전 예방을 위하여 어려서부터 안전보건에 대한 실전형 체험교육과 훈련을 체계적으로 실시하여 일상생활 전 영역에서 안전보건을 생활화하여야 한다. 안전보건을 이해하고 안전보건의 규칙을 철저히 지키면서 안전하게 행동할 수 있는 능력이나 태도를 기르며, 일상생활 속에 잠재해 있는 위험을 예측하고 정확한 판단으로 안전보건 생활을 존중하며, 학교·가정·지역사회·산업체 등에서 안전하게 역할을 수행할 수 있는 능력을 기르게 하여야 한다. 또한 안전보건에 바람직하지 않은 사회적 환경 및 풍토를 제거하여야 할 것이다.

환자를 안전하게 보호하자

의료기관은 다양한 전문직과 일반직, 환자 및 보호자들이 모이는 곳이므로 안전, 보건 및 환경 관리가 중요하다. 의료기관 내 종사자는 생물학적, 신체적, 화학적, 정신적, 물리적 요인 등 다양한 유해인자에 노출되므로 그들의 건강을 지켜야 한다. 쾌적하고 오염 없는 환경은 종사자와 환자에게 중요하므로 이를 유지하기 위하여 노력하여야 한다. 모두의 안전이 중요하다. 특히 환자안전(patient safety)은 기본이다. 최근 가수 신해철의 갑작스런 죽음으로 많은 사람들이 충격에 빠졌다. 아직까지 명백하게 원인이 밝혀지지 않았지만 환자안전 관리를 미흡하게 하여 발생한 사건이라고 추정한다. 환자안전의 정의는 '병들거나 다쳐 치료를 받는 사람에게 더 이상의 위험이나 사고의 염려가 없는 상태 또는 그러한 상황을 만들고자 하는 활동'이다. 임상에서는 '의료서비스 전달과정 중에 발생한 환자의 부상이나 사고로부터 예방'을 환자안전의 정의로 본다. 병을 치유하기 위하여 의료기관을 방문하였다가 안전사고가 발생하여 병을 얻는다면 이보다 큰 낭패는 없다. 그러므로 환자를 안전하게 보호하여야 할 것이다.

환자안전은 의료기관 이전 단계부터 시작된다. 환자의 이송을 거부하여 보호자에게 인계한 후 상태가 악화되어 사망하는 경우와 실신환자를 이송 중 떨어뜨리는 경우가 있다. 의료기관 이전 의료환경도 통제가 미흡하여 심각한 위해가 발생할 수 있다. 의료기관 내에서는 더 많은 사건이 발생하고 있다. 예로 다른 환자 수술/시술, 다른 부위 수술, 수술 중 붕대 등 이물질을 남겨두고 봉합, 수술 중·후 환자관리 또는 마취 관련 예기치 않은 사망, 신체손상 및 중대한 수술 합병증, 침습적 시술 등으로 중심 정맥관 삽입 후 기흉 발생, 혈관 촬영, 생검 시술 후 출혈, 부작용 및 방사선과 관련하여 잘못된 부위의 촬영과 용량을 초과하여 치료한 경우 등이다. 또한 투약과오, 수혈과오, 진단·영상·병리·핵의학검사에서 다른 환자, 다른 부위, 다른 시간, 이송 및 검사지 전달과오, 식중독, 자살, 신생아 바뀜 등 다양하다.

낙상은 의료기관에서 발생하는 중요한 사고의 하나이다. 방사선 치료, CT/MRI 촬영, 수술 전·후 환자를 옮길 때 부주의로 떨어뜨리는 경우, 환자 침대 및 휠체어로 환자를 이동시키며 떨어뜨리는 경우, 침대 난간을 내려놓은 상태에서 굴러 떨어지는 경우가 있다. 대부분 거동이 불편한 환자, 의식이 없는 환자, 뇌출혈이나 뇌경색으로 인한 편마비가 있거나 연령이 높아질수록 발생률이 증가한다. 투약 과정별로 다양한 과오가 발생할 수 있다. 복통이 있는 환자에게 심장약을 투약한다든지 정해진 용량보다 과다하게 투약하는 경우, 정확한 경로를 확인하지 않고 투약하는 경우, 다른 환자에게 투약한 경우와 정확한 시간을 지키지 않는 경우이다. 물리치료(적외선, 극초단파, 저주파 치료)를 받은 후 화상을 입는 경우도 있다. 당뇨환자는 혈관장애 및 말초신경이 손상되어 뜨거움을 잘 느끼지 못하는 경우가 있다. 최근 출혈이 있었던 부위나 척추나 관절 등 수술을 받은 곳, 흉터가 있는 곳, 임신 중이거나 심장박동기를 가지고 있는 경우, 신경손상이나 뇌, 척수 병변으로 감각이 저하된 경우에 화상의 발생 가능성이 높다. 또한 환자의 의식이 뚜렷하지 않거나 인지기능 저하, 언어 장애 등의 문제가 있는 경우에도 화상을 주의해야 한다.

미국 의학한림원(Institute of Medicine, IOM)에서는 2000년 『To error is human(인간은 실수하기 마련이다)』이라는 책자를 발간하여 환자안전의 현황과 개선방안을 다루었다. 이 보고서는 의료기관에서 의료과오로 사망하는 사람이 연간 4만4천~9만8천 명이라고 추정하였고 자동차 사고, 유방암 등에 의한 사망보다 많아 미국의 사망원인 순위 8번째에 해당한다고 기술하고 있다. 이러한 사실이 언론과 대중에게 알려지면서 환자안전에 대한 사회적 관심이 대두되어 중요한 보건정책 문제로 다루어지고 있다.

미국 보훈부 소속 보훈병원에서는 1997년부터 환자안전사건등록제도(patient safety event registry)를 운영하고 있다. 병원에서 환자안전과 관련된 사건이 발생하면 이를 보고하는 체계이다. 이러한 보고를 통하여 사건을 파악하고 이에 대한 해결책을 마련한다. 보고하는 내용은 보초사건(sentinel events), 부정적인 여론을 형성할 소지가 있는 사건(adverse events likely to trigger substantial negative publicity), 임상적 부작용 발생(unplanned clinical occurrences), 환자 괴롭힘 혐의(allegations of patient abuse) 및 보상 가능성이 있는 사건(potentially compensable events) 등이다. 예로 1997년 6월부터 1998년 12월까지 1년7개월간 2천9백27건이 보고되었다. 낙상(18.5퍼센트), 자살시도(16.3퍼센트), 임상적 부작용 발생(12.6퍼센트), 자살 277명(9.5퍼센트), 환자 괴롭힘 혐의(9.4퍼센트), 수술 시 실수(6.8퍼센트), 약물과오(5.8퍼센트), 의료기기과오(1.1퍼센트), 살인(0.4퍼센트), 수혈과오(0.3퍼센트) 및 동의서 미비(0.2퍼센트) 등이 보고되었다. 다양한 사건들이 보고되고 있다는 것을 알 수 있다.

우리나라에서 의료분쟁으로 접수된 건은 2012년 5백3건에서 2013년 1천3백98건으로 1년 사이 2배 이상 증가하였다. 이렇게 다양하고 많은 환자안전사건이 발생하고 있지만 의료기관 내 과오를 보고하는 체계는 거의 없다. 환자안전보장을 위한 보고체계의 법적인 보호장치도 없는 실정이다. 체계적으로 환자안전과 관련된 자료가 수집된 적이 없어 무엇을 어떻게 예방할 것인지, 지속적인 노력은 어디서부터 해야 하는지조차 파악하기 어렵다.

2010년부터 추진되었던 일명 '종현이법'이라고 불리는 '환자안전법'이 2014년 12월 29일 국회 본회의에서 통과되었다. 2010년 5월 29일 백혈병 투병 중이던 아홉 살 정종현 군이 정맥으로 투입되어야 할 항암제를 척수강 내로 투입받은 후 사망한지 4년7개월 만이다. 환자안전법의 주요 내용은 보건복지부를 주축으로 국가 차원의 환자안전관리체계를 구축하는 것이다. 5년마다 환자안전종합계획을 수립하고, 심의기관으로 국가환자안전위원회를 설치해야 하며, 일정 규모 이상의 의료기관은 환자안전위원회를 운영하고 환자안전관리 전담인력을 배치하도록 되어 있다.

완벽한 의료가 존재하지 않듯이 완전한 안전도 어렵다. 환자를 안전하게 보호하기 위하여 최선을 다하는 것이 진정한 환자안전의 의미일 것이다. 우선적으로 환자안전에 저해가 되는 사건의 보고체계를 통한 자료수집과 분석을 통하여 재발방지 대책을 수립하여야 한다. 환자안전사건은 자율보고이므로 이를 잘 지켜 강제 규정이나 벌칙 없이 의료기관 스스로 환자안전을 향상시켜 나가길 간절히 바란다.

참고문헌

1. 백승완, 이수진, 허정애(2009). 환자권리와 책임 및 의료윤리 질향상과 환자안전. 서울, 보문각.
2. Institute of Medicine (2000). To err is human: building a safer health system. Washington DC, National Academy Press.
3. 추호경(2014). 2013 의료분쟁 조정·중재 통계연보. 한국의료분쟁조정중재원.
4. 서울대학교병원 의학정보. Available from : http://terms.naver.com/entry.nhn?docId=927759&mobile&cid=51007&categoryId=51007. Cited Jan. 5, 2015.
5. 염호기(2013). 환자안전 관리와 전망. 대한의사협회지 56(6):454-458.

2

감염병 관리

해외여행 시 건강관리

해외를 여행할 때 가장 신경 써야 할 사항은 안전과 건강이다. 사고로 손상을 입지 않아야 할 것이다. 또한 감염병에 걸리지 않기 위하여 노력하여야 한다.

지난 5월 20일 사우디아라비아 방문 후 바레인에서 입국한 내국인(1차 감염자)이 메르스(Middle East Respiratory Syndrome, MERS)로 우리나라에서 처음으로 확진되었고 1차 감염자와 접촉한 사람과 의료인 및 같은 병원·병실 이용자들이 2차 감염자로 확진되었으며 6월 2일 3차 감염자(2차 감염자를 통한 감염자)가 확진되어 해외여행 후 감염병의 유입이 얼마나 두려운 일인지 체험하였다.

해외에서 감염병의 유입 차단과 국내에서 감염병 전파 방지에 더욱 노력하여야 할 때이다. 이에 해외여행 시 건강관리에 관하여 알아보자.

감염병 관리

해외여행을 하는 도중 감염병에 걸리지 않으려면 방문하는 국가의 감염병 정보를 충분히 알아야 한다. 인터넷으로 질병관리본부 해외여행질병정보센터(http://travelinfo.cdc.go.kr)에 접속하여 알 수 있다. 또한 출국 2주 전에 보건소 또는 종합병원(감염내과, 여행자 클리닉)을 방문하여 상담을 하고 필요 시 예방접종을 받아야 한다. 예로 아프리카와 남미, 중미를 방문할 때는 황열 예방접종을 필수적으로 받아야 한다. 말라리아(예방약), 장티푸스, A형간염, 파상풍 등의 예방접종을 권장하고 있다. 그러나 메르스, 에볼라바이러스병, 뎅기열과 같이 예방백신 및 예방약이 없는 경우도 있어 감염병에 걸리지 않도록 세심하게 신경을 써야 한다.

해외에서 질병에 걸리지 않아야 걸린 후 국내에서 다른 사람에게 질병을 옮긴다면 이보다 낭패가 없다. 해외여행 중 건강안전수칙은 다음과 같다.

외출 후와 식사 전에 손을 깨끗이 씻고 물은 반드시 끓여서 먹고 냉수는 포장된 생수나 탄산수만 마시는 게 좋다. 식품은 완전히 익힌 것만 먹고 소독 여부가 확인되지 않는 유제품은 먹지 않는다. 뱀, 곰, 개구리 등 보신용 식품을 날 것으로 먹지 않는다. 가급적 모기가 없는 실내에서 머물고 야외에 갈 때는 긴 소매, 긴 바지, 모자를 착용하고 곤충기피제를 사용하여 실내와 야외에서 모기에 물리지 않도록 조심하여야 한다. 개, 가금류(닭, 오리 등), 낙타, 박쥐 등 동물과 접촉하거나 만지지 않아야 한다. 만약 동물에 물리거나 긁혔다면 상처를 비누와 물로 깨끗이 씻고 즉시 현지 의료기관을 방문하여야 한다. 기침, 발열 등 감염병 의심 증상을 보이는 사람과는 접촉하지 않는다. 여행 중 고열, 설사, 구토 등의 증상이 나타나면 현지 의료기관을 방문하여 상담과 치료를 받아야 한다.

인간면역결핍바이러스(HIV)나 바이러스성 간염의 예방을 위해 문신, 피어싱 등에 사용되는 주사기를 절대 공유해서는 안 되며, 각종 성병의 전파를 막기 위해 안전하지 않은 성관계를 하지 않아야 하고 부득이한 경우에는 반드시 콘돔을 착용하여야 한다.

해외여행 후 귀국 시 이상증세가 나타나면 공항에서 건강상태 질문서에 성실히 기재하고 공·항만 국립검역소 검역관에게 반드시 신고하여야 한다. 귀국 후 수일에서 수개월 내 어떠한 증상이라도 발현하면 보건소나 종합병원을 방문하여 해외여행 사실과 방문한 국가를 알리고 진료를 받아야 한다. 이러한 사실을 알리지 않으면 정확한 진단을 받기 어려워 초기에 적절한 치료를 받지 못해 예후가 불량해질 수 있다.

이코노미클래스증후군 관리

비행기에서도 건강관리에 노력하여야 한다. 이코노미클래스증후군(Economy Class Syndrome)이라고 들어본 적이 있는가?

좁고 불편한 비행기의 일반석(이코노미클래스)에서 장시간 비행하면 피가 제대로 순환하지 않아 다리가 붓고 저려오며, 이것이 오래되면 혈액응고로 사망에까지 이르게 될 수 있다. 좌석이 넉넉한 일등석 또는 이등석과 달리 비좁은 삼등석 승객에게서 주로 나타나므로 '이코노미클래스증후군', '일반석증후군' 혹은 '삼등석증후군'이라고 불린다. 비즈니스클래스나 퍼스트클래스의 승객에게도 발생할 가능성이 있지만 이코노미클래스보다 훨씬 적게 발생한다. 1980년경 영국의 한 의사가 공항·기내 돌연사의 18퍼센트가 심부정맥혈전증(Deep Vein Thrombosis, DVT)이 원인이라고 보고한 후 주목을 받았다.

비행기 안은 산소 농도와 기압이 지상의 80퍼센트에 불과하고 습도도 낮은 편이다. 그러므로 오래 있게 되면 피의 흐름이 둔해진다. 몸을 잘 움직이지 못해 하지에 혈전이 생겨 혈관을 통해 이동하여 심부(깊은 부위)의 정맥에 혈전이 생기는 것을 심부정맥혈전증이라고 한다. 이때 혈전이 폐동맥으로 이동하여 폐동맥을 막으면 폐색전증(pulmonary embolism)을 유발하여 사망할 가능성이 높다.

비행 중 심부정맥혈전증의 발생 위험성을 높이는 요인은 혈전으로 인한 질병력(뇌졸중, 심근경색 등), 암환자, 경구용 피임약을 복용하고 있거나 임산부, 최근 수술을 받은 사람, 비만한 사람 등이다. 이들이 비행기 창가에 앉거나 오래 움직이지 않는 경우에는 더욱 위험이 증가한다. 이러한 요인이 있는 사람은 심부정맥혈전증의 예방을 위하여 다음과 같이 노력하여야 한다.

창가보다 복도쪽 자리를 요구한다. 탑승 전 아스피린 1알을 먹고 의료용 압박 스타킹을 준비한다. 비행 중 다리를 자주 올렸다 내렸다하며 스트레칭을 하고 1~2시간에 한 번씩 통로에 나와 걷자. 물을 많이 마시고 과도한 음주는 삼간다. 다리가 붓거나 통증이 느껴지면 아스피린을 먹고 의료용 압박 스타킹으로 다리를 감아준다. 또한 승무원에게 상태를 알려야 한다. 폐색전증은 비행기에서 내린 후 발생할 수도 있으니가능한 빨리 병원을 찾아야 한다.

즐거운 해외 여행길! 낭패를 당하지 않으려면 심부정맥혈전증을 예방하자. 항공사도 승객의 안전을 위하여 항공기의 좌석 폭을 확대하고 승객에게 예방교육을 실시하고 대처 방안을 강구하여야 한다.

비행시차증후군 관리

비행시차증후군에 대하여도 알아둘 필요가 있다. 비행시차증후군은 경도를 통과하는 비행으로 하루 주기리듬이 교란되어 발생한다. 정신적 및 육체적 활동량의 감소를 특징으로 한다.

증상은 피로, 불면증 및 건강상태의 저하 등이다. 다른 증상은 소화불량, 두통 및 식욕감퇴가 있다. 비행시차증후군은 식사시간, 수면시간의 변화 및 비행기에서 신체활동량 감소 등이 원인이다. 피곤한 상태에서 여행을 하는 것이 좋지 않고 출발 전에 충분한 휴식과 수면을 취하는 것이 좋다.

동쪽을 향하여 비행하는 것이 서쪽을 향하여 비행하는 것보다 생리적으로 더 힘들다. 신체가 25시간의 수면주기를 따르려는 경향이 있어, 낮 시간이 짧아지는 동쪽을 향하여 비행하는 것이 적응하기 어렵고, 낮 시간이 길어지는 서쪽을 향하여 비행하는 것이 신체의 자연적 현상에 따르므로 적응하기 쉽다.

낮, 식사시간 및 수면시간 등은 생체시계를 조절하는 외부 요인이다.

장거리를 비행할 경우, 저녁이나 수면시간에 도착하는 것이 도움이 된다. 햇볕에 노출되는 것은 조사량에 비례하여 인체 내에서의 멜라토닌 분비를 억제한다는 것이 밝혀졌다. 비행하는 중 새로운 시간대에 맞추어 식사시간을 조정하여야 한다. 아침과 점심에는 고단백 음식을 섭취하여 카테콜아민의 분비를 촉진해 낮 동안의 활동을 자극하도록 한다.

저녁에는 탄수화물이 많은 음식을 섭취해 신경전달물질인 세로토닌의 분비를 촉진하여 편안히 수면을 취하도록 한다. 좀 더 좋은 방법은 가능하면 해외여행을 단기간씩 나누어서 하는 것이다.

비행시차증후군의 증상을 감소시킬 수는 있지만 완전히 없애지는 못한다. 장거리 여행의 가장 성공적인 전략은 중요한 계약 건이 있는 정해진 시간보다 며칠 일찍 도착하는 것이 좋다. 가능하다면 한 시간의 시차를 두고 하루에 이동하도록 한다.

수면제는 수면을 유도하는데는 유용하지만 하루 주기리듬에 직접적인 영향을 미친다는 증거는 없다.

요즘 멜라토닌에 관심이 많은데, 멜라토닌이 지역시간에 적합한 생체시계의 조절에 효과적이라는 주장이 있다. 멜라토닌은 미국과 싱가포르를 포함한 많은 나라에서 보조식품으로 분류되어 상점에서 자유롭게 판매된다. 경구로 1~5mg을 복용하면, 한 시간 안에 혈청 멜라토닌 농도가 밤 시간 정상 최고치의 10배부터 1백 배까지 증가한 후 4~8시간이 지나면 정상 수준으로 돌아온다.

멜라토닌 복용이 비행시차증후군의 중증도와 이환기간을 감소시키지만 독성과 장기간 사용의 안전성에 관한 자료가 거의 없다. 멜라토닌은 약물로 허가되지 않았으므로 안전성에 대하여 더 잘 알려지고 질이 보장될 때까지는 비행시차증후군의 치료에 추천하기 어렵다.

교통사고 관리

교통사고는 여행자의 사망이나 손상의 가장 흔한 원인이다. 도로 상태가 불량하거나 차량이 안전하지 않거나 또는 다른 운전자가 무모하게 운전하여 사고가 발생할 수 있다. 때때로 사고는 오른쪽 방향 또는 왼쪽 방향 운전이 생소하기 때문에 일어날 수 있고, 피로나 비행시차증후군에 의한 졸음에 기인하기도 한다.

교통사고를 예방하기 위해 차량운전 시 안전벨트를 착용하고 오토바이나 자전거를 탈 때는 헬멧을 착용해야 한다. 걷거나 운전 시 교통규칙이나 차량 흐름을 잘 감지하고, 음주운전을 피하여야 한다. 렌터카를 이용할 때는 브레이크, 타이어 및 라이트 상태가 정상인지 확인하여야 하며 밤보다 낮에 여행하는 것이 안전하다.

정원을 초과한 여객선은 침몰할 수 있고, 기준 이하의 개인 전세 비행기는 추락할 수 있으니 피한다. 도보로 여행할 때는 노상강도를 만날 수 있으니 조심한다. 여행과 출장이 혼합된 경우에는 스키, 수중 스포츠 및 산악 등반 같은 레크리에이션 사고의 위험을 조심하여야 한다. 어떠한 안전사고도 발생하지 않도록 철저히 대비하여야 할 것이다.

고산병 관리

고도가 높은 곳을 방문할 때는 고산병을 조심하여야 한다. 고산병의 예방법은 등반 속도를 조절하는 고소 적응법과 약물 요법의 두 가지로 나뉜다. 고소 적응법으로는 매일 등반 고도를 3백m를 넘지 않게 조금씩 올라가고 자주 휴식을 취하는 것이다. 고산 적응을 위해 등반 2~3일 전에 이뇨제인 다이아목스나 스테로이드제인 덱사메타손 등을 복용하기도 한다. 히말라야구조협회 의료 진료실은 아침과 저녁에 다이아목스를 125mg씩 복용하도록 추천한다. 소염·진통제인 이부프로펜과 남성 발기부전 치료제인 비아그라가 효과적이란 연구결과도 있다. 물과 식품을 먹거나 허브를 이용해 고산병을 완화하기도 한다. 물은 고산병 대처 식품으로 가장 널리 추천된다. 탈수를 막아주고 부작용이 없어서이다. 산을 오르기 전과 도중에 충분한 수분을 섭취하는 것이 좋다. 갈증이 없어도 물을 자주 많이 마셔야 한다. 자외선에 과다하게 노출되지 않도록 주의한다.

참고문헌
1. 대한산업의학회. 산업의학 진료의 실제. 계축문화사. pp 437~450. 2002
2. 박태균. 고산병 심하면 사망… 고도 서서히 높이는 게 최선. 고산지대 여행자를 위한 건강레슨. 중앙 SUNDAY Health Plus제 424호, 2015. 4. 26
3 임현술, 유석주, 이새롬. 티베트 해외여행자에서 고소증 발생 및 치료 양상. 대한보건연구 2014;40(2):1~11

뎅기열

질병관리본부는 지난해 12월 23일부터 스리랑카 수도 콜롬보를 방문한 대구 소재 대학교 자원봉사단 35명 중 학생과 교직원 8명이 뎅기열에 걸렸다고 발표했다. 이들은 현지에서 증상이 있어 귀국해 대구 소재 병원에서 확진 판정을 받았다고 한다. 정부가 뎅기열 신고를 받은 2000년 이후 처음으로 발생한 집단 감염 사례이다.

동남아 지역에서 모기가 가장 활발히 활동하는 7~8월에 많이 발생하지만, 올해는 엘니뇨의 영향으로 예년보다 기온이 높아져 겨울에도 발생하고 있다.

뎅기열은 열대와 아열대 지역에서 모기에 의해 전파되는 급성 발열성 질병이다. 동남아시아, 중앙·남아메리카, 아프리카, 태평양 일대 지역 등 1백여 개 국가에서 유행하는 등 점차 유행지역이 확산되고 있는 질병이다. 전 세계적으로 매년 1억 명이 감염되지만, 국내에서 발생한 사례는 아직 없고 해외에서 감염된 후 국내에 유입되는 환자 수가 점차 늘고 있다. 2000년 이후 신고 건수가 점차 증가하면서 2007년에 97건이 신고되었다. 이후 3년 주기로 보고 건수가 등락을 거듭하면서 점차 증가하는 양상을 나타내며 2013년 2백52건, 2014년 1백65건, 2015년 2백61건이 신고됐다.

뎅기열의 병원체는 플라비 바이러스 속에 속하는 뎅기 바이러스이다. 병원소는 이집트숲모기이며, 지역에 따라서 흰줄숲모기 등도 매개모기로 알려져 있다. 이 모기는 일출 후 2시간과 일몰 전 수 시간대에 주로 활동하는 주행성이다. 흰줄숲모기는 과거로부터 우리나라에 서식하고 있어서 이로 인한 뎅기열의 전파 가능성을 배제할 수 없기 때문에 많은 관심이 필요하다. 사람 대 사람으로 전파 되지는 않는다. 고위험군은 뎅기 유행지역으로 여행하는 사람이다.

잠복기는 3~14일(평균 4~7일)이며 갑작스러운 발열이 2~7일간 계속되면서 두통, 근육통, 관절통, 안면통, 식욕 부진이 생기고 구토와 전신에 홍반이 나타나기도 하며 점상출혈, 잇몸출혈, 코피 등 다양한 출혈 경향이 발생될 수 있다. 발열 마지막에 지속적인 구토, 심한 복통, 점막 출혈, 호흡곤란, 혈액량 감소 쇼크 징후와 혈소판 수의 급격한 감소 등의 소견은 중증 뎅기열로 진행될 수 있는 경고 증상이다.

뎅기열 치료를 위한 항바이러스제는 없으며, 환자의 상태를 유지시켜 주는 대증치료가 최선이다. 법정감염병 4군으로 보건소에 신고하여야 한다. 유행지역에서는 환자가 열이 가라앉을 때까지 모기에 물리지 않도록 하는 것이 중요하다.

상용화된 효과적인 백신 및 화학적 예방제는 없으며, 매개모기에 물리지 않는 것이 유일한 예방이다. 해외여행 시에는 질병관리본부 해외

여행질병정보센터(http://travelinfo.cdc.go.kr)에서 방문지역의 뎅기열 유행 여부를 확인하고 여행 전 이에 대비하여야 한다. (2016년 7월 17일)

성인이 받아야 하는 예방접종

예방접종은 감염병 예방에 가장 효과적이고 안전한 공중보건 중재 수단으로 그동안 감염병의 발생 빈도를 현저히 감소시켰다. 그러나 성인만성질환자 및 면역저하자가 증가하고 있고 예방접종 후 시간 경과에 따라 면역력이 저하되고 이로 인해 성인이 감염되어 영유아보다 더 심한 증상 및 합병증을 일으키는 경우가 있다. 또한 해외여행 및 특수작업 종사로 인한 감염병 노출 위험이 증가하고 신규 백신이 개발되면서 성인도 감염병 예방을 위해 예방접종의 필요성이 대두되어 국가에서도 성인 예방접종 가이드를 발간하였다. 이에 그 내용을 소개하고자 한다.

B형감염 접종의 일반 권장 대상은 과거 감염력 또는 접종력이 없는 모든 성인이다. 우선 권장 대상은 만성간질환자, 혈액투석환자, HIV 감염인, 혈액제제를 자주 투여받는 환자와 항원 및 항체가 모두 음성이면서 B형간염바이러스에 노출될 위험이 높은 환경에 있는 사람(의료기관 종사자 등)이다.

파상풍, 디프테리아, 백일해 접종의 일반 권장 대상은 모든 성인이다. 우선 권장 대상은 백일해 고위험군을 진료하는 의료인, 보육시설종사자, 신생아가 있는 가족의 성인, 가임기 여성 및 상처를 통한 감염예방이 필요한 사람이다. 폴리오 접종의 우선 권장 대상은 폴리오 유행지역을 여행하거나 바이러스를 다루는 실험실요원 및 환자와 밀접한 접촉을 한 의료인 중 폴리오에 대한 면역력이 없는 사람이다. 홍역·유행성이하선염·풍진 접종의 우선 권장 대상은 홍역의 면역력이 없는 1967년 이후 출생자, 유행성 이하선염과 풍진은 면역력이 없는 사람이다. 진료할 가능성이 있는 의료인, 유행지역 여행자 등 고위험군으로 면역력이 없는 사람이다. 가임기 여성은 임신 전 풍진에 대한 면역력 확인이 권장된다. 일본 뇌염의 우선 권장 대상은 위험지역(논, 돼지축사) 인근에 거주하거나 전파시기에 위험지역에서 활동하는 성인, 유행국가 여행자 및 실험실요원으로 면역력이 없는 사람이다.

인플루엔자 접종의 일반 권장 대상은 모든 성인이다. 우선 권장 대상은 50세 이상 성인, 만성질환자 및 고위험군이다. 수두 접종의 우선 권장 대상은 면역력이 없는 1970년 이후 출생자이며, 유행 가능성이 있는 환경에 있는 사람과 가임기 여성 등 고위험군 중 면역력이 없는 사람이다. 대상포진 접종의 우선 권장 대상은 60세 이상 성인이다. 장티푸스 접종의 우선 권장 대상은 유행지역 여행자 및 체류자와 실험실 요원 등이다. 신증후군출혈열 접종의 우선 권장 대상은 군인 및 농부 등 직업적으로 노출될 위험이 높거나 야외활동이 빈번한 사람 등 개별적 노출위험이 크다고 판단되는 성인이다. A형간염 접종의 우선 권장 대상은 면역력이 없는 20~39세 성인, 만성질환자, 군인, 보육시설 종사자, 노출될 위험이 있는 의료인 및 실험실종사자 등이다. 수막구균 접종의 우선 권장 대상은 신입 훈련병, 대학 기숙사 거주 신입생, 유행지역 여행자 등이다.

성인도 예방접종이 필요한 경우가 많다. 자신이 우선 권장 대상자인 경우에는 필요 시 접종을 실시하도록 하고 외국을 방문하거나 체류 시에는 의사의 진찰을 받고 그 지역에 적합한 접종을 미리 실시해 자신과 가족 및 동료의 건강을 지키자. (2014년 10월 21일)

감기

감기가 유행하는 겨울철이 다가오고 있다. 감기는 항상 발병할 수 있지만 춥거나 일교차가 클 때 발생 빈도가 높다. 사람의 면역기능이 떨어지고 바이러스가 더 증식할 수 있는 환기가 되지 않는 폐쇄된 공간에 머무르는 기회가 증가하기 때문이다.

감기는 리노바이러스, 코로나바이러스 등 100여 개 이상의 서로 다른 종류의 바이러스가 일으키는 질환이다. 바이러스를 가지고 있는 환자의 코와 입에서 나오는 분비물이 재채기나 기침을 통해 외부로 나오게 되면 그 속에 있는 바이러스가 공기 중에 존재하다가 건강한 사람의 입이나 코에 닿아 전파되는 호흡기 질환이다. 호흡기 감염 경로 외에 호흡기 분비물이 묻어있는 수건 등을 만진 후 그 손으로 눈이나 코, 입 등을 비볐을 때에도 감염된다. 증상은 노출된 지 1~3일 후에 재채기, 코막힘, 콧물, 인후통, 기침, 미열, 두통 및 근육통 등이 나타난다. 다른 합병증이 없어도 콧물이 진해지고, 누렇거나 푸르게 변하기도 한다.

감기의 확진 검사는 시간과 비용에 비해 장점이 크게 없기 때문에 대부분 하지 않는다. 임상 증상으로 진단하는 데 특별한 치료가 필요한 다른 질병과 증상이 비슷할 수 있기 때문에 이를 감별하는 것이 매우 중요하다. 인플루엔자(독감) 유행 기간에는 인플루엔자일 가능성을 생각해야 할 것이다. 인플루엔자는 원인 바이러스가 다르며, 증상이나 합병증, 치료법도 다르고 특히, 백신 접종으로 예방이 가능하고 항바이러스 제제로 치료도 가능해 감기와 구별하는 것이 좋다.

감기는 대부분 1~2주가 지나면 증상이 호전되고 저절로 치유되지만 면역력이 약한 어린이나 노약자는 급성 중이염, 부비동염, 폐렴 등이 합병증으로 발생할 수 있다. 노인의 경우 감기에 걸리면 이미 앓고 있는 심부전이나 만성 질환이 악화될 수 있고, 천식 환자는 천식이 악화될 수 있다. 따라서 감기 증상이 심하거나 오래가는 경우 어린이와 노약자는 반드시 의사의 진찰을 받아야 하며, 고열이 있거나 숨이 차거나 피로를 심하게 느낀다면 나이와 무관하게 진찰을 받아야 한다.

치료는 특별한 것은 없고 푹 쉬면서 몸을 따뜻하게 하고 물을 많이 마시도록 한다. 기침이 심해 일상생활이 불편해진다면 진해제를 복용하는 것이 좋다. 항생제를 일률적으로 사용하는 것은 추천하지 않는다. 중이염, 폐렴, 부비동염 등 세균에 의한 합병증이 증명된 경우에만 항생제를 사용하도록 한다.

감기를 예방하려면 개인의 면역력을 높이고 감기 바이러스와 접촉할 수 있는 기회를 줄여야 한다. 외출 후 귀가하면 손을 씻고 이를 닦으며, 화장실 사용 후에도 손을 꼭 씻어야 한다. 손과 입 안에는 많은 세균이 있어 자주 씻어 청결하게 해야 한다. 기침을 할 때는 기침예절을 지켜 다른 사람들에게 튀지 않도록 해야 한다. (2014년 11월 26일)

인플루엔자

인플루엔자는 매년 겨울철에 유행하는 급성 호흡기 바이러스성 감염 질환이다. 바이러스 종류는 A, B, C 3종류이며 대부분 A, B형에 의한다. 인플루엔자는 항원변이를 일으켜 해마다 유행하거나 10~40년 주기로 전 세계적인 대유행을 일으킬 수 있어 국제적 감시를 통한 대비가 필요한, 공중보건학적으로 중요한 질병이다. 노인, 면역력이 약해진 환자, 만성질환자, 영유아, 임신부와 같은 고위험자들은 예방에 더욱 신경 써야 한다. 기저질환이 있는 65세 이상 노인들은 기저질환이 있는 청장

년층(18~64세)보다 인플루엔자 합병증이 심각하여 4~14배 입원율이 높다. 겨울철에는 인플루엔자 감염이 노년층의 입원율과 사망률을 높이는 주요 원인이다.

인플루엔자는 인플루엔자 환자가 기침이나 재채기를 할 때 분비되는 호흡기 비말을 통해 주로 전파된다. 폐쇄 공간 내 밀집된 집단에서 공기 감염도 가능하다. 건조한 점액에서도 몇 시간 동안 생존할 수 있기 때문에 인플루엔자 바이러스에 오염된 물건을 만지거나 환경에 노출된 손으로 눈이나 코, 입 등을 만지는 경우 접촉감염이 발생할 수 있다.

잠복기는 1~4일(평균 2일)이며 증상 시작 1일 전부터 발병 후 5일까지 기침이나 재채기를 할 때 분비되는 호흡기 비말을 통해 사람에게서 사람으로 전파된다. 유행 기간 중 발생률이 가장 높은 5~18세 소아들이 지역사회에서 인플루엔자 전파에 가장 중요한 감염원이다.

임상증상은 38℃ 이상의 갑작스러운 발열, 두통, 근육통, 피로감 등의 전신증상과 인두통, 기침, 객담 등의 호흡기 증상을 보인다. 드물게 복통, 구토, 경련이 발생하기도 한다.

인플루엔자를 예방하려면 65세 이상 노인, 만성질환자, 생후 6~59개월 소아, 임신부, 50~64세 연령 등 예방접종 권장대상자는 예방접종을 해야 한다. 자주 손을 씻고 개인 위생수칙을 잘 지킨다. 기침이나 재채기를 할 때에는 손수건이나 휴지, 옷깃으로 입을 가리는 기침 에티켓을 지킨다. 발열과 호흡기 증상(기침, 목 아픔, 콧물 등)이 있는 경우 마스크를 착용한다. 인플루엔자 의심 증상이 있는 경우 즉시 의사의 진료를 받는다.

지난 1일부터 보건소 및 전국 병·의원(지정의료기관)에서 어르신 대상 인플루엔자 예방접종이 무료시행되고 있다. 대상자는 1950년 12월 31일 이전에 출생한 만 65세 이상 어르신이다. (2015년 10월 4일)

폐렴구균

　환절기에는 일교차가 커져 급변하는 온도에 적응하느라 면역력이 저하돼 인플루엔자, 폐렴 등의 호흡기 질환에 걸리기 쉽다. 2013년 연령별 폐렴 원인 사망자 수를 보면 폐렴은 한국인 사망원인 6위, 고령인구 사망원인 4위를 차지하고 있다. 교통사고나 암질환보다 폐렴으로 인한 사망자가 더 많다. 폐렴의 주요 원인이 되는 폐렴구균(폐렴사슬알균)은 폐렴뿐만 아니라 다양한 질병의 원인이 될 수 있다.

　폐렴구균은 건강한 사람의 코나 목에서 흔히 발견되는 세균으로 세균성 폐렴의 주요 원인이 된다. 면역력이 저하되면 다른 신체부위를 감염시켜 중이염, 균혈증 및 뇌수막염 등의 질환을 일으키는데 소아에게는 중이염, 부비동염, 폐렴 및 패혈증 등이 흔히 나타나고 성인에게는 폐렴이 가장 흔하고 제대로 치료하지 못하면 사망에 이를 수 있다. 폐렴구균은 면역력이 약한 영아 및 어린 소아와 65세 이상의 고령자에게 흔히 발생하므로 이들을 대상으로 예방접종을 해야 한다.

　폐렴구균은 정상인이나 환자의 상기도에 있다가 직접 접촉이나 기침, 재채기로 전파된다. 폐렴구균 폐렴은 잠복기가 1~3일로 짧고 갑작스러운 고열과 오한, 점액 화농성 객담을 동반한 기침, 흉통, 호흡곤란, 피로감, 숨 가쁨 등을 동반한다.

　폐렴구균 백신에는 크게 단백결합 백신과 다당 백신이 있으며 각 백신에 포함된 혈청형의 종류와 결합된 단백의 종류는 다양하다. 단백결합 백신(10가, 13가)은 생후 2, 4, 6개월에 각 1회씩 총 3회 기초접종하고 12~15개월에 1회 추가접종으로 총 4회 접종이 필요하다.

　소아 폐렴구균 예방접종은 전국 7천여 지정 병·의원에서 2014년 5월부터 무료로 가능하다. 소아 폐렴구균 무료 접종 대상은 생후 2~59개월의 아동과 만성질환 및 면역저하 상태의 어린이다.

성인 폐렴구균 백신은 13가 단백결합 백신과 23가 다당 백신이 있다. 만성질환이 있는 65세 이상 노인은 13가 단백결합 백신을 먼저 접종하고 8주 후 23가 다당 백신을 추가로 접종하는 것이 좋다. 23가 다당 백신을 먼저 접종했다면 1년 후 13가 단백결합 백신을 추가 접종해야 한다. 폐렴구균으로부터 패혈증, 뇌수막염 등을 예방해 질병부담을 감소시키고자 65세 이상 노인에 대해 2013년 5월부터 폐렴구균을 정기예방접종하는 것으로 지정하여 보건소를 통해 무료 예방접종 사업을 실시하고 있다.

폐렴구균 백신은 인플루엔자 백신과 서로 시너지로 효과를 보이므로 동시에 접종하는 것이 좋다. (2015년 10월 11일)

결핵

결핵은 유사 이래 인간과 같이 존재해온 감염병이지만 18세기 후반부터 19세기 전반에 걸쳐 영국의 산업혁명이 일어나면서 인구의 도시 집중에 따른 밀집 생활, 위생 상태의 악화, 적절한 관리방법의 부재 등이 겹치며 전 세계적으로 확산되었다. 1940년 항결핵제가 개발되어 선진국에서는 결핵발생이 많이 감소한 반면 개발도상국에서는 결핵발생이 크게 감소하지 않고 있다. 또한 1980년대 이후 환자의 부적절한 관리로 '슈퍼결핵'이라고 불리는 내성결핵균, 특히 다제내성결핵뿐만 아니라 광범위내성결핵이 출현하고 있다.

우리나라는 '후진국병'이라 불리는 결핵이 감소하였다가 최근 지속적으로 증가하는 추세이다. 연간 4만여 명의 결핵 환자가 발생하고 2천

3백여 명 이상이 사망하는 등 결핵 발생률과 사망률이 OECD 회원국 중 1위를 차지하고 있다. 더구나 다제내성 환자수도 2011년 1천8백 명으로 1위를 차지해 결핵에 관한 한 후진국에 속한다.

결핵은 초기에는 별다른 증세가 없지만 진행경과에 따라 심한 기침과 가래, 식욕부진과 피로감, 체중감소 등이 서서히 발현한다. 만약 감기의 발열 증세나 오한 없이 기침이 2주 이상 지속될 경우 즉시 결핵 검사를 받는 것이 좋다. 결핵균은 주로 사람에서 사람으로 공기를 통하여 전파된다. 전염성이 있는 호흡기계 결핵환자가 말을 하거나 기침 또는 재채기를 할 때 결핵균을 포함한 미세한 가래가 공기 중에서 수분은 증발하고 결핵균만이 비말핵으로 떠돌아다니다가 주위에 있는 사람들에게 옮겨진다. 결핵에 감염된 90퍼센트는 비활동성인 잠복감염상태를 유지한다. 결핵균이 몸 안에 있으나 증상도 없고, 엑스선 검사도 정상이고, 단지 투베르쿨린 피부반응검사(PPD)에서만 양성으로 나타나는 건강한 상태이다. 일부가 활동성 결핵환자가 되는데 대개 결핵 치료를 받기 전 다른 사람에게 전파 시키므로 조기에 결핵 환자를 발견하고 접촉자를 검진하는 것이 중요하다. 우리나라는 결핵 관리를 위하여 BCG 접종과 환자의 조기 발견 및 치료를 국가보건사업으로 시행하고 있다. 생후 1개월 이내 모든 신생아는 BCG 접종을 하여야 한다. 결핵 증상이 있거나 주위에 결핵 환자가 있으면 결핵 검진을 받도록 하고 결핵으로 판정되면 장기간 규칙적으로 치료를 하여 결핵을 완치하자. 최근 젊은 여성들이 무리한 다이어트로 인해 결핵에 걸리는 일이 많아지고 있다. 건강을 위하여 무리한 다이어트는 금하는 것이 좋다.

(2014년 12월 31일)

일본뇌염

　시·도 보건환경연구원, 보건소, 권역별 기후변화 매개체 감시 거점센터 등 30개 기관이 조사지역에서 공동으로 일본뇌염 유행예측사업을 수행하면서 일본뇌염 매개모기가 최초로 확인되면 일본뇌염주의보를 발령하기로 했다. 올해 질병관리본부는 광주지역에서 일본뇌염 매개모기를 처음 확인한 후 4월 8일 전국에 일본뇌염주의보를 발령했다. 지난해 4월 21일에 일본뇌염주의보 발령보다 2주 정도 앞당겨진 것이다. 지난 해 8월 5일 일본뇌염경보를 발령했는데 올해 일본뇌염경보 역시 앞당겨질 것으로 예상된다. 일본뇌염 환자가 발생하거나 매개모기 밀도가 높아질 경우에는 일본뇌염경보를 발령하므로 이 시기에는 모기에 물리지 않도록 더욱 조심해야 한다.

　일본뇌염은 제2군 법정감염병으로 작은빨간집모기가 일본뇌염바이러스를 가진 돼지, 말, 가금류 등 동물의 피를 흡혈해 감염된 후 이 모기가 다시 사람을 물 때 감염돼 발생하는 급성 중추신경계 감염성 질환으로 인수공통감염병이다. 특히 돼지가 바이러스를 가장 많이 보균하는 동물로 바이러스의 증폭 숙주로 알려져 있다.

　일본뇌염은 2012년 20명, 2013년 14명, 2014년 26명이 발생해 최근 약간 증가하는 추세이다. 일본뇌염의 잠복기는 7~14일로 대부분 증상이 없는 불현성 감염이지만 2백50~5백 명의 감염자 중 1명 정도가 임상적인 질병양상을 보인다. 고열, 두통, 현기증, 구토, 복통, 감각 이상이나 바이러스성 수막염으로 이행되기도 하고, 드물게 뇌염으로까지 진행되는데 이 경우 30퍼센트 정도 치명률을 보인다.

　일본뇌염은 특별한 치료 방법이 없으므로 호흡장애, 순환장애, 세균 감염과 같은 합병증에 대해 보존적인 치료를 해야 한다. 예방법은 일정에 맞춰 예방접종을 받고 모기에 물리지 않도록 주의하는 것이 최선이다. 불활성화 백신은 생후 12~23개월에 7~30일 간격으로 2회 접종하고 2차 접종 12개월 뒤 3차 접종을 하며 만 6세와 만 12세에 각각 1회 추가 접종을 할 수 있도록 하고, 약독화 생백신은 생후 12~23개월에 1회 접종하고 1차 접종 12개월 후 2차 접종을 하여야 한다.

일본뇌염은 고온다습한 여름, 8월 하순부터 9월 중순까지 1개월 사이에 전체 환자의 80퍼센트가 집중적으로 발생하고, 주로 3~15세 소아 연령층에서 발생한다. 그러므로 모기의 활동이 활발한 7월부터 10월까지 모기에 물리지 않도록 해야 한다. 가정 내에서는 방충망과 모기장, 모기 퇴치약 등을 사용하고 야간에는 야외 활동을 가능한 자제하는데 불가피한 야외활동 시에는 긴 팔, 긴 바지를 착용하도록 한다. 물웅덩이 등 모기 유충의 서식지 방지를 위한 환경위생도 중요하다. 취약지역에 대한 소독 강화 및 증폭 숙주인 돼지 축사에 모기가 날아들지 않도록 방지하는 등 관리를 철저히 해 일본뇌염이 발생하지 않도록 노력하자.

(2015년 4월 26일)

어디서든 자나 깨나 모기 조심

질병관리본부는 8월 6일 일본뇌염 경보를 내렸다. 일본뇌염에 걸리지 않기 위해서 대상자는 예방접종을 철저히 해야 하고 모기에도 물리지 않아야 한다.

모기는 인류 역사와 더불어 사람에게 많은 피해를 줬다. 모기에 물린 부위는 발적과 종창을 일으키고 심한 가려움증으로 수면을 방해해 정신적 고통을 받게 하며 긁게 되면 2차적 병균 감염으로 염증을 일으킨다. 또한 말라리아, 일본뇌염, 사상충증, 뎅기열 및 뎅기출혈열, 황열, 웨스트나일열 등 여러 가지 질병을 일으킨다.

국내에서는 모기에 물려 말라리아와 일본뇌염이 발생한다.

말라리아는 세계적으로 가장 많이 발생하는 감염성 질환 중의 하나로 2010년 세계적으로 2억 명 이상의 말라리아 환자가 보고됐고, 약 66만 명이 사망했으며 대부분은 열대열 말라리아가 많은 아프리카에서 발생했다. 우리나라에서는 1953년 이후 정부와 세계보건기구 퇴치사업으로 지속적인 감소 추세를 보였고, 1984년 2건의 발생 이후에는 근절됐다. 1993년 파주지역 비무장지대(DMZ)에 군복무 중인 군인에게 발생해 재출현한 이후 지속적으로 증가했으나 최근 감소하고 있는 추세이다.

일본뇌염은 바이러스 감염으로 작은빨간집모기에 의해 매개된다. 백신으로 예방이 되므로 1~12세 소아는 적기에 예방접종해야 한다.

외국을 여행하면서 모기에 물려 사상충증, 뎅기열 및 뎅기출혈열, 황열, 웨스트나일열 등이 발생할 수 있다.

사상충증은 선충의 기생에 의한 질병으로 토고숲모기가 매개하는데 야행성으로 밤 10시부터 새벽 2시에 많이 문다. 과거 제주도와 경상북도 영주시에서 발생했으나 현재는 퇴치돼 국내 발생은 거의 없다. 뎅기열 및 뎅기출혈열은 이집트숲모기와 흰줄숲모기가 매개하는 바이러스로 발생한다. 이집트숲모기는 일출 후 2시간과 일몰 전 수 시간대에 주로 활동하는 주행성 모기이므로 주간에 모기에 물리지 않도록 한다. 특히 뎅기열은 백신이 개발되지 않아 더 주의해야 한다. 황열은 모기가 매개하는 바이러스에 의하여 발생하며 중남미와 아프리카에 널리 퍼져 있다. 효과적인 백신이 있으므로 접종 후 유행지역을 방문해야 한다. 웨스트나일열은 모기가 매개하는 바이러스에 의해 발생한다.

국외를 방문할 때에는 그 지역에서 발생하는 모기에 의한 질병에 대처하고 모기에 물리지 않도록 노력해야 한다. 또한 국외여행 후 어떤 증상이라도 있으면 국립검역소에 신고하고 보건소나 의료기관에서 상담을 받아야 할 것이다. (2015년 8월 9일)

수막구균성 수막염

수막구균성 수막염은 수막구균(Neisseria meningitidis)에 의하여 발생하는 급성 감염병으로 겨울과 봄에 가장 많이 발생한다. 우리나라는 1963년 이전에는 매년 1백 명 이상의 발생이 보고됐으나 그 이후로 차츰 감소해 1988년 42명을 제외하면 1980년부터 2000년까지는 연간 2~4명 정도가 신고되었다. 2002년도에 27명, 2003년도에 38명으로 증가 되었다가 이후 크게 감소하는 양상이다. 그러나 실제로 보고되지 않는 환자가 있을 것이므로 정확한 규모는 파악하기 어렵다.

소아성 질환으로 영유아기에 주로 발생하는데, 영유아에서 발생이 감소하면서 청소년과 청년들에게서 발생하는 양상이다. 특히 새로 모여 밀집한 상태에서 사는 군인 병사나 캠프에서 더 빈번히 발생하고 남자에게 더 많이 발생한다. 2011년 군인이 수막구균성 수막염으로 사망하고 사회 문제가 되어 군인 신병을 대상으로 2012년 12월부터 예방접종을 실시하고 있다.

수막염에 감염된 사람과 직접 접촉 및 코, 목구멍의 호흡기 분비물에 의한 비말 감염에 의해 전파된다. 감염되면 대부분 단순 불현성 감염이나 5~10퍼센트는 비인두에 균을 보균하는 불현성 보균자로 다른 사람에게 감염을 일으킬 수 있다.

잠복기간은 2~10일이며 보통 3~4일간이다. 무증상으로부터 전격형까지 매우 다양하며 극히 일부에서 증상이 발생해 패혈증, 수막염, 폐렴 등을 일으킨다. 발열, 심한 두통, 구토 및 경부 경직이 생기며 핑크색의 점상반이 나타난다. 섬망이나 혼수가 종종 나타나고 전격형에서는 갑자기 허탈에 빠지며 반상 출혈과 쇼크를 일으킨다. 과거에는 치사율이 50퍼센트로 높았으나 최근 조기 진단과 치료로 10퍼센트 정도이다.

수액이나 혈액으로부터 수막구균을 분리 및 배양하거나 항원 검출에 의해 진단할 수 있다. 제3군 법정감염병이므로 환자가 확진이 되거나 의심이 되면 반드시 보건소에 신고해야 한다. 치료는 의심이 되면 즉시 항생제를 투여해야 예후가 좋다.

생존자 5명 중 1명이 사지절단, 청각장애, 뇌손상 등 중증 영구 장애를 안고 살아가게 된다. 또한 이 질환이 영유아기에 발병하면 제때 치료하더라도 성장판에 영향을 줘 성장기 학습장애나 성장불균형 등의 후유증이 나타날 수 있기 때문에 사전 예방이 무엇보다 중요하다.

예방을 위해 사람들이 밀집한 환경을 피한다. 감염자와 직접 접촉 및 호흡기 분비물로부터 생긴 비말과 접촉을 피한다. 호흡기 분비물과의 격리는 항생제 투여 후 24시간이 지나면 해제해도 좋다. 조기 진단해 의심되는 경우는 즉시 항생제를 투여하며, 소아의 경우 접촉자 모두를 예방적으로 치료한다. (2015년 1월 7일)

A형간염

A형간염은 A형간염 바이러스에 의하여 발생하는데 전 세계적으로 연간 1백40만 명의 환자가 발생하며 이환율은 각 국가의 사회경제적

발전 및 보건위생 수준과 밀접한 관련이 있다. 우리나라에서는 2013년 8백67명, 2014년 1천3백16명이 발생하였고, 발생률은 10만 명당 각각 1.7명, 2.6명이었다. 2014년 20~39세에서 67퍼센트를 차지하여 젊은 성인에서 발생 위험이 컸는데 이는 연령별로 면역 수준에 차이가 있기 때문이다. 경상북도에서는 2013년 18명, 2014년 35명으로 환자가 2배 증가하여 이에 대하여 관심을 가져야 할 것이다.

A형간염의 잠복기는 15~50일(평균 28~30일)이며, 대변-구강 경로를 통해 사람 간 접촉과 분변에 오염된 식수 또는 음식을 섭취하여 전파된다. 증상이 발현하기 1~2주 전 대변에서 바이러스 농도가 가장 높으며 증상이 나타난 후로는 빠르게 감소한다. A형간염은 급성간염에 해당하는데 소아에 비해 성인의 증상이 심하다. 5세 이하에서는 50~90퍼센트가 증상이 없으며, 성인은 70~95퍼센트가 증상이 있다. 피로, 무기력, 식욕부진, 열, 근육통, 복통, 오심, 구토 등의 증상이 발현한 후 짙은 갈색 소변과 황달이 나타나며, 간 비대와 간 압통이 관찰되기도 한다. 대부분 몇 주 정도면 회복하지만 전격성 간염으로 진행되면 예후가 나빠 합병증이 발생하고 사망할 수 있다.

A형간염은 감염된 사람과 긴밀하게 접촉하거나 날 음식을 자주 섭취하거나 유행지역을 방문하는 해외여행자들이 잘 걸린다. 1997년부터 예방접종을 시작하여 소아에서 접종은 증가하였으나 1997년 이전 출생한 현재 18세 이상 연령층은 자연면역과 접종으로 인한 면역, 둘 다 없는 상태로 감염 가능성이 높은 집단이다.

A형간염은 특별한 치료법이 없어 대증요법으로 치료된다. 일상적 활동은 가능하지만 심한 운동은 금하고 술은 마시지 않도록 한다. 간독성이 있는 모든 약물을 피해야 한다. 구토로 인해 탈수된 환자나 전격성 간염으로 진행 시 입원치료가 필요하다.

A형간염을 예방하기 위하여 환자나 오염된 물질과 접촉을 피해야 한다. 상수원 관리를 철저히 하고 식재료를 안전하게 취급하여야 한다. A형간염 바이러스는 가압증기멸균, 자외선, 포르말린, 염소 등으로 처리하면 불활성화되므로 1분간 85℃ 이상 가열한 끓인 물을 마시고 조개류는 90℃에서 4분간 가열하거나 90초 이상 쪄서 먹으면 되며 과일은 껍질을 벗겨 먹는 것이 좋다. 화장실을 이용하거나 기저귀 등을 통해 분변과 접촉 시 손 씻기 등 개인위생을 지켜야 한다.

예방접종 우선 권장대상은 면역력이 없는 20~39세 성인, 만성간질환자, 군인, 외식업 종사자, 보육시설 종사자, A형간염 바이러스에 노출될 우려가 있는 의료인 및 실험실 종사자, 유행지역 여행자 또는 근무예정자, 최근 2주 이내에 A형간염 환자 접촉자 등이다. (2015년 4월 14일)

B형간염

간염은 간세포 조직에 염증이 생겨 황달 등이 생기는 질병이다. 간염의 원인은 바이러스가 중요하고 알코올과 독성 물질에 의한다. 간염바이러스는 A형, B형, C형, D형, E형이 있다.

B형간염은 B형간염바이러스에 의해 발생한다. 제2군 법정감염병이므로 급성 B형간염과 산모 또는 주산기 감염자인 만성 B형간염 및 병원체 보유자는 즉시 보건소에 신고하여야 한다. 만성 B형간염은 간염에 합당한 임상적 특징(간기능 검사상 이상소견)이 있으면서 B형간염항원(HBsAg)이 6개월 이상 양성자이며 병원체보유자는 임상 소견이 없으면서 B형간염항원이 양성자를 의미한다.

B형간염은 세계적으로 발생 빈도가 높을 뿐만 아니라 만성 간염으

로 이환되거나 간경화증과 간암으로 진행될 가능성이 높다. 전 세계 인구 중 20억 명이 B형간염에 감염되어 있고, 3억5천만 명이 간경화와 간암으로 50~70만 명이 매년 사망하는 것으로 추정하고 있다. 우리나라는 1980년대 B형간염항원 양성률이 8퍼센트 수준이었으나 그 동안 예방접종을 실시하고 관리한 결과, 2010년 국민건강영양조사에서 B형간염항원 양성률이 남자는 2.7퍼센트, 여자는 3.1퍼센트로 감소한 것으로 나타났다.

급성 B형간염의 잠복기는 45~180일(평균 60~90일)이며 황달, 흑뇨, 식욕부진, 오심, 근육통, 심한 피로, 우측 상복부 압통이 나타난다. 만성 B형간염은 항원 양성상태가 6개월 이상 지속되면서 피로, 전신권태, 지속적인 또는 간헐적인 황달, 식욕부진이 나타난다. 출생 전후 B형간염 바이러스의 감염자는 90퍼센트, 1~5세에 감염되는 소아는 20~50퍼센트, 청소년 및 성인 감염자는 1~10퍼센트가 만성으로 진행된다. 간경변증, 정맥류 출혈, 간성 혼수, 혈액응고장애, 복수 등이 합병되어 사망할 수 있다.

고위험군으로는 B형간염바이러스 보유자의 가족, 혈액제제를 자주 수혈받는 환자, 혈액투석을 받는 환자, 의료기관 종사자가 있다.

현재 우리나라 영유아의 B형간염 예방접종률은 95퍼센트 이상이며 중요한 감염 경로는 항원 양성 산모를 통한 주산기 감염으로 0~9세 만성감염자의 0~40퍼센트, 10~19세 만성감염자의 40~60퍼센트가 임신 29주부터 생후 1개월까지 산모를 통한 감염으로 추정된다.

B형간염 항원과 항체가 모두 음성인 사람은 예방접종을 실시하여 간염에 감염되는 기회를 없애면서 간경변증과 간암의 발생도 예방하여 수명을 연장하고 간질환의 고통에서 벗어나자. (2015년 5월 5일)

C형간염

　C형간염은 바이러스에 의하여 발생하는데 국내에서 B형간염보다 보균자가 적지만 만성화 경향이 높아 만성간염, 간경변증, 간암으로 진행되는 만성화율이 문제인 감염성 간염이다. C형간염 보균자는 0.7~1.4퍼센트이며 표본감시에 의하면 2014년 C형간염이 4천1백22건이 발생하였다. 급성 C형간염에 걸린 사람의 80~90퍼센트가 만성 C형간염이나 보균자가 되고 그중 20~30퍼센트가 간경변증이 발생하는데 일부 2~4퍼센트의 경우 간암으로 진행된다. 2014년 대한간학회는 간암 발생의 74.2퍼센트가 만성 B형간염, 8.6퍼센트가 C형간염에서 진행한 것으로 발표하였다.

　C형간염바이러스는 혈액 및 체액 내에 존재하여 손상된 점막 등을 통해 감염이 되며 수혈, 침, 문신 및 피어싱 시술을 받은 사람, 혈우병 환자나 혈액투석 환자, C형간염바이러스에 감염된 산모로부터 태어난 아기, 주사바늘에 노출된 의료인 및 감염자의 가족도 발생률이 높다.

　C형간염의 잠복기는 2주에서 6개월로 보통 6~9주이며 증상이 나타나기 1주~수주일 전부터 전파가 가능하다. 급성 C형간염 증상은 경미하여 단기간 앓게 되는데 수혈 후 감염인 경우 70~80퍼센트가 무증상 감염에서 서서히 감기·몸살, 전신 권태감, 메스꺼움, 구역질, 식욕부진, 우측 상복부 불쾌감을 보인다. 만성 C형간염은 전혀 증상이 없어 우연히 종합건강검진에서 발견되거나 만성 피로감, 간부전이나 문맥압항진증 같은 간경변증의 합병증이 첫 증상으로 발현하기도 한다.

　C형간염 치료법으로는 급성 간염은 안정 가료, 고단백 식이요법, 인터페론 등이 있고 만성 간염은 안정, 식이요법, 인터페론, 리바비린이 있지만 20~30년에 걸쳐 진행된 후 인지되어 치료가 지연되기 쉽다. 또한

일반건강검진 항목에 포함되어 있지 않아 감염 여부를 모르고 있는 경우가 많다.

그러므로 예방을 위하여 노력하여야 한다. C형간염은 개발된 백신이 없어 감염 경로를 차단하는 것이 유일한 예방법이다. 감염 경로에서 바이러스에 노출되지 않는 것인데 문신, 피어싱 등 비위생적인 무면허 시술을 주의하고 면도기, 칫솔, 손톱깎기 등 개인위생용품을 개인적으로 사용하고 주사기는 일회용을 사용하도록 한다. 가족 중 환자가 있으면 C형간염에 대한 검진을 받도록 하며 환자는 다른 사람에게 전파되지 않도록 노력하고 의사의 진찰과 관리를 받아야 한다. 또한 중복 감염을 막기 위하여 A형과 B형간염 예방접종을 실시하도록 한다. 흡연, 음주, 비만 등은 간암 발생 위험을 증가시키므로 금연, 절주, 표준 체중을 유지하도록 노력하여야 한다. (2015년 6월 11일)

E형간염

E형간염은 E형간염바이러스에 감염되어 발생하는데 사람은 바이러스에 오염된 물이나 음식에 의하여 전파되며 돼지 등 동물은 물, 음식, 분변을 통해 전파된다. 인도와 중남부 아시아, 중동, 북서부 아프리카 등 위생상태가 나쁜 저개발국가에서 대규모 유행을 일으키기도 한다.

국내에서는 유행지역으로 해외여행을 갔던 사람에게서 발생하는 것으로 알려져 있었으나 여행경력 없이 산발적으로 발생하는 사례가 보고돼 국내에 토착화의 가능성이 높지만 감염경로에 대한 규명은 드물다. 2010년 50세 남자가 지리산에 서식하는 멧돼지 담즙을 섭취한 후 급성 E형간염이 발생한 인수공통감염병 사례가 발표됐다. 2012년 국내 도축작업자와 부산물처리자 1천8백83명을 대상으로 E형간염에 대해 조사하니 33.9퍼센트인 6백39명이 E형간염바이러스에 노출됐으며, 이 중 3명은 E형간염에 감염돼 있었다.

E형간염바이러스는 15~64일 간의 잠복기를 거치고 초기에 황달이 나타난 후 식욕감퇴, 메스꺼움, 구토, 복통, 흑색뇨, 관절통, 발진 등의 증상이 생긴다. 바이러스에 오염된 음식을 섭취한 후 4주, 황달 발생 후 2주 정도 대변에서 바이러스가 검출되며 병이 진행되면 환자의 50퍼센트 정도는 발열과 간의 크기가 증가할 수 있다. 대부분 불현성 감염으로 증상없이 앓는 경우가 많으며, 만성 간염으로 진행 되지 않고 장기간 균을 보균하지도 않는다.

E형간염은 혈청 속에 E형간염바이러스에 의해 생긴 항체를 검사하거나 E형간염바이러스를 직접 검출하여 진단할 수 있다. 특이한 치료법이 없어 대증요법으로 치료한다. 대부분 합병증 없이 자연 회복되지만 환자 중 1~2퍼센트 정도는 사망할 수 있다. 임산부가 감염되면 전격성 간부전으로 진행되는 경우가 많아 치사율이 20퍼센트에 이르고 30퍼센트 정도가 유산되므로 임산부는 각별한 주의가 필요하다.

E형간염바이러스는 높은 염도와 냉동과 해동이 반복되는 환경에서 살 수 있지만 열에는 약하다. 그러므로 익혀 먹으면 예방이 가능하다. 덜 익힌 돼지고기의 섭취를 피하고 음식을 익혀먹고 물은 끓여 먹거나 정수해 먹어야 한다. 멧돼지의 간을 생으로 먹는 사람이 있는데 반드시 익혀 먹어야 한다.

유행지역을 여행할 경우 야생동물 고기나 비위생적인 식수와 음식을 피하고 식사 전과 배변 후 손을 씻도록 한다. 여행을 다녀와서 증상이 있다면 병·의원에서 진료를 받아야 한다. 도축 등 가축을 다루는 고위험군은 위생관리와 보호구를 철저히 착용하자. (2015년 7월 2일)

노로바이러스 식중독

노로바이러스는 급성 위장관염을 유발하는 원인 바이러스로 비교적 최근에 알려진 신종병원체이다.

식품의약품안전처 식중독 통계에 의하면 2013년 2백35건의 식중독 발생이 있었고 이로 인해 4천9백68명의 식중독 환자가 발생했다. 노로바이러스에 의한 식중독은 43건의(총 발생건수의 18.3퍼센트), 1천6백6명의 환자(총 환자수의 32.4퍼센트)가 발생해 원인균별로 가장 많아 특히 관심을 가져야 하는 식중독이다.

노로바이러스 식중독은 연중 발생이 가능하나 11월에 증가하고 다음 해 1월에 최고점에 이르므로 겨울철 식중독으로 알려져 있다. 날씨가 싸늘해지는 지금부터 더 관심을 가지고 예방을 위해 노력해야 한다. 겨울철에 노로바이러스 식중독이 증가하는 이유는 첫째, 노로바이러스는 다양한 온도 변화를 잘 견딜 수 있는 특성을 가져 얼음이 얼 정도의 온도에서도 견디며 둘째, 겨울에는 식중독 위험이 낮다고 생각해 주의를 소홀히 하고 셋째, 겨울에 밀폐된 공간 안에서 보내는 시간이 늘어 사람간 전파가 될 가능성이 증가하기 때문이다. 노로바이러스는 산이나 적당한 가열, 에테르에 저항성이 있으며, 일반 수돗물의 염소 농도에서도 불활성화되지 않고 생존할 수 있다.

5세 이하의 영유아와 성인도 노로바이러스에 감염되면 1~2일의 잠복기를 거쳐 오심, 구토, 설사의 증상이 발현되고 2~3일 동안 지속하다 빠르게 회복한다. 소아에서는 구토가 흔하고 성인에서는 설사가 흔하게 나타난다. 두통, 발열, 오한 및 근육통과 같은 신체증상이 동반되는 경우가 많다. 노로바이러스의 전파는 경구적인 경로, 즉 분변-구강 혹은 구토에 의한 비말형성 경로로 일어나며 사람에서 사람으로의 감염 즉,

2차 감염도 흔히 일어난다. 소량의 바이러스만 있어도 쉽게 감염될 수 있으며, 전염성은 증상 발현기에 가장 심하며 회복 후 3일에서 최장 2주일까지 가능하다.

노로바이러스 치료는 특이적 방법은 없으며 탈수나 전해질 불균형을 치료한다. 예방 방법은 음용수는 되도록 끓여 먹고, 식품을 철저히 관리해야 한다. 특히, 과일과 채소는 철저히 씻어야 하며, 굴은 가능하면 익혀서 먹는 것이 좋다. 또한 감염자의 손이 닿은 문고리나 수건, 컴퓨터 자판기와 휴대전화 등을 통해서도 감염될 수 있으므로 개인 위생수칙을 철저히 지켜 손씻기와 기침예절을 준수하여야 할 것이다.

(2014년 11월 10일)

로타바이러스 감염증

로타바이러스는 전자현미경으로 관찰하면 테두리에 짧은 바퀴살을 갖는 수레바퀴처럼 생겼다 하여 바퀴(wheel)를 뜻하는 라틴어 'rota'란 이름이 붙여졌다. Reoviridae과에 속하는 RNA 바이러스이다. 로타바이러스 감염증은 주로 겨울철에 발생하는 대표적인 장염이다. 설사증으로 입원하는 5세 이하 소아의 1/3정도는 로타바이러스 감염과 관련이 있다. 신생아와 영아는 병원감염에 의하는 경우가 많으며 6~24개월의 유아에게서 발생률이 가장 높다. 성인에게는 여행자 설사증이나 에이즈 환자의 설사증의 원인이기도 하며 노인 병동 등에서 집단발병이 일어나기도 한다.

질병관리본부는 전국 16개 시·도 보건환경연구원을 중심으로 관내 1, 2차 의료기관과 연계해 급성설사 원인병원체 감시사업을 운영하고 있다.

　로타바이러스 감염증의 잠복기는 24~72시간이며 콧물, 기침 등 감기 증상으로 시작해 설사, 발열, 구토, 복통 증상이 나타난다. 이런 특징적인 임상 양상 때문에 설사-발열-구토증후군으로 불리기도 한다. 감염되어도 증상이 없을 수 있으며 가벼운 설사가 발생하거나 고열과 구토를 동반한 빈번한 설사로 심한 탈수증을 초래할 수 있다. 열이나 구토는 1~3일간 지속되고 3~8일 동안은 심한 물설사를 한다. 위장관 증상은 대부분 3일에서 7일 내에 회복되며 대변에서 혈액이나 백혈구는 관찰되지 않는다.

　로타바이러스는 감염 후 임상증상이 나타나기 전부터 증상이 없어진 후 10일까지 감염된 사람의 대변에서 배출돼 입을 통해 몸속으로 들어가는데 대부분 사람에서 사람으로 직접 전파된다. 때때로 오염된 물에 의해 간접적으로 전파되기도 한다. 호흡기에서 증식하지는 않지만 호흡기 분비물에 바이러스가 존재하여 감염된 비말을 통해서도 감염될 수 있다.

　로타바이러스 자체를 치료하는 방법은 없다. 탈수가 심할 수 있으므로 탈수되지 않도록 토하지 않으면 보리차, 이온음료, 끓여서 식힌 물, 미음을 꾸준히 먹어야 한다.

　예방법은 바이러스가 입을 통해 감염되므로 화장실을 사용하거나 구토 물을 처리한 후 항상 비누로 손을 깨끗이 씻고 의류를 세탁하며 청결한 환경을 유지하고 개인 위생관리에 신경을 쓰는 것이다. 사전에 감염을 차단하기 위해 예방접종을 할 수 있다. 예방접종 시에는 동일 제조사의 백신으로 접종할 것을 권장하며 국가예방접종에 포함되어 있지 않으므로 비용과 효과적인 측면을 고려해 의사와 상의한 후 접종 여부를 결정하도록 한다. (2015년 1월 22일)

산후조리원 감염관리

   산후조리원은 산후에 몸조리를 하도록 전문적인 시설을 갖춘 사설 요양원으로 분만 후 산모와 신생아가 건강한 생활을 유지하면서 성장하도록 도와주는 기관이다. 맞벌이 부부가 증가하면서 이용이 증가하는 추세이다. 최근 산후조리원에서 신생아들에게 집단적으로 호흡기계 및 소화기계 질병이 발생하였다는 보고가 자주 있다. 이런 일이 계기가 되어 2014년 12월 산후조리원의 서비스 내용과 요금체계를 홈페이지 등을 통해 공시하며 산후조리업자의 책임보험 가입을 의무화 하도록 하는 모자보건법이 국회 본회의를 통과했다. 다행스러운 일이다. 저출산 대책이 시급한데 태어난 아이가 바로 질병에 걸려 앓거나 사망하면 큰 손실이 아닐 수 없다.

   한국소비자원에 접수된 산후조리원과 관련된 소비자 피해만 봐도 해마다 증가하는 추세이다. 2014년 1월부터 9월까지 접수된 산후조리원에서 발병한 질병이나 상해 상담을 보면 1백79건 중 신생아 피해가 90퍼센트가 넘는 1백63건으로, 피해 유형은 감염이 83퍼센트로 가장 많았고 상해와 황달 순이었다. 신생아 감염병은 대부분 호흡기계, 소화기계, 접촉성 질병이었고, 질병명은 로타바이러스 감염증(24.4퍼센트), 뇌수막염(14.1퍼센트), 폐렴(11.1퍼센트) 등이었다.

   산모와 신생아가 분만한 병원에서 감염돼 오는 경우가 있으며 산후조리원에 도착해서 이미 질병에 걸린 다른 산모와 신생아, 산후조리원 종사자, 보호자와 방문객에 의해 감염병이 옮겨질 수 있다. 뿐만 아니라 비말 및 비말핵, 오염된 각종 물품(수건, 침대, 신생아 용품 등) 및 물이나 음식에 의해 감염될 수 있다. 즉, 산후조리원에서 질병이 전파될 가능성은 아주 높다. 그러므로 산후조리원에서는 감염관리를 철저히 하여야 한다.

　신생아 감염 예방방법은 산후조리원 감염관리 지침을 철저히 지켜 종사자는 직종에 따른 감염관리 가이드라인을 준수하고 산모와 방문객을 대상으로 한 감염예방 및 관리 교육도 꾸준히 실시해야 한다. 종사자와 산모 및 신생아들에 대한 건강검진이나 예방접종 등 건강관리가 이뤄져야 한다.

　호흡기계 건강관리를 위해 신생아에게 호흡기계 증상이 있는지 항상 관찰하고 의심이 되면 종사자는 의료기관 이송 전까지 개인보호구를 착용하고 간호해야 한다. 시설관리를 위해 모든 공간은 별도로 분리돼야 하며, 신생아 요람은 바퀴가 달린 이동식을 사용하며, 손 위생 시설의 위치는 방문객용은 현관에, 신생아실 출입자용은 신생아실 출입문에 있어야 한다.

　소화기계 건강관리를 위해 대변을 본 후 또는 아이의 기저귀를 교환한 후 손을 철저히 씻지 않으면 병원체는 그 손을 통해 다른 사람이나 물품에 전파될 수 있다. 그러므로 산후조리원에서는 일상적인 활동과 산모와 신생아의 간호 전후에 손 씻기나 소독을 실시해 손 위생을 철저히 지켜야 한다. (2015년 1월 27일)

수족구(手足口)병

　질병관리본부의 '표본감시 주간소식지'에 따르면 외래환자 1천 명당 수족구병 환자 수는 제19주(5.1~5.7) 7.7명, 제20주(5.8~5.14) 10.5명, 제21주(5.15~5.21) 13.4명으로 2주간 74퍼센트나 증가하였다고 한다. 생후 6개월~5세 이하의 영유아에서 주로 발생하며, 5~8월에 유행하는데 최근 기온이 상승하여 급격하게 증가하고 있는 셈이다. 병원체는 콕사키바이러스 A16형, 엔테로바이러스 71형이지만 다른 형도 질병을 일으킬 수 있다. 2009년부터 지정감염병이다.

수족구병은 침, 콧물, 수포 내 진물 및 대변과 직접 접촉, 장난감, 휴대전화 등 매개물에 의하여 전파가 가능하다. 감염자의 호흡기 비말에 의하기도 한다. 잠복기는 3~5일로 발열, 두통, 설사, 구토 등의 증상을 보이며, 이름 그대로 손(手), 발(足), 입안(口)에 수포성 발진, 영유아는 기저귀가 닿은 부위에 발진이 나타난다. 1주일 안에 회복될 수 있지만 심할 경우 신경계 및 폐출혈 등의 치명적인 합병증이 나타날 수 있다. 발병 후 1주일 간 가장 전염성이 강하다.

수족구병은 예방백신이나 적합한 치료제가 없으므로 진통해열제로 증상을 완화시키는 방법 등 대증요법을 사용한다. 해열제로 아스피린은 라이증후군이 발생할 가능성이 있어 사용하지 말아야 한다. 입 안의 궤양 때문에 통증이 생겨 먹는 양이 급격히 줄어들어 탈수가 생길 수 있으므로 적절히 수분을 섭취하도록 한다. 차가운 물이나 음료수가 좋고 맵거나 신 음식은 입 안을 자극하므로 피하도록 한다. 영·유아 또는 어린이 보육시설, 유치원 등 어린이가 많이 모인 곳에서 급속히 확산되므로 자녀들이 수족구병에 감염되었거나 감염이 의심되면 집단 시설에 보내지 않고 자가 격리하여야 한다. 환자의 배설물이 묻은 옷은 세탁해 주어야 한다.

예방법은 개인과 집단시설의 개인위생 관리가 최선이다. 어린이집, 유치원, 학교, 학원, 가정 역시 아이들을 돌보는 어른들과 아이들이 철저한 손 씻기를 생활화하고 외출 후 돌아와서는 칫솔질을 하여야 한다. 감염에 취약해지지 않기 위해 평소 면역력 증진을 위한 체력관리도 열심히 해야 한다. 아이들이 장난감, 놀이기구 등을 사용한 후에는 깨끗이 닦아놓아야 한다. 수족구병 환자와 접촉을 가급적 피하며, 수족구병이 의심되면 즉시 병·의원을 방문하여 진료를 받고 치료기간 동안 다른 사람들과의 접촉을 피하는 것이 좋다. 집단시설에 환자가 발생하면 자가 격리하여야 한다.

수족구병은 여름부터 초가을에 걸쳐 유행하는 것이 일반적이지만, 최근 이른 더위로 유행 시기가 점점 앞당겨지고 있다. 아이나 어른들이 예방을 철저히 준수하여 수족구병에 감염되지 않도록 해야 한다.

(2016년 7월 10일)

콜레라 발생원인 추정

콜레라는 검역감염병이며 세계보건기구(WHO) 감시대상 감염병이다. 우리나라에서는 1957년 제1군 법정 감염병으로 지정됐다. 콜레라는 200여 종의 콜레라균(Vibrio cholerae) 혈청형 그룹 중 콜레라 독소를 생산하는 O1, O139 혈청형만이 유행을 일으킨다. O1 혈청형은 고전형(classical)과 엘토르(El Tor)형의 두 가지 형태(biotype)가 있다. 고전형은 설사도 심하고 치사율도 높지만 엘토르형은 불현성 감염자가 많고 증상도 경미하고 치사율도 극히 낮다. 1963년부터 국내에서 자체적으로 발생한 모든 콜레라는 엘토르형이다.

병원소는 사람과 환경 병원소이다. 담해수나 강어귀에서 서식하는 물벼룩이나 동물성 플랑크톤에서 균이 증식해 바닷물과 어패류를 오염시키므로 이를 환경병원소라고 부른다. 2001년 국내 발생 후 15년 만인 2016년 거제시에서 콜레라 환자가 3명 발생하였다. 최근 부산에서 1명이 더 발생하였지만, 해외에서 걸렸을 가능성이 높다. 거제시 3명의 발생 원인을 과거의 경험에 비추어 발생 원인을 추정해 보고자 한다. 이들은 모두 엘토르형의 동일한 유전자형이라고 한다. 국내에서 처음 분리돼 최근 국외에서 유입되었다는 것을 시사한다.

환자 3명이 서로 모르며, 이들을 연결할 고리도 없어 사람 간 감염은 아닐 것이다. 이들 3명은 모두 거제시와 관련이 있고 회를 먹은 사실이 있고 한 명은 국내에서 낚시를 하여 잡은 생선을 먹었으므로 국내 일부 지역 바닷물과 어패류가 오염되어 발생했을 것이다. 그러면 어떻게 바닷물이 오염됐을까? 첫째, 선박에 의한 가능성이다. 선박은 평형수(배의 균형을 맞추기 위하여 출발지에서 채운 바닷물)를 국내에서 버리거나 선원들의 대변 처리의 미숙 등으로 오염시켰을 가능성이 있다. 둘째, 콜레라 오염 지역을 여행한 내국인이나 외국인이 해외에서 콜레라균에 감염됐으나 불현성 감염자로 국내에 들어와 그 지역에서 직접 바다에 대변을 보거나 하수처리장을 통해 환경 병원소로 바닷물을 오염시킬 수 있다. 셋째, 유행 지역의 해류 또는 물고기가 우리나라로 이동했을 가능성이지만 국한된 지역에 하나의 유전자형의 균만이 이동했을 가능성은 낮을 것이다. 이런 경우의 오염은 자주 발생할 수 있다고 생각한다. 그러나 이번에는 국내 바닷물의 염도가 낮아지고 온도가 높아져 균의 증식이 많이 됐을 것이다.

이것은 정확한 원인을 파악하기도 어렵고 그 원인을 제거하기도 어렵지만 최근 남해안에 태풍이 불어 균이 제거되거나 희석되었고 수온이 낮아져 더 이상 다른 원인이 없다면 소멸할 가능성이 높다.

외국의 콜레라 유행 지역을 방문하거나 또는 국내에서 유행할 때 식수 및 어패류는 반드시 끓이거나 익혀서 섭취하고 칼과 도마 등은 교차 오염을 방지하기 위하여 자주 소독해야 한다. 배설물을 안전하게 처리하고 음식물 취급 전과 배변 후 손 씻기 등 개인 위생관리가 무엇보다 중요하고 효과적이다. 그리고 증상이 있으면 의료기관을 방문해 정확한 진단을 받고 치료하자. (2016년 9월 6일)

성홍열

성홍열은 목의 통증, 발열 및 닭살 모양의 발진이 전신으로 퍼지는 급성 감염성 질환이다. 원인은 A군사슬알균에 속하는 베타용혈성사슬알균이 생성하는 외독소에 의한다. 외독소는 적혈구를 파괴시키는 정도에 따라 알파(α), 베타(β), 감마(γ)로 나뉘는데 적혈구를 완전히 파괴시키는 것은 베타용혈성 사슬알균으로 병원성이 가장 강하다.

성홍열은 온대지역에서 흔하게 발생하며 아열대지역에서도 간혹 발생하나 열대지역에서는 드물게 발생한다. 주로 초봄과 늦은 겨울에 유행한다. 2012년 9백68명, 2013년 3천6백78명, 2014년 5천8백9명이 신고 되어 증가하고 있는 추세이다. 경상북도는 2012년 74명, 2013년 3백78명, 2014년 3백69명이 신고 되었다. 주로 건강한 소아에서 발생하며, 2014년 10세 미만에서 5천6백3명으로 가장 많이 신고 되었다.

성홍열의 잠복기는 1~3일이며, 인두통에 동반되는 갑작스런 발열(39~40℃), 두통, 구토, 복통, 인두염 등이 나타난다. 이외에도 심한 인후 충혈, 연구개 및 목젖의 출혈반, 딸기혀, 편도선이나 인두 후부에 점액농성의 삼출액, 경부 림프절 종창 등을 보인다. 발열, 인두통 및 구토 증상이 생긴 후 12~24시간 안에 발진이 발생하며 몸통의 상부에서 시작하여 팔다리로 퍼져나가는 선홍색의 작은 구진으로 압력을 가할 때 탈색하는 것이 특징이며 발진 후에는 겨드랑이, 손끝, 엉덩이, 손톱기부 등에서는 피부 박탈이 일어난다. 합병증으로 화농성 및 비화농성의 염증이 나타날 수 있는데 화농성 염증으로는 중이염, 경부 림프절염, 부비동염, 국소 농양, 기관지폐렴, 수막염, 골수염, 관절염이 있으며 비화농성으로는 급성 사구체신염, 류마티스 열이 있다.

고위험군은 접촉이 빈번한 학교, 어린이 보호시설, 군대 등에서 집단생활을 하는 사람들이다. 감염 경로는 환자나 보균자의 피부, 비말, 분비물에 직접 접촉하거나 오염된 손, 물건, 우유, 아이스크림 및 음식물을 통해서 간접적으로 접촉하여 감염된다.

효과적인 백신은 개발되어 있지 않으므로 조기에 발견하여 충분한 기간 치료하여 합병증을 줄이는 것이 가장 중요하다. 항생제 치료에 잘 반응한다. 그러나 심한 심장염, 심부전으로 진행하면 안정과 적절한 영양공급이 필요하다. 보균자 치료는 하지 않으나, 류마티스 열 환자가 발생 시 모든 가족에 대하여 인후배양검사를 하여 양성이면 증상과 무관하게 치료를 해야 한다.

성홍열 예방은 환자의 분비물과 오염된 물품을 잘 관리해 전파를 막는 것이다. 또한 집단생활 시 환자는 치료 후 하루 동안 호흡기 격리를 실시한다. 성홍열은 평소 손을 잘 씻고 기침 및 재채기 예절과 개인위생을 지키며 조기에 진단하고 치료해 합병증의 발생을 막아야 한다.

(2015년 6월 2일)

단순포진

단순포진을 알기 위해서는 대상포진과 구별할 줄 알아야 한다. 원인 미생물이 모두 헤르페스 바이러스과에 속하며, 소수포들이 군집을 이루어 발생하고 재발한다는 점은 일치한다. 단순포진은 단순포진 바이러스, 대상포진은 수두·대상포진 바이러스에 의해 발생한다. 단순포진은 수포가 한 곳에 국한되어 발생하나 대상포진은 수포가 신경띠를 따라 길게 나타나며 수포가 발생하기 1~4일 전에 심한 통증이 먼저 발생한다는 점이 다르다.

단순포진은 가려움증과 화끈거림을 호소하는 급성 수포성 질환이다. 서로 다른 항원성을 가진 허리 위(입술 등)에 주로 발생하는 1형과 허리 아래(음부 등)에 주로 발생하는 2형이 있다. 1형은 열이 많이 나거나 몸이 피곤할 때마다 입가에 수포가 생기면서 입술이 붓는다. 2형은 주로 성기 부위에 음부포진 형태로 발생해 재발할 경우 일상생활에 지장을 초래하고 자궁경부암을 유발할 수 있다. 임산부는 태아에게 균을 전파하여 태아에게 치명적인 영향을 끼칠 수 있다.

단순포진 바이러스는 감염이 되면 병변이 소실된 후에도 바이러스가 소실되지 않고 후근 신경절이라는 신경조직에 계속 잠복해 있다가 열이 나는 질환, 일광, 정신적 긴장, 외상, 피로, 튼 입술, 생리 시기의 호르몬 변화 등 유발요인이 생기면 바이러스가 활성화되어 재발한다.

증상은 소수포와 발열, 두통, 근육통, 권태감 등을 동반하여 3~4일 후에 최고조에 달하고 그 이후 3~4일이 지나면 사라진다. 피부의 결손은 2~4주 내에 치유되나 드물게 색소 침착이나 색소 소실을 동반하기도 한다. 각막에 직접 접종되어 헤르페스 결막염이 생기는데 치료하지 않으면 각막의 반흔 또는 천공에 의해 실명할 수도 있다.

초감염 음부포진은 불현성 감염자와 성적 접촉 후 3일 내지 2주 사이에 발생한다. 남성의 40퍼센트, 여성은 70퍼센트가 발열, 두통, 근육통 등의 전신증상을 호소한다. 전신증상은 발병 후 3~4일 지나 최고에 달하고 점차 소실된다. 첫 감염이 있은 지 1년 이내에 재발하며 1년에 약 3~4회의 빈도로 재발한다.

성접촉으로 발생하므로 성적으로 왕성한 젊은 성인에게 많이 발생한다. 대개 병변이 나타나지 않는 무증상 기간 전파되며 활성화된 병변이 있는 환자와 성접촉이 있을 경우에는 95퍼센트 감염된다.

대부분 단순포진 바이러스 감염은 치료가 필요치 않으며 병변을 깨끗하고 건조하게 유지하는 것만으로도 자연치유가 된다. 치료는 병변이 오래 지속되고 증상과 합병증이 동반되면 의사의 처방으로 항바이러스제인 아사이클로비르(acyclovir)를 바르거나 경구 및 정맥주사로 투여한다. (2015년 7월 9일)

수두

수두는 전염력이 매우 강한 감염병으로 수두·대상포진 바이러스가 원인이다. 바이러스에 감염되면 처음에는 수두로 나타나며 이후 감각신경절에 잠복해 있던 바이러스가 나이가 들어 면역력이 감소하면 재활성화되면서 대상포진 형태로 나타난다.

수두·대상포진 바이러스는 비말이나 호흡기 분비물을 통해 호흡기로 가장 흔히 전파되며, 수두나 대상포진의 피부 병변 수포액에 직접 접촉하거나 분무 형태 흡입으로 전파될 수 있다. 전염이 되는 기간은 발진 1~2일 이전부터 모든 수포가 가피로 변할 때까지, 보통 발진 발생 후 3~7일까지이다.

수두의 잠복기는 10~21일이며 보통 14~16일이다. 임상 양상은 발진이 생기기 1~2일 전 발열, 피로감, 식욕부진, 두통이 나타난다. 발진은 두피, 얼굴 또는 몸통에 가려움을 동반한 홍반으로 시작해 사지로 퍼진다. 홍반은 구진을 거쳐 맑은 수포로 변하며 농포가 된다. 이후 가피가 형성되면서 새로운 발진이 나타나므로 동시에 여러 종류의 발진 형태를 관찰할 수 있다. 발진은 구인두, 호흡기, 질, 결막과 각막 등 점막부위에도 나타날 수 있다. 합병증으로는 병변 부위에 세균 감염이 될 수 있고 뼈, 폐, 관절, 혈액에도 세균이 나타날 수 있다. 드물게 폐렴이나 뇌염이 발생할 수 있다.

수두를 예방하기 위해 생후 12~15개월의 모든 소아는 수두 백신을 접종해야 한다. 13세 미만은 1회 접종을 하며, 13세 이상은 4~8주 간격으로 2회 접종한다. 수두 백신 후 3주 이내에 접종자의 4~6퍼센트에서 수두와 비슷한 평균 5개의 반구진 형태의 발진이 나타날 수 있지만 심한 수두에 걸리는 것보다 안전하므로 접종을 해야 한다. 수두 환자에 노출됐지만 접종력과 과거력이 없으면 노출 후 3일(최장 5일) 이내 1회 예방접종을 실시한다.

수두로 진단되면 전파를 방지하기 위하여 모든 병변이 가피로 변할 때까지 접촉을 제한하여야 한다. 학교, 유치원, 학원 등에서는 등교 중지를 권장한다. 예방접종을 하였으면 가피가 생기지 않을 수 있으므로 24시간 동안 새로운 병변이 생기지 않을 때까지 등교 정지를 권장한다.

수두 치료는 피부 병변의 세균 감염을 줄이기 위해 목욕을 자주 시키며, 항히스타민제를 경구 투여하거나 칼라민 로션을 도포하는 등 대증요법을 이용한다. 면역 기능이 정상인 12세 이하 소아는 대증요법으로 충분하다. 13세 이상 청소년, 성인 및 면역 저하자는 의사의 처방을 받아 항바이러스제를 투여한다. 2005년 제2군 법정감염병으로 지정되어 있으므로 발생 시 보건소에 신고해야 한다. (2015년 9월 6일)

백일해

　백일해는 예방접종을 실시해 세계적 유행은 감소했으나 세계보건기구 자료에 의하면 아직도 매년 5백만 명이 감염되고 그중 30만 명이 사망하고 있으며 신생아 감염은 집중 치료에도 치사율이 4퍼센트에 이른다고 한다.

　올해 백일해 환자가 7월 9일을 기준으로 78명이 발생해 작년 같은 기간과 비교하여 두 배 가량 증가했다. 연령대는 1세 미만 24명(30.8퍼센트), 1~12세 24명(30.8퍼센트), 13세 이상 청소년 및 성인에서 30명(38.5퍼센트)이 발생하였으며, 지역적으로는 경남(18명), 경북(15명), 서울(12명) 등지에서 환자가 발생했다. 경북 안동시 보건소에 따르면 6월 17~26일 사이 산후조리원의 신생아 17명 중 10명이 백일해에 감염됐다고 한다. 백일해는 예방접종 후 방어면역이 10년 이상 지속되지 않으므로 청소년기 이후 백일해 감염이 올 수 있고 이들이 어린 영아들의 감염원으로 작용하여 감염이 지속될 우려가 있다.

　백일해는 보르데텔라 균(Bordetella pertussis)에 의해 발생되는 감염력이 매우 높은 질환으로 가족 내 2차 발병률이 80퍼센트에 달하며 카타르기에 가장 높은 감염력을 보이고 기침이 시작돼도 2주간은 감염력이 높다. 호흡기 분비물이나 비말을 통한 호흡기 전파가 주된 전파경로이며 사람에게서 유일하게 발생한다. 여름과 가을에 증가하는 경향을 보인다. 잠복기는 6~20일으로 평균 9~10일이다.

　백일해 예방을 위하여 백신을 접종한다. 정제 백일해 백신(acellular pertussis vaccine, aP)이 혼합된 DTaP백신이 널리 사용되고 있다. 생후 2개월부터 DTaP(디프테리아, 파상풍, 백일해) 백신을 2개월 간격으로 3회에 걸쳐 기초접종을 실시한다. 15~18개월에 DTaP백신을 접종하고, 만

4~6세에 DTaP백신으로 추가접종 후 만 11~12세에 Tdap 또는 Td백신으로 접종한다. 이후 Td백신으로 매 10년마다 추가접종을 실시한다. 평소 손을 잘 씻고 기침 및 재채기 예절과 개인위생을 지키고 조기에 진단하고 치료해 합병증 및 전파를 막아야 한다.

환자는 발병 후 약 4주 동안 기침과 재채기로 대량의 균을 비말을 통해 확산시키므로 호흡기 격리를 실시하고 감수성이 있는 유아와 소아를 접근시키지 않도록 한다. 접촉자는 접종을 하지 않았으면 예방접종을 실시하고 예방적 화학요법으로 에리스로마이신을 투약한다. 또한 환자의 분비물과 오염된 물품을 잘 관리해 전파를 막아야 하며 추가확산에 대비해 지역사회 감시체계를 유지하도록 한다. 백일해는 제2군 법정감염병이다. 발생 시 보건소에 즉시 신고해야 한다. (2015년 7월 23일)

레지오넬라증

미국 뉴욕 사우스 브롱크스에서 지난 7월 10일 이후 레지오넬라증이 집단적으로 발생하여 1백13명이 감염되고 12명이 사망하였다. 뉴욕에서 시작된 레지오넬라증 파동이 노스캐롤라이나에 있는 제약회사 공장으로까지 번져 공장 폐쇄조치가 단행되었다. 여름철 냉방기를 통해 특히, 의료기관에서 유행할 가능성이 있는 레지오넬라증에 대하여 알아보자.

레지오넬라증이란 레지오넬라균종(Legionella species)에 의한 인체감염증으로 레지오넬라균종 중 레지오넬라 뉴모필리아(L. pneumophila)라는 균에 의한 폐렴이 가장 대표적이다. 1976년 호텔에서 개최된 미국 재향군인회에 참가한 회원에게 집단적으로 폐렴이 발생하였다. 이로 처음 알려지게 되어 재향군인병이라고 불리고 있다. 국내에서는 1984

년 7월 서울 소재 종합병원 중환자실에서 환자 및 의료진 23명에게 원인불명의 폐렴이 발생하여 원인이 레지오넬라증으로 밝혀져 알려지게 되었다.

레지오넬라균은 폐렴을 유발하는 위중한 레지오넬라증과 경미한 증상의 폰티악 열로 나누어진다. 레지오넬라증은 50세 이상 고령자, 흡연자, 만성폐질환자, 만성심혈관질환자, 암환자, 면역억제요법을 받는 사람에게 주로 발생한다. 잠복기는 2~10일간이며 갑작스런 고열, 마른기침, 두통, 근육통, 전신 권태감, 무력감, 간헐적인 오한이 나타나고 많은 객담을 배출한다. 대부분 폐렴이 동반되며 항생제로 치료가 가능하지만 치료를 하지 않으면 15~30퍼센트의 치명률을 보인다. 주로 여름철에 발생하고 여성보다 남성에서 발생률이 더 높다. 폰티악 열은 5~72시간의 잠복기를 거쳐 감기 유사 증상을 보인다. 권태감과 근육통의 증상으로 시작하여 갑작스런 발열 및 오한이 동반되고 마른기침, 인후통, 콧물, 오심, 현기증, 설사 등 다양한 증상을 나타낸다. 대부분 2~5일 이내에 호전된다.

레지오넬라균은 하천, 호수, 토양 등의 자연환경뿐만 아니라 온수시설, 에어컨과 같은 냉방시설의 냉각탑수, 증발형 콘덴서, 샤워기, 워풀욕조, 가습기, 장식용 분수, 치료용 분무기, 호흡기 치료장치 등의 인공환경에서 검출된다. 전파는 공기 감염 및 오염된 물을 흡입하여 감염이 가능하지만 사람간 전파는 되지 않는다.

레지오넬라증의 예방을 위해 1년에 2~4회 냉각탑, 저수탱크와 에어컨의 필터, 물받이 등의 청소와 소독을 철저히 하여야 한다. 의료기관 내에서 발생하는 레지오넬라증을 예방하기 위해 의료종사자들은 레지오넬라증에 대한 지속적인 감시체계를 가동하고 호흡기에 사용되는 기구나 물은 소독하여 사용하고 원내 환경수를 주기적으로 감시 배양하여야 한다. (2015년 10월 29일)

세계 에이즈의 날

영국 런던에서 1988년 개최된 세계보건장관회의에 참가한 1백48개국이 에이즈 예방을 위한 정보교환, 교육홍보 및 인권존중을 강조한 런던선언을 채택하면서 유엔은 12월 1일을 '세계 에이즈의 날(World AIDS Day)'로 제정했다. 에이즈는 후천성면역결핍증(Acquired immunodeficiency syndrome·AIDS)으로도 불리는데 인간면역결핍바이러스(Human Immunodeficiency Virus·HIV) 감염에 의해 면역기능이 심하게 손상되면서 다양한 기회질환들이 출현하는 증후군이다.

인간면역결핍바이러스는 치사율이 아주 높은 병원체이며 성접촉, 수혈이나 혈액제제, 오염된 주사기의 공동사용, 감염된 모체로부터 신생아에게 전파된다. 2014년 유엔 통계에 의하면 인간면역결핍바이러스는 전 세계적으로 3천6백90만 명 이상이 감염돼 있고 매년 약 2백만 명이 신규로 감염되며, 약 1백20만 명이 사망하는 가장 위험한 감염병 중 하나이다. 특히 중앙 및 서부 아프리카 국가는 전체 인구의 10퍼센트 이상이 인간면역결핍바이러스에 감염돼 있을 것으로 추정되며 중국에서도 감염자 수가 급속도로 증가해 에이즈 예방이 국가적 문제로 대두되고 있다.

우리나라는 1985년 첫 인간면역결핍바이러스 감염인이 신고된 이후 2014년 누적 감염인수가 1만1천5백 명을 넘어섰다. 매년 신고인 수는 2001년 3백27명, 2006~2010년 사이에는 7백~8백여 명 내외로 신고됐으나, 이후 점차적으로 증가해 2014년에는 1천81명이 신고됐다. 남성이 1천16명(94퍼센트)으로 여성 65명(6퍼센트)에 비해 현저히 많았다.

인간면역결핍바이러스 감염자는 초기에 짧은 급성증상 기간을 거친 후, 장기간 증상이 없으면서 혈중 바이러스는 급속히 감소하지만 림프

조직 내에서 활발한 증식을 계속하며 면역기능을 파괴시킨다. 면역기능이 심하게 파괴돼 합병증이 생기면 이를 에이즈라고 부른다. 합병증은 각종 기회감염, 악성종양, 신경계통의 장애 등 다양하게 나타나고 주요 사망 원인이 된다.

인간면역결핍바이러스 감염증 치료에 항레트로바이러스제(HAART)를 사용하며 감염을 완치할 수는 없으나 치료는 가능하다. 성공적인 치료를 위해서는 규칙적으로 약을 복용하고 관리해 바이러스를 지속적으로 억제하는 것이 가장 중요하다. 의학의 발전으로 관리만 잘한다면 30년 이상 살 수도 있어 지금은 만성질환으로 분류하고 있으며 완치 사례도 나오긴 했지만, 아직 불치병이라 할 수 있다. (2015년 11월 29일)

3

해외유입과 신종감염병

약의 날, 내성균을 예방하자

제1회 '약의 날'을 기념하여 기념식을 시작했다. 유신정부 통폐합으로 1972년 10월 10일 제16회 기념행사를 마지막으로 1973년부터 중단됐다가 2003년도 제17회로 부활하여 2015년 11월 18일 제29회를 맞게 됐다. '약의 날' 부활은 의약품의 가치가 매우 소중하여 인류의 건강지킴이뿐만 아니라 국가 산업에도 중요한 비중을 차지한다는 것을 의미한다.

알렉산더 플레밍 박사가 1928년 페니실리움이라는 푸른곰팡이에서 세균을 죽이는 물질이 생산된다는 사실을 발견하였다. 이후 프로레인과 체인이라는 학자의 노력으로 1940년 페니실린이라는 항생제가 만들어져 세균 감염에 사용됐다. 페니실린은 기적의 약물로 불리면서 수많은 사람의 생명을 구하고 더 많은 종류의 항생제들을 만들어냈다. 항바이러스제는 특정한 바이러스성 감염만 치료하며, 대상 병원체를 파괴하지는 않고 바이러스의 복제를 방지한다. 대표적인 항바이러스제의 종류로는 오셀타미비어(타미플루), 자나미비어(릴렌자), 인터페론, 면역글로불린 제제 등이 있으며 더 많은 항바이러스제가 만들어지고 있다.

항생제 내성균의 출현은 세균이 항생제에 대한 저항능력이 생겨 항생제의 효과가 없어지는 현상이다. 항생제 내성균은 증가하고 있는데 반해 우리가 사용할 수 있는 항생제는 제한돼 있다. 새로운 항생제 개발은 고비용과 오랜 기간 연구가 필요하기 때문이다.

동물의 세균성 질병 치료에도 항생제가 사용되고 있다. 축산·수산 식품에 항생제가 잔류할 경우 식품 섭취를 통해 항생제 내성이 유도될 수 있고 동물에 사용한 항생제 내성균이 사람에게 전파될 가능성이 있다. 그러나 위해요소 중점관리기준(Hazard Analysis Critical Control Point·

HACCP)을 만들어 생산과정 상 철저한 위생관리가 이뤄지고 있고 일반적인 조리과정을 통해 유해균은 사멸되므로 위생적으로 적절하게 조리하면 별 문제가 되지 않는다.

항생제 내성균 출현을 줄이기 위해서는 첫째, 항생제를 올바로 사용해야 한다. 즉 의사의 처방에 따라 복용하고, 합병증 없는 감기에는 항생제를 먹지 않고 남겨둔 항생제도 임의로 먹지 않으며 과다 복용하지 않고 의사가 처방한 기간 내 복용해야 한다. 둘째, 내성균의 전파를 차단해야 한다. 셋째, 필요한 예방접종을 꼭 실시하면 감염 발생이 감소해 내성균 발생을 예방할 수 있다. (2015년 11월 16일)

병원 감염 관리

병원에는 많은 생물학적 위험인자가 존재한다. 혈액과 체액의 접촉에 의해 발생하는 혈액매개 감염병으로 인간면역결핍바이러스(HIV), B형간염, C형간염 등이 있다. 비말이나 비말핵에 의해 발생하는 공기매개 감염병으로 결핵, 수두, 홍역, 풍진, 레지오넬라병, 인플루엔자 등이 있다. 그 외 박테리아, 바이러스, 곰팡이, 기생충 등과 같이 환자와 직접 접촉하거나 오염된 환자의 가검물에 의해 전파될 수 있는 많은 질병이 있다. 병원에서 의료진은 환자를 통해 주사침 상해나 직·간접 접촉에 의해 질병에 감염될 수 있고 또한 다른 의료진과 환자에게 전파시킬 수 있다.

국외에서 2002~03년 사스가 병원을 통해 전파됐다. 의료인이 손 씻기 지침을 무시하고, 가운 및 마스크를 착용하지 않은 채 처치를 하고, 크기가 큰 비말핵을 통해 병원 감염이 일어날 수 있을 정도로 조밀하게 병상을 배치 후 입원시키는 데만 골몰하고, 격리해야 할 호흡기 질환을 일반 환자와 유사하게 치료하는 등 병원의 태만이 사스의 원인이라고 감염전문가가 지적했다.

2015년 같은 현상이 우리나라에서도 발생했다. 메르스가 병원에서 전파되고 병원 간 전파를 일으키며 병원 감염에 의해 전파·확산됐다. 최근 의원급 의료기관에서 의사가 아닌 원장 부인이 진료를 주도하는 일이 있었다. 원정 부인이 수액 주사에 의존하는 치료를 하면서 1회용 주사기를 여러 번 사용해 C형간염이 전파되었으며 확인된 C형간염 감염자가 12월 8일까지 82명이나 된다고 한다. 병을 치료하기 위해 병원을 방문했다가 병을 얻고 있는 것이다. 이런 일이 발생한 원인을 정부와 의료기관이 먼저 반성해 대책을 세워나가야 한다.

정부는 감염병 관리를 위한 법과 제도를 보완하고 감시체계를 평가하고 보완해야 할 것이다. 병원 감염이 적게 발생하도록 햇빛이 들고 환기시스템을 효율적으로 가동할 수 있게 병원을 설계해야 한다. 경영진은 의료인에 대한 감염병 예방교육을 적절히 실시하고 마스크, 장갑, 가운 등을 공급하고 주기적으로 건강검진을 실시해야 한다. 의료인은 필요 시 예방접종을 실시하고 개인위생을 철저히 지키며 주사침 자상이 발생하지 않도록 노력한다.

병문안을 가도 개인위생을 철저히 해서 남에게 질병을 전파시키지 않아야 한다. 호흡기 증상이 있으면 마스크를 써야 하며 같은 방에 호흡기 증상자가 있다면 역시 마스크를 사용해야 한다.

정부, 병원 경영진, 의료진, 국민 모두 서로 노력해 병원 감염을 낮추기 위해 최선을 다하자. (2015년 12월 27일)

신종감염병 대응체계

세계보건기구는 미래 인류의 생존을 위협하는 3대 요소로 식량 부족, 기후변화, 감염병 유행을 지목하고 있다. 지난해 우리나라도 메르스 유행을 경험하면서 신종감염병의 출현이 남의 일이 아님을 절감하게 되었다. 신종감염병은 4가지 형태로 분류할 수 있다.

첫째, 새롭게 발견한 감염병이다. 지금까지 인간에게서 발생한 적이 없는 감염병이 새로 생긴 경우이다. 1970년대 아프리카에서 출현한 에볼라바이러스병, 1980년대 초 후천성면역결핍증(AIDS), 2002년 중국 광동성에서 출현한 사스, 2012년 이후 중동에서 출현한 메르스 등이 이에 속한다.

둘째, 최근 발생이 급증하고 있는 감염병이다. 국내에서 1980년대 사라졌다가 1993년부터 DMZ를 중심으로 다시 출현한 말라리아, 1997년부터 청년에게 발생이 증가한 A형간염 등이다.

셋째, 최근 지리적 또는 기후적 발생 영역이 확대된 감염병이다. 아시아, 아프리카 및 유럽에서 유행하다 1999년 이후 북미지역으로 확대된 웨스트나일열, 2003년 이후 세계적으로 확산된 고병원성 조류인플루엔자 등이다.

넷째, 동물에서 사람에게 전파된 감염병이다. 아프리카 유인원에서 사람에게 전파된 후천성면역결핍증, 야생 들쥐에서 사람에게 넘어온 신증후군출혈열 등이 있다.

이와 같이 신종감염병이 증가하고 있는 이유는 환경의 변화(생태계 변화, 기후변화, 도시화), 인간집단의 증가 및 국제적 영향과 교역의 증가, 병원체의 변화(유전적 변이, 내성 획득, 자연적 선택, 진화), 동물병원소와 접촉 증가(자연 서식지 침범 및 개발) 등 다양하다.

우리나라는 국제간 여행객 및 화물 수송량 면에서 세계 수준에 근접해 있고 이런 경로를 통해 전 세계 어느 곳에서든 신종감염병이 전파될 수 있어 철저한 신종감염병 대응체계를 구축해야 한다. 국내·외 감염병 발생 현황을 파악해 국민과 의료인에게 정확한 정보를 제공하고 교육 및 홍보를 해야 한다. 검역을 강화해 감염병 유입을 조기 발견해야 할 것이다. 외국 여행자에게 방문하는 지역의 감염병 발생 현황과 예방법을 정확하게 제공하고 국내를 방문하는 외국인에게도 국내의 감염병 발생 현황을 제공해야 한다. 새로운 감염병을 조기에 발견할 수 있는 민감한 감시체계를 구축해야 한다. 이를 위해 병원체 실험실이 보강돼야 하고 질병 발견을 위한 전문가 네트워크가 활성화돼야 한다. 또한 최신 과학적 지식과 기술을 도입해야 할 것이다. (2016년 1월 3일)

기후변화와 감염병

올 겨울 기온이 따뜻하여 겨울 같지 않다고 하는데 최근 최강 한파가 맹위를 떨치고 있다. 한반도의 한파는 북극 지방의 찬 공기가 제트기류를 뚫고 남하했기 때문이며, 북극의 지구온난화로 기상 이변이 발생하여 기후가 갑자기 급격하게 요동치는 기후변화(climate change)가 생긴 것이다. 엘니뇨는 적도 부근의 바다가 더워지면서 온도 상승이 지속되는 현상이지만 한편으로는 혹한도 찾아오게 한다. 기후변화란 자연적인 요인과 인위적 요인에 의하여 장기간 기후 상태가 변화하는 것을 의미한다. 자연적 요인에는 대기, 해양, 육지, 화산 분화, 태양활동의 변화 등이 있으며, 인위적 요인에는 석탄, 석유 등 화석연료의 연소로 인해 강화된 온실효과, 산업화, 도시화 및 삼림파괴 등이 있다.

세계기상기구는 기후변화의 개념을 3가지로 세분하였다. 장기간 기온이 상승하거나 하강하는 변화를 장기 경향(trend)이라고 하며, 대표적으로 지구온난화가 이에 속한다. 지금까지 평균 상태와 다른 평균 상태가 지속되면 불연속 변화(discontinuity)라고 한다. 장기 경향과 불연속 변화를 제외한 규칙적이거나 불규칙적인 상태가 반복되면 변동성(variation)이라고 하며 엘니뇨가 이에 속한다.

세계보건기구는 기후변화가 인류 건강에 미치는 주요 영향을 5가지로 지적하였다.

첫째, 기온 상승, 가뭄 및 홍수 등으로 식량 생산이 감소할 것이다.

둘째, 홍수로 인한 상·하수도 시설 훼손으로 콜레라와 같은 수인성질병이 증가할 것이다.

셋째, 물 부족이나 폭우로 인하여 오염된 물과 식품을 통해 확산되는 살모넬라증, 병원성 대장균증 등 식품매개 질병이 증가할 것이다.

넷째, 온난화로 오존과 꽃가루가 증가하여 천식이 더욱 증가할 것이다.

다섯 째, 기온 및 강우 패턴의 변화는 질병을 매개하는 동물 분포의 변화를 가져올 것이다.

환경부에서는 법정 감염병 환자 발생 추이와 기후변화 관련성을 제시하였다. 말라리아, 쯔쯔가무시증, 발진열, 뎅기열, 세균성이질, 신증후군출혈열, 렙토스피라증, 비브리오패혈증이 기후변화와 관련성이 높았다. 장티푸스, 백일해, 파상풍, 결핵, 한센병, 성홍열, 공수병, 풍진, 레지오넬라증, 브루셀라증, 장출혈성 대장균은 기후변화와의 관련성이 낮았다.

기후변화와 관련한 수인성·식품매개 질병, 곤충 및 진드기매개 질병, 꽃가루매개 질병 등을 지속적으로 감시하고 지리적 분포의 변화를 추적하며, 매개체 수와 지역분포를 파악하여야 한다. 감염병 예방관리에 필요한 기술력을 발전시키고, 신종감염병 발생을 인지하기 위하여 노력

하자. (2016년 1월 24일)

인수공통감염병

　세계보건기구는 2015년 12월 스위스 제네바에서 각 분야의 전문가들이 모여 가까운 미래에 심각한 감염병 유행을 초래할 가능성이 높으나 예방과 치료수단이 없는 8대 감염병을 선정하였다. '크림-콩고 출혈열(Crimean-Congo hemorrhagic fever), 에볼라, 마버그(Marburg), 사스, 메르스, 니파(Nipah), 라사열(Lassa fever), 리프트밸리열(Rift Valley fever)'이다. 이들의 공통점은 '인수공통감염병(zoonosis)'이라는 것이다. 그리스어의 'Anthropozoonosis'에서 기원되며, 'Anthropos(인류)+Zoo(동물)+nosis(질병)'로 단어들의 조합 그대로 '사람과 동물이 함께 감염되는 감염병'을 의미한다. 인수공통감염병은 20세기 이후 국내·외 발생이 급격하게 증가하고 있으며 다수의 신·변종으로 치사율이 높아 세계를 위협하고 있다.
　이 병이 유행하는 다양한 원인들 가운데 몇 가지를 들자면 우선, 현재 전 세계가 지구촌화되면서 활발한 국제교역과 해외여행 등으로 지역·국가 간 경계가 허물어져서 감염 확산의 범위와 속도가 급속도로 가속화되고 있기 때문이다. 또한 변화하는 환경 역시 질병의 큰 원인이다. 그리고 약물의 오남용으로 인한 다제내성균의 출현 역시 가속화되고 있다. 항생제 개발속도는 더딘데 비해 내성균 출현의 시간은 더욱 단축되고 있어 이에 따른 대책 마련이 시급한 실정이다.
　치사율이 높음에도 알맞은 백신이 개발되지 않은 인수공통감염병의 경우 감염되지 않도록 예방하는 것이 최선의 방법이다. 예방법으로는 먼저 규칙적인 운동이나 충분한 휴식을 취해 개개인이 면역력을 증가시켜야 한다. 또한 사람 및 가축에 대한 예방접종을 철저히 실시하여 대비해야 하며, 인수공통감염병 유행지역에서는 감염매개 동물과의 접촉도 피해야 한다. 그리고 인수공통감염병의 매개 동물이 있는 곳에서 일할 경우, 마스크, 장갑, 보호구를 잘 착용하는 것이 중요하며 작업 후 손 씻기 및 개인 위생관리에 각별히 주의해야 한다.

신·변종 인수공통감염병일수록 국민 모두가 사전에 예방을 위해 각별히 주의해야 한다. (2016년 3월 6일)

에볼라바이러스병

에볼라바이러스병(Ebola virus disease, 前 에볼라출혈열)은 필로바이러스과(Filoviridae family)에 속하는 에볼라바이러스에 의한 감염증을 말하며, 1976년 아프리카 콩고공화국에서 최초 발생한 이후, 가봉, 코트디부아르, 수단, 우간다, 콩고 등 6개 국에서 2012년까지 24회 2천3백87명이 발생 보고되었다. 세계보건기구는 2014년 3월부터 7월 24일까지 기니, 라이베리아, 시에라리온에서 8백14명이 확진되었고 이 중 4백56명이 사망하였다고 보고하였다.

에볼라바이러스병은 25~90퍼센트로 치사율이 아주 높아 대중이 공포에 사로잡히게 된다. 병원소는 박쥐라고 추정하고 있다. 감염경로는 감염된 사람의 체액, 분비물, 혈액과 직접 접촉 및 감염된 침팬지, 고릴라, 과일박쥐 등 동물과의 접촉에 의한다. 또한 환자의 분비물에 오염된 물건(주사기 등)에 노출되어 발생할 수 있다. 다행스러운 일은 증상이 발생하기 전에는 감염이 전파되지 않으며, 공기 전파는 되지 않는다는 사실이다.

잠복기는 최소 2일 최대 21일이지만 대부분 8~10일이다. 증상은 갑자기 발열, 오한, 두통, 근육통이 발생하고 오심, 구토, 복통, 설사 등 소화기 증상이 병발하기도 한다. 징후는 발진, 간기능장애, 신기능장애, 출혈이 발생한다.

치료는 예방 백신과 항바이러스제가 없어 증상 및 징후에 따른 대증요법을 실시한다. 수분과 전해질 대사 및 혈압과 산소 상태를 유지하고, 세균 감염과 같은 감염병이 합병하는 것을 치료하는 것이다.

우리나라에서는 현재까지 발생이 전무하므로 국내 유입을 막으면 한 명도 발생하지 않을 것이다. 국내 유입을 막기 위하여 발생지역을 방문하는 것을 자제하고 발생 지역에서 입국하는 사람을 대상으로 검역을 철저히 하여야 할 것이다. 발생 지역에서 방문하는 입국자에 대하여 열이 있는지를 검사하고 잠복기간 내 증상이 발생하는지 철저히 모니터링 해야 할 것이다. 어디서든지 개인위생(손 씻기 등)을 지켜야 한다.

치사율이 높고 잠복기에는 감염이 전파 되지 않기 때문에 우리나라에 유입될 가능성이 거의 없다. 그러므로 세계보건기구와 정부의 대응책에 적극적으로 협조하면서 너무 공포에 질리지 말고 침착하게 대응해 나가자. (2014년 8월 5일)

지카바이러스 감염증

질병관리본부는 세계적으로 지카바이러스(Zika virus) 감염증 발생 국가가 지속적으로 늘어나고, 바이러스에 감염된 임신부의 소두증(小頭症) 신생아 출산 가능성이 제기됨에 따라 임신부의 중남미 등 발생 국가로의 여행을 연기할 것을 거듭 권고하였다. 또 신속하고 체계적인 방역체계 구축을 위해 지난 1월 29일 지카바이러스를 제4군 법정감염병으로 지정하였다.

지카바이러스는 1947년 우간다 붉은털원숭이에서 최초로 확인되었고, 인체감염은 1952년 우간다와 탄자니아에서 처음 보고되었다. 지카바이러스 감염증은 2015년 이전까지 아프리카, 동남아, 태평양 섬 지역에서 발생 보고가 있었다. 2015년 5월 브라질에서 첫 보고된 이후 발생 지역이 확산되어 2016년 1월 28일 기준으로 2개월 내 발생 국가는 중남미 22개 국, 아시아 1개 국(태국), 태평양 섬 1개 국(사모아) 및 아프리카 1개 국(카보베르데) 등 25개 국이다.

지카바이러스는 뎅기열을 유발하는 바이러스와 동일한 플라비바이러스(Flavivirus) 계열로 지카바이러스에 감염된 이집트숲모기(Aedes aegypti)에 의해 감염되며, 우리나라에 서식하는 흰줄숲모기(Aedes albopictus)도 매개 가능한 것으로 알려져 있으나 모기가 활동하지 않는 시기이므로 국내 전파 가능성은 낮게 평가되고 있으며, 감염자와 일상적인 접촉으로는 감염되지 않는다.

지카바이러스 감염증은 80퍼센트 정도 불현성 감염이다. 잠복기는 감염된 모기에 물린 후 2~14일이며, 주요 증상은 발진을 동반한 갑작스런 발열이고 관절통, 결막염, 근육통, 두통 등이 나타난다. 증상은 3~7일 정도 지속되며 경미한 편이다. 지카바이러스 감염증은 예방접종과 치료약이 없으므로 발생 국가 방문 시 모기에 물리지 않는 것이 최선의 예방이다. 우리나라 사람들이 여행지로 선호하는 태국, 몰디브, 사모아, 피지 등이 발생 국가에 포함되어 있어 주의가 필요하다. 임산부는 지카바이러스 발생 국가를 '질병관리본부' 홈페이지(www.cdc.go.kr)에서 확인하고 출산 이후로 여행을 연기하고 불가피한 경우 의사의 상담을 받고 여행 시 모기에 물리지 않게 각별히 조심하여야 한다. 여행에서 돌아와 2주 이내에 발열, 발진, 관절염, 충혈 등 의심증상이 생기면 의료기관을 방문하여 진료를 받으면서 해외여행력을 반드시 이야기하여야 한다. 남성의 경우 해외 발생 국가에서 돌아왔다면 무증상이어도 28일간 콘돔을 사용하는 것이 바람직하다.

국내 발생에 대해 감시체계를 철저히 운영하고 모기와 환자의 해외 유입도 완벽하게 차단해야 할 것이다. 임산부는 해외여행을 자제하여 자신과 태어날 신생아 및 남편의 건강을 지켜 소중한 가정을 보호하자.

(2016년 1월 31일)

박쥐 바이러스

박쥐가 많은 질병의 자연숙주로 등장하고 있다. 자연숙주는 바이러스를 보유하고 있지만 자신은 건강한 상태를 유지하면서 다른 동물 및 사람에게 바이러스를 전파시킨다. 박쥐가 공수병(광견병)의 자연숙주로 알려져 왔으나 최근에는 다양한 질병의 자연숙주라고 밝혀지고 있다. 독일 마르부르크에서 1967년 발생한 마르부르크 출혈열의 감염원은 우간다에서 수입한 아프리카산 긴꼬리원숭이였지만 원인 바이러스는 마르부르크 바이러스이며, 자연숙주는 과일박쥐이다. 자이레와 수단 남부지역에서 1976년 출현한 에볼라 바이러스도 과일박쥐가 자연숙주이다.

호주 퀸즐랜드 주 헨드라 마을에서 1994년 출현한 헨드라 바이러스도 자연숙주인 과일박쥐에서부터 말과 말을 통해 사람에게 전파됐다. 중국 광둥성 재래시장에서 2002년 출현한 사스 코로나바이러스는 전 세계적으로 사람 간 전파에 의해 38개국에서 많은 감염자가 발생했다.

사향고양이와 너구리 같은 동물에게서 사람에게 전파됐다. 자연숙주는 중국관박쥐로 밝혀졌다. 메르스 코로나바이러스는 2012년 중동 지역에서 출현하였고 이집트무덤박쥐에서 낙타를 통해 사람으로 전파됐다고 추정한다. 우리나라는 2015년 중동 지역에서 메르스가 유입돼 큰 사회적 혼란을 야기했다.

이와 같이 최근 논란이 되고 있는 바이러스는 대부분 박쥐에게서 유래했다. 박쥐는 조류나 쥐 종류와 전혀 다른 동물이며 새처럼 날아다니는 유일한 포유류이다.

박쥐가 바이러스의 집합장이 돼 자연숙주가 된 이유가 무엇일까? 박쥐는 가축 및 사람과 마찬가지로 포유동물이므로 종간 장벽이 낮아 종간 전파(스필오버)가 되기 쉽다. 포유동물 종의 25퍼센트가 박쥐종으로 종이 많을 뿐만 아니라 생물학적 다양성이 커서 수많은 바이러스의 서식처 환경이 되므로 박쥐가 보유한 바이러스도 다양하다. 무리를 지어 살기 때문에 박쥐 간 바이러스 전파가 쉽게 이뤄지며 재결합 바이러스가 생길 가능성이 높다. 박쥐의 수명은 평균 25년 이상이며, 35년을 사는 종도 있어 사람이나 포유동물과 접촉할 기회가 많다. 박쥐는 바이러스 활동으로 DNA가 손상될 것에 대비해 이를 막거나, 망가진 DNA를 복구하는 유전자를 많이 갖고 있어 바이러스에 감염돼도 병을 앓거나 잘 죽지 않는다.

박쥐가 여러 바이러스 질환의 자연숙주이므로 이를 예방하기 위해 노력해야 한다. 박쥐와 접촉을 막아 감염 경로를 차단하거나 박쥐에게서 생존하고 있는 바이러스를 분리해 새로운 질병이 발생했을 때 진단과 전파경로를 파악해야 할 것이다. 휴전선 부근 박쥐에서 광견병 바이러스와 여러 바이러스 감시체계를 가동하고 연구해야 할 것이다.

(2016년 5월 29일)

조류인플루엔자 인체감염증

국내에서 2003년 12월부터 2004년 3월까지 19개 농장, 2006년 11월부터 2007년 3월까지 7개 농장, 2008년 4월부터 42개 농장, 2010년 12월부터 53개 농장에서 고병원성 조류인플루엔자(Highly Pathogenic Avian Influenza, HPAI)인 A(H5N1) 감염이 발생한 바 있다. 또한, 2014년 1월부터 2015년까지 계절을 가리지 않고 전국적으로 1년 넘게 고병원성 조류인플루엔자인 A(H5N8) 감염이 발생하였다.

2016년 11월 16일 전남 해남(산란계) 및 충북 음성(육용 오리) 농가에서 고병원성 조류인플루엔자 A(H5N6)가 국내에서 처음으로 발생하였다. 국내 유입은 철새가 이동하면서 유전자 재조합이 된 것으로 판단하였다. 철새 이동 경로를 따라 주로 서해안 지역을 광범위하게 오염시켰다. 오염된 지역에서 사람, 사료·왕겨·약품 등 물품 반입 또는 알 등을 반출하는 과정에서 오염원이 유입되거나 차량 및 기구, 소형 야생조류(텃새 등) 등을 통해 농장 내로 바이러스가 유입되어 산란계 농장을 중심으로 육계, 종오리, 육용오리 농장으로의 확산이 전국적으로 발생하고 있다. 또한 12월 13일 경기도 안성천의 야생조류 분변에서 A(H5N8)형이 검출되었고 야생조류에 의해 최근 새로 유입된 것으로 추정한다. 정부는 조류인플루엔자 위기를 '심각'단계로 격상시키며 방역 조치를 강화했지만, 12월 22일 2천만 마리 이상 가금류가 살처분되어 직·간접적인 피해도 역대 최대 수준에 육박할 전망이다.

인플루엔자의 병원체는 인플루엔자바이러스로 오르토믹소(Orthomyxoviridae) 과에 속하며, RNA바이러스이다. 혈청형은 크게 3종(A, B, C형)으로 분류되며, 그중 B형과 C형은 사람에게 감염되고, A형 바이러스는 사람을 비롯하여 닭·칠면조·야생오리·돼지·말·밍크·물개 등 다양한 종류의 척추동물에 감염된다. 표면 단백질 {hemagglutinin(HA), neuraminidase(NA)}에 의해 1백 가지 넘는 종류로 나뉜다. 사람에게는 H1, H2, H3와 N1, N2가 주로 감염을 일으킨다. 조류인플루엔자는 주로 H5, H7에 의하며, 병원성에 따라 고병원성과 저병원성(Low Pathogenic Avian Influenza, LPAI)으로 구분한다.

고병원성 조류인플루엔자는 닭이나 칠면조의 경우 급성 호흡기 증상을 보이면서 1백 퍼센트에 가까운 폐사를 나타내고, 산란율이 저하된다. 오리에서는 임상증상이 나타나지 않을 수 있다. 조류 간 전파경로는 감염된 청둥오리 등 야생조류가 닭이나 오리와 접촉하거나 닭이나 오리가 야생조류의 분변에 접촉하여 전파된다. 조류끼리는 감염된 조류의 콧물 등 호흡기 분비물과 대변에 포함된 바이러스를 다른 조류가 먹어 감염, 전파된다. 고병원성 조류인플루엔자는 제1종, 저병원성 조류인플루엔자는 제3종 법정 가축전염병이므로 수의사 및 가축의 소유주는 지체 없이 국립가축방역기관장, 신고대상 가축의 소재지를 관할하는 시장·군수·구청장 또는 시·도 가축방역기관장에게 신고하여야 한다.

조류인플루엔자 바이러스는 종(種)이 다르고 닭의 체온(41.0℃)은 사람 체온(36.5℃)과 달라 사람에게 병을 일으킬 가능성은 매우 낮지만, 최근에는 종간 장벽을 넘어 사람뿐만 아니라 돼지, 말, 개, 고양이 같은 포유동물을 감염시켜 이들이 다시 사람을 감염시킬 수도 있다.

사람에게의 전파경로는 감염된 가금류와 직접적인 접촉 또는 감염된 가금류의 배설·분비물, 또는 오염된 물건과 접촉에 의한 것이다. 감염된 가금류로부터 바이러스의 공기 중 흡입, 비말 접촉 및 먹어서도 전파가 가능하다. 비록 지속적이지는 않지만 사람 간 전파가 드물게 발생한다. 고위험군은 가금류 농장의 종사자, 살처분 관련 종사자, 살아있는 가금류 취급 상점의 종사자 및 손님, 가금류 농장 주변의 주민 등이다. 감염자는 주로 감염된 닭, 오리와 밀접하게 접촉한 사람이며, 닭고기 및 오리고기를 먹고 감염된 사례는 없다.

조류인플루엔자 A(H5N1) 인체감염증은 1997년 홍콩과 2003년 이후 태국과 베트남, 캄보디아, 중국, 인도네시아 등의 아시아 국가와 유럽 국가(아제르바이잔), 아프리카(지부티, 이집트) 등에서 발생하였다. 2014년까지 6백95명이 발생하여 4백2명이 사망하였다(이집트 2백4명, 인도네시아 1백97명, 베트남 1백27명). 조류인플루엔자 A(H7N9) 인체감염증은 2013년 중국 상하이 시에서 최초 사례가 보고되었으며, 2015년 2월 중국에서 5백68명이 발생하여 2백4명이 사망하였다. 이번에 유행하고 있는 A(H5N6) 인체감염증은 중국에서 2014년부터 2016년 12월 2일까지 17명이 감염되어 10명(58.8퍼센트)이 사망하였다. 주거지와 양계공간이 밀접하게 접촉되어 감염되었고 치료제 투여가 늦어 사망에 이르렀다고 추정한다.

국내에서 2003~04년 조류인플루엔자 바이러스에 밀접하게 노출되었다고 추정되는 2천5백12명의 혈청검사에서 9명이 혈청학적으로 양성반응을 보였으나 증상이 없는 불현성 감염자였다. 그 후 현재까지 불현성 및 현성 감염자가 발생한 적은 없다. 그러나 동남아시아와 중국을 중심으로 유행하고 있는 조류인플루엔자 인체감염증은 해외로부터 유입될 가능성이 있다. 또한, 국내에서 사람인플루엔자 바이러스와 조류인플루엔자 바이러스에 동시에 노출되어 재조합과 변이로 새로운 종이 발생할 가능성이 있어 관심을 가져야 할 것이다.

조류인플루엔자 인체감염증의 잠복기는 3~7일이며, 최대 10일이지만 형에 따라 차이가 있다. 임상증상은 결막염부터 발열, 기침, 인후통, 근육통 등 전형적인 인플루엔자 유사증상(Influenza-like illness)이며, 폐렴, 급성호흡기부전 등 중증 호흡기 질환 양상도 보일 수 있다. 간혹 구역, 구토, 설사의 소화기 증상과 신경학적 증상을 일으키기도 한다.

조류를 포함한 동물인플루엔자 인체감염증은 제4군 법정감염병이므로 서식을 작성하여 관할 보건소로 팩스 또는 웹(http://is.cdc.go.kr) 등의 방법으로 환자와 의사환자(의심환자 및 추정환자)를 지체 없이 신고하여야 한다. 환자는 의심 또는 추정환자의 기준에 부합되면서 동물 인플루엔자 바이러스 병원체 감염이 확인된 경우이다.

의심환자는 38℃ 이상의 발열을 동반한 기침, 숨가쁨(shortness of breath), 호흡곤란 등 급성 하부호흡기감염 증상을 보이면서 증상 발현 10일 이내에 바이러스와 접촉하거나 노출력이 있는 경우이다.

추정환자는 의심환자 기준을 만족하면서 흉부 엑스선 상 급성 폐렴 소견을 보이면서 호흡부전이 있거나 인플루엔자 A 감염에 대해서 실험실적으로 양성 판정을 받았지만, 동물 인플루엔자 바이러스감염에 대한 실험실적 근거가 충분하지 않은 경우이다. 또한 원인 미상의 급성 호흡기 질환으로 사망한 사람으로서, 추정환자 또는 환자와 시간, 공간 및 노출력과 관련하여 역학적 연관성이 있다고 간주되는 경우이다.

조류인플루엔자 인체감염증을 예방하기 위한 백신은 없거나 대중화되어 있지 않으므로 가금류에서 조류인플루엔자 발생을 막아야 한다. 환경친화적으로 사육하고 사육시설에 환기를 자주 해주고 소독과 세척을 자주 한다. 사육시설에 외부인이 접촉하지 않도록 하고 오염된 물품, 기구의 반입이 없도록 한다. 발생 시 방역을 위한 전략으로는 조기신고에 의하여 발생 농장의 감염 동물 살처분 등 신속한 오염원 제거, 발생 지역을 중심으로 한 오염·위험·경계 지역의 설정 및 오염요인에 대한 강력한 이동통제, 오염 대상물건 및 농장에 대한 집중적인 소독 실시와 함께 감염 가금류를 신속히 검색하기 위한 능동예찰 등 신속하고 강력한 초동방역을 시행하기 위한 방역정책을 철저히 수립하고 실천하여야 한다. 가금류에 대한 예방접종은 개발이 되어도 막대한 경비가 소요되지만, 효과에 대하여 논란이 있다.

　닭, 오리 농장 관련자 또는 살처분 관련자 등 조류인플루엔자 인체감염증 고위험군은 계절인플루엔자 예방접종을 시행한다. 계절인플루엔자와 조류인플루엔자의 중복감염으로 사람에게 치명적인 신종인플루엔자의 출현을 사전에 차단하기 위함이다. 가금류 작업자는 조류인플루엔자 인체감염증 예방수칙을 철저히 지켜 인체감염을 원천적으로 차단하여야 한다.

　국내에서 사람이 조류인플루엔자에 감염될 가능성은 거의 없다. 사람이 많이 모이는 곳을 피하고 개인위생을 철저히 지키고 적절한 운동과 충분한 영양섭취 및 휴식으로 완전히 예방할 수 있다. 개인위생 중 손 씻기와 기침 예절이 특히 중요하다. 외출 후 귀가하면 손을 씻고 이를 닦으며, 화장실 사용 후에도 비누를 사용하여 손을 씻으면 많은 종류의 질병을 예방할 수 있다. 조류인플루엔자 바이러스는 열에 약해 섭씨 75℃ 이상에서 5분 만에 사멸하므로 닭·오리 고기는 충분히 조리해 먹으면 감염 가능성이 없다. 달걀은 익혀 먹는 것이 안전하며, 살모넬라증 등 다른 질병도 예방할 수 있다.

　날달걀을 만진 뒤에는 손을 깨끗이 씻고, 닭·오리 요리에 쓴 칼·도마 등은 깨끗이 세척하는 게 좋다.

　조류인플루엔자 위험지역(질병관리본부 해외여행질병정보센터 http://travelinfo.cdc.go.kr 참조)으로 여행 시 동물시장이나 가금류 농장 방문을 피해야 하며, 가금류로 조리한 모든 음식과 달걀은 충분히 익혀서 먹고, 손 씻기 등 개인위생을 철저히 지키고 귀국 후 10일 이내 원인불명의 고열, 기침 등 호흡기 증상이 발생하거나 폐렴, 급성 호흡기부전이 발생하면 즉시 신고하도록 한다.

농장에서 닭이나 오리가 감염이 되면 작업 시 되도록 작업복과 마스크를 착용하고, 항바이러스제를 복용한다. 농장종사자는 1일 1회 1알(타미플루 75mg)씩 마지막 노출일로부터 7일간, 살처분 참여자는 살처분 참여기간에 추가하여 6일간 복용하지만 6주간 연속적으로 복용하지 않아야 한다. 복용 종료 2주 후까지 헌혈을 금지한다. 위험 요소에 노출된 후 인플루엔자 유사증상 발생 시 조기에 보건당국에 신고하여 인체감염증 여부를 확인하도록 한다.

보건소에서는 환자, 의심환자, 추정환자 모두 격리를 하며, 경증은 자택 격리, 중증은 국가지정 입원치료 병상에서 격리한다. 항바이러스제를 치료 용량으로 투여하여, 환자 상태에 따른 대증 치료를 시행한다. 환자와 접촉한 경우 환자의 가족, 환자가 방문한 의료기관 종사자 등의 접촉자에게는 항바이러스제를 예방적으로 투여하고, 5일과 10일째 능동감시를 통하여 증상 발생 여부를 확인한다. 의심증상 발생 시 즉시 검체를 채취하고 격리하여 치료한다.

의료인은 계절인플루엔자나 조류인플루엔자가 유행하면 손을 자주 씻고 기침 예절을 지키고 진찰시 마스크를 착용하여야 한다. 환자가 계절인플루엔자가 아니면서 조류인플루엔자 유행지역을 방문한 적이 있거나 국내에서 가금류를 사육하거나 살처분 등에 노출된 적이 있으면서 인체감염증이 의심된다면 보건소 등에 즉시 유선 신고 후 팩스나 웹으로 신고를 한다.

참고문헌

1. 강춘. Inapparent AI human infection cases in Korea. 대한수의학회지 2007;47(1):83-86.
2. 유석주, 임현술, 이관. 양계 종사자의 조류인플루엔자 관련 위험행태 분석. 대한보건연구 2015;41(2):89-97.
3. 이해춘, 임현술. 인수공통전염병의 경제적 손실가치: 조류인플루엔자를 중심으로. 보건경제와 정책연구 2007;13(1):19-40.
4. 임현술. 조류인플루엔자의 역학과 대응 방안. 대한보건연구 2008;34(1):25-37.

중동호흡기증후군(메르스) 유행과 산업보건

중동호흡기증후군(Middle East Respiratory Syndrome, MERS, 이후 메르스)은 중동지역을 중심으로 2012년 4월부터 현재까지 발생 중인 신종감염병이다. 2015년 6월 29일까지 26개국에서 환자 수는 1천3백 79명, 사망자 수는 5백31명으로 치사율은 38.5퍼센트이다. 환자는 사우디아라비아에서 1천40명(75.4퍼센트)으로 대부분 발생하였고, 대한민국에서 1백81명으로 2위를 차지하고 있으며, 아랍에미리트 81명, 요르단 19명, 카타르 13명, 오만 6명, 이란 6명이 발생하였고 그 외 19개 국가에서는 각각 1~4명이 발생하였다.

우리나라에서는 68세 남자(1차 감염자)가 5월 20일 메르스로 처음으로 확진되었다. 그는 사우디아라비아, 카타르 및 바레인을 방문하고 입국 후 5월 11일부터 고열 등의 증상이 있어서 아산에 있는 oo의원에 외래로 방문하였고 15일부터 17일까지 3일간 평택oo병원에 입원하였다. 17일 서울에 있는 oo의원을 거쳐서 oo서울병원 응급실을 방문했을 때 메르스를 의심한 의료진이 질병관리본부에 검사를 의뢰하여 확진하였다. 그 뒤 질병관리본부는 역학조사를 실시하여 4개 의료기관에서 밀접 접촉한 사람을 중심으로 병동 격리 및 자가 격리를 실시하였지만 계속적으로 확진환자가 발생하였다.

메르스의 유행으로 해외여행 후 신종감염병의 유입이 얼마나 두려운 지 체험하게 되었다. 해외에서 감염병의 유입 차단과 국내에서 감염병 전파 방지에 더욱 노력하여야 한다. 메르스에 대하여 알아보고 이번 유행을 계기로 근로자의 건강을 위하여 산업보건 분야에서 할 일을 살펴보자.

메르스의 병원체는 코로나바이러스 C그룹에 속하며, 중동호흡기

증후군 코로나바이러스이다. 2002~03년, 전 세계에 악명을 떨친 사스 (Severe Acute Respiratory Syndrome, SARS)의 병원체가 코로나바이러스 B그룹에 속하므로 유사한 계통에 속한다. 메르스의 잠복기는 사람 간 전파 시 2~14일(평균 5~6일)이며, 질병 경과는 불현성 감염부터 경한 감염, 중한 감염 및 사망에 이르기까지 다양하다. 주요 증상은 주로 38℃ 이상의 발열, 기침, 호흡곤란, 두통, 오한, 인후통, 콧물, 근육통, 숨가쁨 등의 호흡기 증상과 간혹 식욕부진, 매스꺼움, 구토, 복통, 설사의 소화기 증상이 나타난다. 증상이 없는 잠복기에는 전파 가능성이 없다고 알려져 있다. 발생 연령은 9개월부터 99세까지 전 연령이며, 중앙값이 48세로 주로 성인에서 발생한다. 어린이의 경우 발생 빈도가 낮으며 증상이 경미한 경우가 많다. 남자의 발생 빈도가 2/3정도로 여자보다 많다. 사우디아라비아에서는 4~5월과 9~10월 두 차례 호발시기가 있다. 사스보다 급성신부전이 더 많이 동반되고 치사율이 훨씬 높다. 1차 감염자에 비하여 2차 감염자로 갈수록 예후가 좋다. 고위험군은 당뇨, 만성폐질환, 암, 신부전 등 기저질환이 있는 경우와 면역기능이 저하된 환자들에서 예후가 극히 불량하다. 사망자는 50~70세 연령군에서 많다.

　병원소는 식용 박쥐를 포함한 박쥐류일 가능성이 높다. 중동지역에서 단봉낙타가 사람 감염과 관련되어 있다고 추정한다. 메르스 환자가 발생한 지역이 바이러스에 감염된 낙타가 있는 지역과 거의 일치하며, 낙타에서 메르스 항체 보유율이 높기 때문이다. 또한 낙타 농장의 공기 중 바이러스가 검출되었고 감염자의 유전자와 단편적으로 일치를 확인하였기 때문이다. 그러므로 중동지역에서 낙타와 직접 접촉하거나 살균되지 않은 낙타유를 섭취하면 감염될 가능성이 있다.

　감염 경로는 중동지역에서는 단봉낙타에 의하여 사람이 감염되고 감염자가 가족과 의료기관을 방문하면서 가족, 의료진과 환자들에게 전파시킨다. 중동 이외 지역에서는 중동지역에서 감염된 사람이 자국에 돌아와 사람 간 전파에 의하여 전파시킨다. 국내에서도 중동지역에서 감염되어 (국내에서 발생하여)사람 간 전파에 의하여 확산되었다. 전파방법은 직접 접촉과 비말에 의한 호흡기 감염과 개달물(fomites)에 의한다. 환자와 2m 이내에 머문 경우, 같은 공간(방 또는 진료/처치/병실)에 머문 가족 및 의료인 등이 밀접접촉자로 감염이 잘된다. 에어로졸이 형성되는 시술(기관내삽관, 기관지내시경, 연무 요법 등)에 의하여 특정 지역에서 에어로졸로 공기전파 양상으로 전파될 수 있다.

지역사회에서 공기 감염이 되지 않고 기초감염재생산수는 0.7 미만이므로 가족을 제외하고 유행 가능성이 거의 없으나 의료기관에서는 기초감염재생산수가 2~7로 사람 간 전파가 쉬워 유행 가능성이 높다. 특히 감염자가 진단을 늦게 받고, 증상이 중하며, 많은 사람과 밀접접촉을 하고 보호구를 착용하지 않은 상태에서는 슈퍼 전파가 일어난다. 의료기관의 환경이 각종 에어로졸 시술과 햇빛이 차단되고 환기가 적거나 에어컨, 가습기 등이 비말을 더욱 멀리 퍼지게 하여 상황을 악화시킬 수 있다.

현재 백신이나 치료제가 개발되어 있지 않으므로 예방이 중요하다. 중동지역을 되도록 방문하지 않도록 하고 중동지역을 방문할 때는 개인위생 및 호흡기 감염 예방수칙을 준수해야 한다. 사람이 밀집한 장소에 방문하지 말고 발열이나 호흡기증상이 있는 사람과 밀접한 접촉을 피하며, 마스크를 꼭 착용한다. 낙타와 접촉하거나 낙타고기와 낙타유를 날것으로 섭취하지 않아야 한다. 중동지역을 방문하거나 중동지역에서 입국하는 내국인과 외국인에 대하여 교육과 홍보, 건강 체크와 검역을 철저히 하여 메르스가 유입되지 않도록 한다. 중동 여행을 하고 난 후 14일 이내 발열이나 어떠한 증상이라도 발생하면 공항검역소(입국 시)나 거주지역 보건소(귀국 이후)에 필히 신고하고 의료기관을 방문하여 중동지역 여행력을 밝혀야 정확한 진단을 받을 수 있다. 기침·발열 시 마스크를 착용한 채 의료기관을 방문하여 진료를 받는다. 온 국민이 함께 방역수칙을 지켜서 메르스를 이겨내자. 의사들도 전 세계가 1일 생활권으로 각종 질병이 유입될 수 있으므로 환자에게 외국 방문력을 물어 정확히 진단하자.

우리나라에서 5월 20일 메르스가 처음으로 확진된 후 7월 17일까지 총 1백86명이 확진되었으며, 사망자는 36명으로 치사율은 19.4퍼센트이다. 최초 확진자 1명 이후 2차 감염자는 30명, 3차 감염자는 1백24명, 4차 감염자는 22명, 9명은 확인되지 않았다. 성별로는 남자 1백11명(59.7퍼센트), 여자 75명(40.3퍼센트)이며, 연령별로는 50대 42명(22.6퍼센트), 60대 36명(19.4퍼센트), 70대 30명(16.1퍼센트) 등이었다. 감염 장소는 병·의원이었다. 감염유형별로는 일반인(환자 가족, 보호자, 방문객) 1백47명, 의사·간호사 23명, 간병인 8명, 의료지원인력 8명이었다. 대부분 병·의원과 관련하여 발생하여 의료관련감염이 가장 중요한 이슈로 부각되었다.

이번에 메르스 유행 시 사업장에서 발생한 사례가 없어서 다행이지만 앞으로 발생할 가능성이 있으므로 이에 대한 대비를 철저히 하고 대응책을 수립하여야 할 것이다. 의대생에게 환자의 직업력, 해외 방문력을 묻도록 하고 공중보건 위기대응 방법을 교육하여야 할 것이다.

의료진은 근로자 문진 시 직업력을 묻고 반드시 해외 방문력을 물어야 할 것이다. 근로자가 해외 방문하는 경우에는 안전보건 상담과 필요시 예방접종을 실시하여야 한다. 해외 방문 후 귀국하였을 때 질병 발생을 감시하여 증상이 생기면 정확한 진단을 받을 수 있도록 도와주어야 한다. 특히 의료기관 종사자를 대상으로 의료관련감염을 예방하기 위하여 병·의원에서 감염이 발생하지 않는 환경을 조성하고 관련 교육 및 보호구 착용 훈련을 실시하고 관리를 철저히 하여야 한다.

의료기관을 포함한 모든 사업장에 감염병 예방체계를 구축하고 질병 발생을 감시하여야 한다. 근로자를 대상으로 주치의 제도를 확립하고 일차의료를 포함한 의료전달 체계를 구축하여야 한다. 사업장에 각종 공중보건 위기가 닥쳤을 때 극복할 수 있도록 매뉴얼을 작성하고 교육 및 훈련을 주기적으로 실시하여야 한다.

4
안전한 먹거리

계란을 익혀 먹자

고병원성 조류인플루엔자(Avian Influenza)로 많은 닭이 무더기로 살처분되면서 갑작스러운 공급 차질 사태에 계란을 사용하는 제빵업자 등이 타격을 받고 있고 심지어 불량 달걀까지 판매되는 등 초유의 사태가 벌어지고 있다. 판매용 계란 수입은 이번이 처음이다. 만약에 수입되는 계란과 불량 달걀이 산란 후 오래돼 병원균에 오염되었다면 균 증식으로 인한 질병, 특히 살모넬라 식중독이 발생할 가능성이 있다.

살모넬라 식중독은 살모넬라균에 의한 급성장염으로 잠복기는 12~36시간이며, 증상으로는 갑작스러운 두통, 복통, 설사, 구역질, 발열 및 구토 등이 나타나는 일종의 세균성 질환이다. 전파경로는 분변이나 구강을 통해 이루어지는데, 사람은 감염된 사람과의 직접접촉이나 감염된 물 또는 식품의 섭취를 통해 발생한다. 감염 위험이 높은 식품으로는 날고기나 익히지 않고 불완전하게 조리된 가금육, 계란, 또는 날계란을 이용한 제품, 과일이나 채소 등을 들 수 있다.

살모넬라 식중독 발생 건수에 관해 살펴보면, 국내에서는 2011~2015년까지 살모넬라균에 의한 집단 식중독 발생 사례가 83건(환자 3천5백20명)으로 보고되었다. 미국의 경우는 매해 1백만 명이 살모넬라 식중독에 걸려 35만 명 정도가 입원진료를 받고 입원환자 중 4백여 명이 목숨을 잃는다. 이 중 일부는 계란에 의해 발생하는 것으로 보고되고 있어 미국산 계란의 수입이 현실화된 지금 살모넬라 식중독에 대한 각별한 주의가 요구된다.

이에 계란을 안전하게 먹는 방법을 알아보자. 먼저, 균이 없는 안전한 계란을 생산하는 것이 가장 중요하다. 또한 유통과정에서 균 증식을 최소화하여야 한다. 깨진 부위가 없는 신선한 계란을 구입하고 구입한 계란은 바로 냉장고에서 보관하여야 한다. 계란 껍질을 만진 후 손을 깨끗이 씻고 계란을 깰 때 내용물이 껍질에 닿지 않도록 조심하며, 껍질은 모아서 봉해 버리는 것이 안전하다. 계란 요리에 사용한 도구는 깨끗이 세척해야 한다. 계란은 날것으로 먹지 말고 흰자와 노른자 모두 익혀 먹어야 한다. 즉, 반숙으로 먹지 말고 완숙으로 먹어야 한다. 또한 요리 시에도 주의하여야 한다. 날 계란이 익힌 요리와 닿지 않게 주의해야 한다. 우리는 명절에 계란을 이용하여 전을 많이 부친다. 전을 부칠 때는 날계란 물을 입히는 젓가락과 다 익은 전을 꺼낼 때 사용하는 젓가락을 반드시 구별하여 사용하여야 한다. (2017년 1월 23일)

식품, 충분히 익혀 먹자

살모넬라 식중독은 살모넬라균에 의한 급성 장염으로 갑자기 두통, 복통, 설사, 구역, 발열 때로는 구토를 동반하는 세균성 질환이며 잠복기는 12~36시간이다. 살모넬라균은 그람음성 간균으로 2천4백 종 이상의 혈청형이 알려져 있으며, 많은 종류가 동물과 사람에서 질병을 일으킨다.

우리나라에서 분리 보고된 종류는 30여 종이며 쥐티푸스균과 장염균이 압도적으로 많다. 1996년 이전까지 쥐티푸스균의 분리율이 높았으나 현재는 장염균의 분리율이 높고 2008년에는 살모넬라균 중 53퍼센트를 차지하였다. 장염균은 계란과 관련이 깊으나 가금육과의 연관성은 상대적으로 낮다. 장염균 발생이 증가한다는 사실은 오염된 계란에 의하여 살모넬라 식중독 발생 증가 가능성을 보여준다.

살모넬라균의 전파경로는 분변·구강을 통해서다. 사람은 감염된 사람과 직접 접촉, 감염된 물 또는 식품을 섭취함으로써 감염된다. 감염위험이 높은 식품은 날고기, 익히지 않거나 불완전 조리된 가금육, 계란, 날계란을 이용한 제품 등이 있다. 또 과일과 채소가 원인이 되기도 한다. 최근에는 오염된 계란을 직접 소비하거나 또는 식품 재료로 사용하는 것이 사람에게 살모넬라균 전파의 중요한 수단이 되고 있다.

계란은 껍데기가 있어 안전해 보이나, 닭이 살모넬라균에 감염되었다면 닭에서 직접 혈관을 통하여 계란 노른자로 균이 전파되거나 닭 분변을 통하여 껍질과 미세한 구멍으로 흰자와 노른자가 오염된다.

우리나라에서 노른자가 오염된 계란은 극히 적다고 알려져 있지만 노른자가 단단해질 때까지 익혀 먹어야 한다. 올해 6월 경북 경주에서는 신부 집에서 신랑 집에 보낸 이바지 음식 중 전을 먹은 29명에게 집단적으로 살모넬라 식중독이 발생했다. 전을 만들 때 사용한 계란에 의하여 발생하였다고 추정하였다.

미국에서도 올해 살모넬라 식중독을 예방하기 위하여 계란과 가금류, 쇠고기, 과일, 채소 등 식품에 대한 위생기준을 대폭 강화하는 조치를 발표했다. 식품이 농장에서부터 식탁에 오를 때까지 모든 유통과정에서 정부 당국이 철저한 위생 감시 체계를 구축해 식중독 발생을 줄여나간다는 방침이다.

새로운 규정에 따르면 3천 마리 이상의 닭을 사육하는 양계업자는 미국 식품의약청에 등록, 대폭 강화된 청결 기준을 준수해야 하며, 농장 내 각종 장비와 인력에 의해 박테리아가 옮겨지는 것을 막기 위해 철저한 위생검역을 실시해야 한다. 검역관이 박테리아에 오염된 계란을 4개 이상 발견하면 해당 양계장은 엄격한 절차에 따라 모든 계란을 폐기처분해야 하며, 폐기하지 않은 계란도 식용으로 이용할 수 없도록 했다. 살모넬라 식중독을 비롯한 식중독을 예방하기 위하여 권장되는 요리 방법은 다음과 같다.

"식품은 완전히 익혀서 먹어야 한다. 익힌 식품은 즉시 먹어야 한다. 식품을 보관할 때는 10℃ 이하의 냉장고나 아이스박스에 보관 혹은 60℃ 이상에 계속 보관해야 한다. 익힌 식품이라도 먹기 전에 다시 가열해준다. 날 식품과 익힌 식품이 닿지 않도록 한다. 조리 전 손을 깨끗이 씻어야 한다. 부엌 구석구석을 깨끗하게 유지해야 하며 행주나 수세미, 그릇과 주방기구 등은 매번 사용하기 전에 끓여서 소독하는 것이 좋다. 안전한 물만 사용하고 오염이 의심되면 반드시 끓여 먹어야 한다."

식중독의 발생을 줄이기 위하여 감시체계를 강화하고 설사증이 발생하면 되도록 빨리 보건소에 신고하여야 할 것이다. 집단발병 시에는 역학조사를 정확하게 실시하여 원인을 밝히고 이를 홍보하여 같은 형태의 유행 사례가 발생되지 않도록 하여야 한다. 식품을 조리할 때는 오염이 가능하지 않도록 완전하게 요리를 하며, 손 씻기 등 개인위생을 철저히 지켜야 할 것이다. (2011년 6월 28일)

학교급식 관리

초·중·고등학교 가을학기 시작 후, 9월에 학교급식을 섭취하고 식중독이 발생하는 사고가 가장 많다고 한다. 식품의약품안전처는 최근 5년간(2010~2014년) 학교급식에 따른 식중독 사례 2백20건을 분석한 결과, 9월 식중독 발생 건수가 33건(15퍼센트)으로 가장 많았다. 9월 한 달 평균 6.6건의 식중독이 발생한 셈이다.

9월에 식중독 발생이 많은 것은 여러 이유가 있을 것이다. 첫째, 기온이 다소 낮아지면서 식중독 예방 및 위생관리가 소홀해지기 쉽다. 둘째, 조리원들이 방학 중 외부에서 현성 및 불현성 감염자가 되어 있다가 학교급식을 새로 시작하면서 식품을 오염시킬 수 있다. 셋째, 상수 등 각종 물이 오염되어 있을 수 있다. 상수라고 해도 방학동안 장기간 정체되면서 잔류 염소가 모두 소진된 상태에서 균에 오염되면 상수가 안전하지 못하여 식품이 오염될 수 있다. 배달된 뜨거운 두부를 전처리실의 상수에 담아 식혀서 두부계란전을 만들었는데 전처리실의 상수가 오염되어 두부가 오염되었고 오염된 두부가 충분히 가열되지 않아 살모넬라 식중독이 발생한 사례가 있다. 개학 후 상수로 청소 등을 하여 급식실 상수는 정상이었는데 정체된 상수를 충분히 사용하지 않아 균이 남아있던 전처리실 상수로 두부를 식히면서 발생한 식중독이었다. 넷째, 보관된 식품 등이 오염된 상태로 있었기 때문일 수 있다. 이 외에도 여러 가지 이유가 있을 수 있다.

학교급식에 의한 식중독을 예방하기 위하여 다음과 같은 사항을 점검하여야 할 것이다. 설사나 호흡기 질환 등 급성 질환이 있거나 손에 상처가 있는 조리원들은 식품 조리를 하지 않아야 한다. 모두 개인위생을 철저히 지켜야 한다. 식품 조리를 시작하기 전에 비색기를 사용하여 잔류 염소가 있는지를 확인하는 등 안전한 물을 사용하기 위하여 노력하여야 하며 물은 끓여 마셔야 한다.

식품 취급과 조리 시 식재료가 부패, 변질되지 않도록 적절한 온도와 적합한 장소에 보관하여 식품안전 관리를 철저히 한다. 냉장고 속에서 균은 증식은 하지 않더라도 생존해 있으므로 꺼낸 후 식품을 철저히 관리하지 않는다면 식중독의 원인이 될 수 있다. 신선한 재료로 식품을 철저하게 가열·조리하고 신속하게 섭취하도록 한다. 육류나 어패류 등을 손질할 때에는 교차 오염이 발생하지 않도록 칼과 도마를 구분하여 사용하고 별도의 칼과 도마가 없을 시에는 과일이나 채소류 손질을 먼저 한 후 육류나 어패류 등을 손질하여 교차 오염을 최소화한다.

식품을 안전하게 관리하고 이를 생활화하여 자신은 물론이고 가족과 학생들이 식중독에 걸리지 않도록 하자. (2015년 8월 27일)

영아 보툴리눔독소증

보툴리눔독소증은 보툴리눔(Clostridium botulinum)이라는 세균이 생성한 강력한 단백질 독소에 의해 발생한다. 이 균의 병원소는 농작물이며 토양 등에 포자로 존재하고 산소가 없는 환경에서 증식한다. 독소의 체내 유입경로에 따라 식품매개, 창상 및 영아 보툴리눔독소증으로 분류한다. 식품매개 보툴리눔독소증은 포자가 제거되지 않은 음식을 캔 용기에 포장하면서 밀폐된 환경에서 포자가 발아해 만들어진 독소를 섭취해 발생한다. 창상 보툴리눔독소증은 상처 부위에 병원균이 오염되거나, 오염된 주사액을 투입한 경우에 포자가 발아해 발생하는 경우이다. 영아 보툴리눔독소증은 균이 신체에 들어온 이후 증식하면서 신체 내에서 독소가 만들어진 경우이다.

영아 신체에 균이 들어와 체내에서 독소를 생성한 경우 잠복기는 30일이다. 영아가 포자가 든 음식을 먹은 후 내장에서 포자가 발아해 혈류로 독소가 퍼진다. 흡수된 독소량이 적으면 증상이 경미하지만 다량의 독소가 단시간에 흡수되면 호흡부전으로 돌연사를 유발하기도 한다. 영아 보툴리눔독소증 환자의 95퍼센트에서 변비가 나타나고 점차적으로 팔다리무력증과 함께 수유저하, 근긴장 저하가 심화되면서 목을 가누지 못하고, 울음소리도 약해지며 두개골 신경마비 및 삼킴 곤란 증상이 나타난다. 무력증은 대칭적이고 하행성으로 수 시간 혹은 수일에 걸쳐 나타난다. 환자의 95퍼센트가 6개월 미만 월령에서 발병하는데 이 시기는 영아돌연사증후군 발생시기와 유사하다. 일본, 중국, 타이완에서도 영아 보툴리눔독소증 환자가 확인됐고 대부분 유럽 국가와 중동, 호주, 남아메리카 국가들에서도 보고사례가 있다. 국내에서는 현재까지 영아 보툴리눔독소증 환자 발생 보고가 없었지만 인지하기 어려워 영아돌연사증후군 등 다른 질환으로 진단됐을 가능성이 있다.

전 세계적으로 환자의 35퍼센트가 꿀 섭취 후 발병한 것으로 확인되었고 발병 원인 식품 중에서는 꿀의 비율이 가장 높기 때문에 각국의 보건당국은 1세 미만의 영아에게 꿀을 먹이지 않도록 강력하게 권고하고 있다. 꿀에 포자가 들어 있으면 영아에서 보툴리눔독소증이 발생할 가능성이 높기 때문이다. 1세 이상 및 청소년과 성인은 독소가 들어가야 하므로 포자가 있는 꿀을 먹어도 괜찮다.

6개월 미만 영아에게 변비, 무기력증, 수유저하, 울음소리 약화, 구역반사 저하, 근긴장 저하 등의 증상이 나타나면 영아 보툴리눔독소증을 의심해 병원을 빨리 방문하고, 의료인은 대변 배양검사를 통하여 정확히 진단하기 위하여 노력해야 한다. (2016년 5월 22일)

스쿠알렌 복용의 부작용

세월호 참사가 발생한 지 1주기가 되니 과거에 경험하였던 일이 기억나 이를 기술하고자 한다.

서울대학교병원 소아과에서는 1988년 8월 이후 두 달 사이에 판매원들의 권유에 따라 캡슐 껍질을 깨서 액체 상태의 스쿠알렌을 먹다 기도를 통해 폐로 잘못 들어가 흡인성 폐렴에 걸린 영아 환자가 6명이나 발견됐다고 밝혔다. "많이 먹을수록 몸에 좋다", "캡슐을 까서 먹으면 더 좋다"고 선전하는 스쿠알렌(상어간유) 제조회사 판매원들의 그릇된 상혼 때문에 복용법을 잘못 알고 이를 액체 상태로 과다하게 먹은 영아들에게 심한 폐렴 증세가 나타난 것으로 알려졌다. 흡인성 폐렴은 기관지 및 폐로 이물질이 들어가 생기는 폐렴을 말하며, 이물질이 지방에 의한 것으로 밝혀지면 지방성 폐렴이라고 진단한다. 지방성 폐렴은 일반 폐렴과 달라서 잘 낫지 않고 예후가 불량하며 영아와 노인에게는 치명적일 수 있다.

이러한 내용이 신문기사화 되자, 스쿠알렌 제조회사의 하나인 (주)세모(대표 유병언)의 판매 대리점 업주 및 판매원 3백여 명은 1988년 10월 17일 오후 6시부터 서울대학교병원 소아과병동 3층 회의실과 복도에서 소아과 과장에게 해명을 요구하면서 밤샘 농성을 벌였다. (주)세모에서 해명서를 받아오지 않으면 스쿠알렌 공급을 중단하겠다고 하여 생계가 위태롭게 되어 농성을 한다는 것이었다. 그들은 다음 날 새벽 4시경 생체검사 없이 확진근거가 없는 내용을 보도하여 해명한다는 해명서를 받아 돌아갔다. 소아과 과장은 해명서를 감금 및 강압에 의하여 써 주었을 뿐 당초의 소신에는 아무런 변화가 없다고 주장하였다. 또한 스쿠알렌을 많이 먹으면 좋다는 것은 전혀 근거가 없으며, 오히려 여기에 녹아있는 비타민류가 체내에 과잉 축적되면 몸에 해롭다고 언급하였다. 이러한 내용은 철저한 의학적인 규명을 거쳐 학회에 보고되었다.

나도 그때 가정의학과 전공의 수련을 받고 있어 농성하는 장면을 목격할 수 있었으며, 신문기사를 통하여 전말을 파악할 수 있었다. 기업이 약물의 부작용을 줄이기 위하여 노력하기보다 갑이 을에 대하여 부당한 농성을 하도록 하여 해명서를 얻어 과학적인 근거를 무시하고자 한 사례이다. 또한 종교인이 종교라는 탈을 쓰고 기업을 만들어 국민의 생명을 담보로 자신의 이득만을 챙기고자 혈안이 된 사건이었다.

2014년 세월호 사건으로 3백 명 이상이 사망하는 엄청난 참사가 발생하였다. 그리고 그 주범이 유병언 대표라는 것을 알게 되니 25년 전부터 개인의 이득을 위하여 종교를 이용하고 국민의 생명을 가볍게 여기더니 그동안 얼마나 많은 국민에게 피해를 주었을까 하는 의문이 생겼다. 조금이라도 일찍 이러한 행동의 징후가 보일 때 알아냈다면 얼마나 좋았을까 후회가 되었다. 아니 이미 그러한 행동을 목격한 적이 있는데도 아무 것도 하지 않았던 것이다.

스쿠알렌(Squalene)은 상어간유, 올리브, 쌀겨, 맥아 등에 많이 함유된 불포화 탄화수소에 지나지 않는다. 우리 몸의 피부, 지방조직 등 여러 조직에도 스쿠알렌이 있다. 스쿠알렌을 일정량 이상 먹으면 설사 등 부작용이 생길 수 있고, 그런 사례가 종종 보고되고 있어 주의가 필요하다.

1993년 8월 한국소비자보호원은 건강보조식품을 먹은 후 부작용을 호소한 2백3명을 대상으로 조사한 결과, 부작용을 호소한 건강보조식품을 보면 알로에 가공식품(31.5퍼센트)이 으뜸으로 꼽혔고, 스쿠알렌(20.7퍼센트), 효소식품(10.3퍼센트) 순이었다고 보고하였다. 부작용의 증상으로는 설사, 구토, 복통 등 식중독 증세가 30.1퍼센트, 피부질환(18.1퍼센트), 위장장애(13.4퍼센트), 식욕부진 및 소화불량(12.6퍼센트) 순이라고 보고하였다.

서울대학교병원 흡인성 폐렴이 기사화된 이후에도 영아, 어린이, 성인, 노인들에게서 스쿠알렌 복용 후 유발된 지방성 폐렴 사례가 보고되었다. 이를 요약하면 다음과 같다. 스쿠알렌 흡인에 의하여 유발된 지방성 폐렴에 관한 임상적 관찰(1991), 스쿠알렌 복용 후 발생한 외인성 지방성 폐렴-1례 보고(1991), 상어간유 흡인에 의한 지방성 폐렴 1례(1994), 지질성 폐렴의 자기공명영상소견: 2례 보고(1995), 성인에서 발생한 지방성 폐렴의 임상적 고찰(1996), 다량의 스쿠알렌 복용 후 발생한 중증 지방성 폐렴 -스테로이드 치료로 호전된 1례(2006), 식도이완불능증 환자에서 스쿠알렌 복용 후 발생한 지방성 폐렴 1례(2008), 상어간유 흡입에 의한 지방성 폐렴 1례(2009) 등이다. 이와 같이 지속적으로 보고가 되고 있는데 이러한 부작용은 다른 질환으로 진단되기 쉽고, 비슷한 내용이면 더 보고하지 않기 때문에 빙산의 일각만 드러나므로 많은 국민이 고통을 받고 있었을 가능성이 있다. 단지, 장기간 드물게 문제가 되기 때문에 별로 관심을 갖지 않고 있는 것이다.

식품의약품안전처는 동물시험, 인체적용시험 등 과학적 근거를 평가하여 기능성 원료를 인정하고 있으며 이런 기능성 원료를 가지고 만든 제품이 건강기능식품이다. 건강기능식품인 스쿠알렌은 기름 성분의 일종이기 때문에 지방성 폐렴이 발생할 뿐 아니라 설사 및 여러 부작용을 일으킬 수 있다. 또한 많은 양을 한꺼번에 먹으면 인체에 오히려 심각한 독이 되어 목숨까지 잃을 수 있다. 이런 부작용이 발생하면 즉시 복용을 금하여야 한다.

스쿠알렌의 기능성 내용과 부작용을 명확히 인식하고 필요 시 적당량을 적당한 기간 동안 복용하고, 먹고 난 후 조금이라도 이상이 있으면 의사와 상의하거나 복용을 중단하여야 할 것이다. 건강을 위해 먹은 식품에 의하여 건강을 해친다면 얼마나 기가 막힌가?

참고문헌

1. 스쿠알렌 잘못 복용한 영아 환자 6명 심한 흡인성 폐렴 증세. 한겨레신문, 1988 10 19, 10면.
2. 신동주 등. 스쿠알렌 흡인에 의하여 유발된 지방성 폐렴에 관한 임상적 관찰. 소아과 1991;34(5):654-661.

3. 양재범 등. 스쿠알렌 복용 후 발생한 외인성 지방성 폐렴 -1례 보고.
   대한방사선의학회지 1991;27(5):644-646.
4. 이진석 등. 상어간유 흡인에 의한 지방성 폐렴 1례. 결핵 및 호흡기질환 1994;41(6):670-675.
5. 서정욱 등. 지질성 폐렴의 자기공명영상소견: 2례 보고. 대한방사선의학회지 1995;32(2):265-268
6. 현재근 등. 성인에서 발생한 지방성 폐렴의 임상적 고찰 결핵 및 호흡기질환.
   1996;43(6):965-975.
7. 최효선 등. 다량의 스쿠알렌 복용 후 발생한 중증 지방성 폐렴 -스테로이드 치료로 호전된 1례.
   결핵 및 호흡기질환 2006;60(2):235-238.
8. 박정철 등. 식도이완불능증 환자에서 스쿠알렌 복용 후 발생한 지방성 폐렴 1례.
   결핵 및 호흡기질환 2008;65(5):421-425.
9. 강정우 등. 상어간유 흡입에 의한 지방성 폐렴 1례. 소아알레르기 및 호흡기학회지.
   2009; 19(4):440-444.

독극물이 함유된 술 이야기

보건복지부는 2016년 암 예방의 날을 맞이하여 10가지 암 예방수칙을 10년 만에 변경하여 발표하였다.

1. 담배를 피우지 말고, 남이 피우는 담배 연기도 피하기
2. 채소와 과일을 충분하게 먹고, 다채로운 식단으로 균형 잡힌 식사하기
3. 음식을 짜지 않게 먹고, 탄 음식을 먹지 않기
4. 하루 한두 잔의 소량 음주도 피하기
5. 주 5회 이상, 하루 30분 이상 땀이 날 정도로 걷거나 운동하기
6. 자신의 체격에 맞는 건강 체중 유지하기
7. 예방접종 지침에 따라 B형 간염과 자궁경부암 예방접종 받기
8. 성 매개 감염병에 걸리지 않도록 안전한 성생활 하기
9. 발암성 물질에 노출되지 않도록 작업장에서 안전 보건 수칙 지키기
10. 암 조기 검진 지침에 따라 검진을 빠짐없이 받기

음주 수칙은 기존에는 '술은 하루 2잔 이내로만 마시기'로 되어 있었

다. 음주는 1군 발암 요인으로 구강암, 인후암, 후두암, 식도암, 간암, 유방암, 직장·대장암의 발생 위험을 증가시킨다고 국제암연구소(IARC)는 보고하였다. 또한 소량의 음주(하루 1~2잔)로도 구강암, 식도암, 유방암, 간암, 대장암 발생이 증가한다는 연구 결과가 다수 보고되면서 소량 음주도 피하라고 변경된 것이다. 이제 음주는 하지 않는 것이 가장 좋고 하더라도 2잔 이내로 어쩌다 마셔야 할 것이다.

음주는 일상의 스트레스를 해소하는 데 도움이 되고 기분을 고양시켜 즐겁게 해주는 음료이며, 사람들 간에 서로 친밀하게 다가갈 수 있는 사회적 기능도 한다. 먼 옛날부터 한 해의 풍성한 수확과 복을 기원하며 맑은 곡주를 빚어 조상께 먼저 바치고 춤과 노래와 술 마시기를 즐기는 등 각 국가마다 음주는 문화로 자리 잡아 왔다.

그럼에도 불구하고 음주는 암 발생을 비롯하여 간장 장애(지방간, 알코올성 간염, 알코올성 간경변증 등) 및 교통사고와 산업재해를 포함한 각종 사고의 원인으로 널리 알려져 있다. 또한 뇌세포를 파괴시키고 뇌의 정보 수집 및 통합 기능을 혼란시키고, 장기간 술을 과다하게 마실 경우 알코올 중독증으로 한 사람의 인생 자체가 망가지며, 동시에 주변의 가족과 친지들에게도 정신적 상처를 안겨주고 물질적 피해를 입힌다.

음주가 해롭다는 것은 누구나 알고 있다. 그러나 술 자체에 독극물이 포함되어 인체에 치명적인 피해를 입힐 수 있다는 사실은 잘 모른다. 이에 대하여 알아보자.

합법적으로 제조된 술 자체가 문제가 될 수 있다. MBC '신비한 TV 서프라이즈'에서 방영된 악마의 유혹 압생트 편에 의하면, 압생트(ab-sinthe)는 18세기 후반 프랑스 출신의 의사가 편백나무와 향쑥 등을 증류하여 만든 치료용 약물이었다. 주류업체에서 이 처방전을 이용하여 알코올 도수 70~80퍼센트의 독한 술을 제조하였다. 원료인 향쑥은 어디에서나 잘 자라서 저렴하게 제조되어 프랑스의 국민주가 되었다. 19세기 말과 20세기 초 예술의 도시, 프랑스 파리에서 예술가들 사이에서 환각상태를 즐기면서 창조력에 도움이 된다고 하여 인기가 있었다.

1905년 8월 농부가 아내를 총으로 쏘아 죽이고 달려온 딸마저 쏘아 죽이는 사건이 발생하였다. 의학자가 압생트를 마시고 환각에 의하여 살인을 저질렀다고 주장한다.

국민주를 마시고 살인사건을 일으켰다니 당황스러운 일이었다. 이를 확인하기 위하여 동물실험을 진행하였다. 토끼의 정맥에 압산유를 주사하니 의식장애와 간질 경련이 일어났다. 장기간 주사하자 중추신경계에 영구적인 장애가 초래되어 부작용이 있다는 사실을 알게 되었다. 압생트를 상습적으로 마심으로써 생기는 중독을 압시틴중독증(absinthism)이라고 하며, 멍청한 상태, 정신력 저하, 신경과민, 안신경염 또는 환각 경험 등이 나타난다. 프랑스의 시인 알프레드 뮈세와 화가인 로트렉과 빈센트 반 고흐 등이 압생트의 중독으로 인한 간질 발작으로 목숨을 잃거나 자살하였다는 주장이 있다.

프랑스의 대문호 에밀 졸라는 압생트가 흉악 범죄의 최대 원인이라고 주장하고 정치인들도 이를 경고하면서 네덜란드, 미국에서 판매가 금지되고 프랑스에서는 제1차 세계대전이 시작되고 판매가 금지되었다. 유럽 근대 예술가들의 생명수로 군림하여 마법의 술로 통했던 압생트, 환각과 도취의 힘을 유감없이 발휘하여 미술과 자연주의, 상징주의 문학을 낳게 한 원천수라는 평가와 함께 한 시대를 검게 물들인 악마의 유혹이며, 치명적인 술이라는 상반된 평가를 받았다.

40년이 지난 후 유해한 성분과 중독을 부르는 향쑥을 제거하고 알코올 도수를 40퍼센트로 낮추고 재출시하여 판매되고 있다.

MBC '신비한 TV 서프라이즈'에는 죽음의 비밀 클로로포름이 방영되었다. 미국에서는 1920년 1월부터 금주법이 시작되어 0.5퍼센트 이상의 알코올이 함유된 음료의 생산 유통판매를 금하고 있었다. 그러나 일부 종교적 보수주의자들에 의해 만들어진 법이라고 반발이 심했고 단속이 제대로 이루어지지 않아 효과가 거의 없었다. 금주법이 시행됐지만 많은 사람들이 술을 마셨다. 불법인 술집이 늘어만 갔다. 1926년 크리스마스 때 한 남자가 술을 마시고 그 자리에서 쓰러져 병원에 실려 갔지만 바로 사망하였다. 사망원인은 급성 알코올 중독에 의한 질식사라고 판단하였다. 이런 경우가 12월 24일부터 26일까지 3일간 일개 병원인 벨뷰 병원에서만 23명에 이르렀다. 이에 의사는 이상하게 생각했고, 언론에서도 이 같은 사실을 보도했지만 특별하게 여기지는 않았다. 1933년 13년 만에 금주법이 없어지면서 이 사건은 자연히 잊혀져갔다.

그런데 2010년, 벨뷰 병원 사건이 술 때문이 아니라는 의견이 나왔다. 술에 포함된 독극물 때문이라는 것이었다. 미국 저널리스트 데보라 블룸은 자신의 저서 '독살범의 안내서'를 통해 벨뷰 병원에서 사망한 사람들은 미국 정부의 계획 하에 독극물이 포함된 술을 마셨다고 주장하였다. 1926년 금주법이 시작된 지 6년이 되어도 음주가 줄어들지 않자 큰 고민에 빠진 미국 정부는 술에 무언가를 넣어 며칠 아프게 하면 겁을 먹고, 자연스럽게 술 섭취가 줄어들 것이라고 판단하여 술에 독극물을 첨가하였다는 것이었다. 밀주업자들을 돈으로 매수했고 이들이 술 안에 클로로포름을 비롯한 아세톤, 벤젠, 에테르, 니코틴 등 10여 종류의 독성 물질을 섞었다고 한다. 결국, 독극물이 포함된 술이 뉴욕의 술집에 유통됐고 1926년 크리스마스에 술을 마신 23명이 사망하게 되었다는 것이다. 정부의 이런 행동에도 불구하고 여전히 술 소비가 높았을 뿐 아니라 술로 인한 독극물 사망 사건이 지속되어 그 후 1만여 명의 목숨을 앗아갔다고 주장하였다. 벨뷰 병원의 찰스 노리스 의사는 사망자의 몸에 독극물이 남아 있는 것을 발견하고 진상 조사에 나섰지만 정부에 의해 묵살됐다고 한다. 미국 정부는 금주법 당시 독극물을 넣었던 사건에 대해 어떠한 입장도 표명하지 않았다.

금주하기가 쉽지 않은가 보다. 금주법이 시행되고 음주가 더욱 늘어났으니. 금할수록 더 하고 싶은 것이 사람의 심리이니 어쩔 수 없는 것인가?

술은 주로 에탄올로 구성되어 있다. 그런데 에탄올보다 가격이 저렴하고 알코올 도수를 빨리 높일 수 있다는 점에서 불법으로 메탄올로 술을 제조하는 경우가 있다. 특히 비싼 술값을 감당 못하는 빈곤층이 이런 밀주를 마시다가 목숨을 잃는 경우가 많다.

1951년 미국 애틀랜타에서 밀수 위스키를 마신 3백23명에게 집단적으로 메탄올 중독이 발생하여 41명이 사망하였다. 마신 위스키에서 35~40퍼센트의 메탄올을 확인할 수 있었다. 필자도 1998년 러시아 선원 3명이 흰 병에 담겨진 액체를 소주잔에 나누어 마신 후 메탄올 중독증이 발생한 사례를 경험하였다. 2014년 러시아 극동지역의 한 마을에서 술값이 인상되자 밀주를 마시고 메탄올에 중독되어 숨진 주민이 최소 14명에 달한다고 한다. 중국에서 차로 몇 시간 떨어져 있는 이 마을에 중국산 밀주가 들어온 것으로 추정하고 있다. 2015년 인도의 최대 상업도시 뭄바이 빈민가에서 메탄올이 든 밀주를 마시고 84명이 사망하였다. 뭄바이에서 2004년 밀주를 마시고 1백4명이 숨진 후 10여 년 만에 최악의 인명 피해를 낸 사건이다. 이와 같이 옛날부터 현재까지 메탄올로 제조된 밀주를 먹고 메탄올 중독이 되거나 사망한 사건이 많이 발생하였다.

메탄올은 강한 독성을 갖고 있어 마시거나 흡입 또는 피부로 흡수되어 증상이 나타난다. 메탄올로 제조된 술을 마시고 사망하면 그 원인은 파악하기 쉽다. 반면 적은 농도의 메탄올이 포함된 술을 장기간 먹고 사망한다면 메탄올 중독이 밝혀지지 않을 수 있다. 장기간 메탄올이 포함된 술을 마시고 시력 장애를 일으켜 장님이 된다면 이를 알아내기 쉽지 않을 것이다.

국내에서도 메탄올 또는 메탄올을 섞어 만든 소독약이 병·의원에 유통된 적이 있다. 2012년 차량 유리 세정액(워셔액)을 술로 오인하고 마신 후 메탄올 중독이 된 사례들도 보고되었다. 워셔액에는 메탄올 성분이 25~50퍼센트를 차지하고 있다. 2016년 초 근로자들이 고농도의 메탄올 증기를 흡입하고 시력 손상 등 중독된 사례들이 발생하였다.

메탄올 중독이 되어도 제대로 진단을 받을 수 없다면 더욱 문제가 된다. 에탄올 대신 메탄올이 폭넓게 남용되고 있을 가능성이 높으므로 이에 대한 대책을 적극적으로 수립하고 급성 및 만성 메탄올 중독을 정확히 진단하기 위하여 노력하여야 할 것이다.

술! 악과 선이 공존하고 있는 술은 폭음을 하지 말아야 할 것이다. 사망자가 발생하면 살인 행위와 마찬가지이므로 음주운전을 절대로 하지 말아야 한다.

완전히 술을 끊을 수 있다면 얼마나 좋을까? 가능할까? 인간관계가 얼마나 삭막해질까?

참고문헌

1. MBC 〈신비한 TV 서프라이즈〉 제작팀. 서프라이즈-사건편. 압생트, 악마의 유혹. MBC C&I. 315-319. 2016.
2. 김덕수, 임현술, 박성진. 러시아 선원에서 발생한 메탄올 중독증. 동국논집 2000;19:381-391.
3. 한규홍, 이지한, 하민석, 황정인, 민진홍, 박정수, 김훈, 이석우, 도현수. 술로 오인된 차량 유리 세정액 음독으로 인한 메탄올 집단 중독. 대한응급의학회지 2012;23(5):762-768.

만병통치약은 있을 수 없다

만병통치약(萬病通治藥)은 온갖 병을 치료할 수 있는 가상의 약이나 처방법을 의미한다. 그리스 신화에 나오는 의술의 신 아스클레피오스의 딸, 파나케이아(Panakeia)는 '모두 치료하는 자'라는 의미를 가지고 있다. 만병통치약은 파나케이아라는 이름에서 유래한 파나세아(panacea)라고 부른다.

MBC '신비한 TV 서프라이즈'에서는 1550년대 중세 유럽 최고의 명약으로 명성이 자자했던 무미야(Mumia)를 방영하였다. 중세 유럽에서는 무미야를 만병통치약으로 믿으며, 감기 및 상처 소독과 각종 질병에 사용하기 위하여 집집마다 구비하고 있었다. 하지만 무미야는 미라로 만들어졌다는 기록이 있다. 고대 이집트에서는 내장을 제거한 뒤 붕대로 시신을 단단히 감아 미라를 만들었다. 붕대는 여러 약품 처리가 된 것으로 주요 성분은 몰약이었다. 몰약은 아프리카와 아라비아 지방에서 자생하는 감람과 식물의 수피에 상처를 내어 채취한 천연 고무수지로 오래전부터 방부제로 사용되었다. 일찍감치 몰약 효능을 알았던 이집트인들은 시신 부패를 막기 위해 미라를 만들 때 사용했던 것이다. 이에 유럽에선 몰약이 잔뜩 스며든 붕대는 물론이고 미라를 약으로 사용하기까지 한 것이다. 미라를 약으로 사용한 기록은 고대 그리스에서도 발견된다. 그리스 약학자 디오스코리데스는 미라를 치료약으로 사용했다고 기술하였다. 12세기 알렉산드리아에서도 미라 가루를 다양한 질병에 사용했다. 이후 미라로 만든 무미야 인기가 치솟았다.

사람들이 미라를 약으로 썼던 이유는 몰약 그 자체보다 미라가 지닌 영혼 불멸 이미지에 관심이 있었기 때문이다. 사람들은 몰약보다 미라로 만든 무미야에 집착했다. 해마다 수백 톤에 달하는 이집트 미라가 유럽에 수입됐지만, 수요를 감당하기 힘들었다. 미라를 유통하는 전문 중개인까지 생겼다. 미라는 항상 부족하였고 전문 중개인들은 미라 공급을 위해 이집트에 도굴단을 보내 밀매까지 하며, 수단과 방법을 가리지 않았다. 그들은 이집트 근처 몰약나무와 미라 풍습이 있는 아프리카 인근 테네리페 섬까지 찾아갔다.

현지인들은 신성한 곳이라고 말렸지만, 도굴꾼들은 개의치 않았다. 동굴에는 엄청난 미라가 있었다. 도굴꾼들은 16세기 미라가 있는 동굴을 발굴하고 현지인을 매수, 협박해 수만 개의 미라들을 유럽으로 보내 가루로 만들었다. 그럼에도 불구하고 미라가 부족해지자 중개인들은 시체를 구해 직접 미라를 제조하기 시작하였다. 부랑자나 죄인의 시신, 병에 걸려 죽은 시신을 미라인 것같이 하며 가짜 무미야를 만들어 판매하였다.

가짜 무미야 때문에 부작용 또한 뒤따랐다. 1564년 프랑스 명의로 불렸던 의사 라퐁텐은 무미야의 부작용과 문제점을 알렸다. 하지만 무미야 인기는 시들지 않았다. 지금까지도 무미야 성분과 효능에 대해 정확히 밝혀진 바 없다. 하지만 무미야는 16세기부터 18세기까지 유럽 최고의 약으로 사랑받았다고 전해진다. 지금도 무미야의 주성분인 몰약, 치약, 건강식품 등 몰약제품이 판매되고 있다.

기원전부터 비소는 의학적 목적으로 사용되었다. 서양에서 가장 유명한 비소약제는 삼산화비소가 포함된 파울러물약(Fowler's solution, 1퍼센트 potassium arsenite, $KAsO_2$)이었다. 간질, 요통부터 피부병, 매독까지 모든 병에 처방된 만병통치약으로 19세기 빅토리아시대 대부분 영국 가정의 상비약이었다.

부작용이 얼마나 많이 발생하였을까? 파울러물약을 복용한 환자에게서 건선, 만성 습진 및 각화과다증(hyperkeratosis)과 피부암이 많았다고 보고되었다.

　파울 에를리히는 매독균을 사멸시킬 수 있는 화학요법제를 찾아내려고 노력하였다. 1910년 6백6번째로 합성한 비소화합물인 아르스펜아민이 매독균의 사멸에 효과가 있다고 발표하고 후에 살바르산으로 명명하였다. 사람에게 해가 없이 선택적으로 병원체만 죽일 수 있는 최초의 화학요법제가 개발된 것인데 유기 비소화합물이었으니 비소가 약재로서 가치가 있었다고 생각한다. 비소는 암 등의 질병 치료제로 널리 사용되었으며, 최근에는 급성골수성백혈병 치료제로 허가되었다.

　MBC '신비한 TV 서프라이즈'에서는 시계공장에서 라듐에 의하여 벌어진 의문의 사망사건을 다루었다. 야광시계를 만들면서 야광 원인인 라듐 때문에 팔이 저리고 살이 빠지며 혈색이 안 좋아지는 등의 증상을 보였다. 1924년 사망한 시계공장 여공들도 라듐물감을 칠한 시계를 만들다 사망한 것이다. 정교한 작업을 위해 라듐물감을 바른 붓을 입으로 뾰족하게 만들었는데 이 작업 속에서 라듐에 피폭됐다. 또 손톱에 라듐을 바르기도 하고 온몸에 라듐을 칠하면서 사망에 이르렀다.

　1932년 미국 뉴욕에서 백만장자 사업가 애번이 자택에서 싸늘한 시신으로 발견됐다. 사망 전부터 체중이 급격히 감소했고 턱이 썩고 입안에서 출혈이 발생하는 등 시계공장 여공들과 동일한 증상을 보이다 사망했다. 그는 집착에 가까울 정도로 몸을 챙겼지만, 갑자기 몸이 악화되어 사망하였다. 얼마 후 미국의 병리학자 해리슨 마틀런드는 사망 원인을 강장제 라디소어(Radithor) 때문이라고 밝혔다.

　라디소어가 라듐으로 만들어졌기 때문이라는 것이다. 라듐은 고위험 방사성 물질로 인체에 축적되면 빈혈과 출혈 등 위험에 처하게 된다. 당시 라듐은 신비의 물질로 불리며 일상생활에 광범위하게 사용되고 있었다. 1898년 퀴리 부부에 의해 발견된 라듐은 종양의 크기를 줄이는 효과가 있다는 사실이 알려지며, 기적의 물질로 불렸다. 라듐 생수부터 라듐 화장품, 내복이 선풍적 인기를 끌었다. 라듐이 만병통치약으로 여겨진 것이다.

1918~28년 미국 뉴저지에 위치한 베일리 라듐연구소는 새로운 활력과 에너지를 보장한다며 '라디소어: 인증된 방사성 물'이라는 제품을 출시하여 큰 수익을 올렸다. 증류수에 라듐 226과 라듐 228을 1마이크로 큐리씩 함유하여 라디소어라는 이름의 강장제로 판매하였다. 아름다운 피부, 끝없는 활력, 영원한 젊음, 각종 광고들은 라듐을 '빛나는 건강'이라고 외쳐댔다. 라듐 섭취는 햇살을 마시는 것에 버금가는 건강관리 비법이었다. 애번은 사망 전인 1928년에 주치의를 통해 라디소어를 알게 됐다.

라디소어를 만병통치약으로 믿고 마셨다. 1932년 사망 당시까지 그가 마신 라디소어는 1천4백 명에 달했다. 시신을 부검한 결과 장기는 피폭돼 있었으며 두개골에는 구멍이 뚫려 있었다. 그는 건강에 좋다고 믿고 라듐을 마신 후 라듐 중독증으로 사망한 것이다.

라듐은 방사성 붕괴를 되풀이하는 중에 생겨난 기체성 방사성 물질로 비활성기체의 일종인 새로운 원소인데, 이를 라돈이라고 명명하였다. 라돈도 방사성 물질이므로 노출되지 않도록 노력하여야 한다.

라돈 탕에서 라돈이 나온다면 피폭이 될 수 있으므로 이용하지 않아야 한다.

국내에서도 떠돌이 상인인 방물장수들이 사람들을 현혹시키기 위해서 한 가지 약으로 많은 병을 고칠 수 있다며 만병통치약을 선전하는 모습을 본 적이 있을 것이다. 약장수들이 원숭이나 차력사 등을 이용하여 볼거리를 제공하며, 만병통치약이라고 팔았다. 지금의 기준으로 보면 약이라고 부르기도 민망할 정도의 조악한 품질이지만, 구경하는 재미는 있었다. 만병통치약은 다른 사람들을 현혹시켜 물건을 팔려는 상술이 깔려 있다. 의학·약학적인 관점에서 만병통치약은 존재할 수 없다. 사람마다 몸 상태나 체질 등이 다르고, 여러 가지 질병이 있어 증상이 서로 반대로 나타나는 질병(예:고혈압-저혈압, 변비-설사)도 많으며, 약이라는 것은 필연적으로 부작용을 수반하기 때문에 한 가지 약이 모든 질병에 맞는 효과를 내기는 불가능하다. 따라서 '모든 질병에 효과가 있고 부작용이 없는' 만병통치약은 만들 수 없다. 앞으로 만병통치약에 현혹되지 않기를 바란다.

다양한 건강식품이 출시되고 건강에 좋다는 많은 영양제가 판매되고 있다. 특히, 비타민이나 오메가3와 같이 항산화 작용을 돕는 영양제는 암이나 심혈관계질환을 예방한다고 믿는 사람이 많다. 그러나 합성 비타민을 먹어도 질병 예방에 별다른 효과가 없으며 오히려 수명이 짧아진다는 연구 결과까지 있다. 천연 비타민도 연구 결과는 없지만, 그 효과나 부작용은 합성 비타민과 마찬가지일 것으로 추정하고 있다.

덴마크 코펜하겐대학병원 연구팀이 2000년대 초반 합성 비타민 복용과 질병 예방 효과를 다룬 세계적인 논문 68건(조사대상인원 23만여 명)을 분석한 비타민의 효과에 대한 연구결과를 발표하였다. 비타민A, 비타민E, 베타카로틴 등 합성 비타민을 꾸준히 먹은 사람은 그렇지 않은 사람보다 조기에 사망할 가능성이 더 높았으며, 세 종류의 비타민을 모두 먹은 사람들은 그렇지 않은 사람보다 사망 위험도가 5퍼센트 높았다. 비타민A만 먹은 경우에는 16퍼센트, 베타카로틴은 7퍼센트, 비타민E는 4퍼센트가 높았다고 한다.

사망 위험도 수치가 그리 크지는 않지만, 비타민이 이로울 줄만 알았던 사람들에게는 사망 위험을 높인다는 사실 자체가 충격으로 다가와 이 결과는 '코펜하겐 쇼크'라고 불리게 되었다. 비타민C는 사망위험도를 높이지도 낮추지도 않았지만 감기 등을 예방한다는 의학적인 증거 역시 관찰되지 않았다.

미국 의학한림원은 비타민C의 과다 복용이 이롭다는 근거가 부족하다고 지적하였다. 하루 1g 이상의 비타민C 과다 복용은 설사나 복통 등을 겪을 가능성이 크고, 드물지 않게 신장 결석이나 부정맥이 생길 수도 있다.

국내 국립암센터 암예방검진센터 연구팀이 1985년부터 2007년 사이 세계적인 논문집에 발표된 논문 31건을 분석하였더니 비타민 등 항산화제가 암 예방에 효과가 없으면서 오히려 방광암 발생 가능성이 1.5배가량 높았다고 발표하였다.

미국국립암연구소가 남성 29만5천여 명을 대상으로 5년 동안 추적 관찰해 물에 녹지 않는 성질을 지닌 지용성 비타민이 들어 있는 합성 비타민을 일주일에 7개 이상 먹으면, 비타민을 먹지 않은 사람보다 전립선암 발병 위험률이 30퍼센트나 높아졌다고 발표하였다. 여러 임상시험에서 담배를 피우는 사람이 합성 베타카로틴을 꾸준히 먹으면 오히려 폐암의 발생 가능성을 높인다는 보고도 있다. 한국 성인에게 비타민D 이외에 부족한 비타민은 없다고 한다. 비타민D도 보충하는 가장 좋은 방법은 햇볕을 쬐는 것이지만 그럴 수 없다면 먹어서 보충하여야 할 것이다. 비타민이나 항산화제를 먹거나 또는 과다하게 먹으면 해로울 수 있다. 부족하지도 않은데 더 먹을 필요는 없을 것이다. 많이 먹어도 모두에게 이로운 만병통치약은 절대로 없다. 현재 이롭다는 약물도 미래엔 해로운 약물로 판정날 수 있다.

건강한 생활습관을 유지하고 다양한 식품을 먹고 다양한 색깔의 자연식품을 채취해 되도록 빨리 먹는 것이 건강에 좋을 것이다. 질병이 생기면 정확한 진단을 받고 진단명과 그 원인을 파악한 후 효과가 입증된 약물을 적당량 처방받아 치료하여야 할 것이다. 약물보다 중요한 것은 그 질병의 위험요인을 제거하기 위하여 노력하는 것이다.

참고문헌
1. 김양중. 하루가 건강하면 평생이 건강하다. 책읽는수요일. 2013.
2. 정원식 옮김. POISON 독의 세계사. 도서출판 세경. 2011.
3. MBC 〈신비한 TV 서프라이즈〉 제작팀. 서프라이즈-사건편. 무미야, 중세 최고의 명약. 악마의 유혹. MBC C&I. 74-77. 2016.
4. MBC 〈신비한 TV 서프라이즈〉 673회 의문의 죽음. 2015년 7월 26일 방영
5. Mullner R. Deadly glow? The radium dial worker tragedy. APHA. 1999.

해독제를 잘 사용하자

적은 양을 섭취하거나 흡수하였을 때 화학작용으로 인체에 해로운 영향을 끼치거나 사망에까지 이르게 하는 물질을 독(毒, poison) 또는 독극물이라고 한다. 반대로 인체에 이로운 영향을 끼치는 물질을 약(藥, drug) 또는 약물이라고 한다. 독은 약의 반대어가 된다.

16세기 파라셀수스는 "독이 아닌 것이 어디 있는가? 모든 물질은 독이고, 독이 아닌 것은 없다. 독인지 아닌지는 오직 용량으로 결정한다"고 하였다. 동일한 물질이라도 양에 따라 독이 될 수도 있고 약이 될 수도 있으므로 독을 엄밀하게 규정짓기는 어렵다. 독을 독소(toxin)라고도 부른다. 독소는 화살 독을 의미하는 그리스어 톡시콘(toxicon)에서 파생되었다.

인류가 독을 사용한 역사는 길고 독을 치료한 역사도 길다. 위세척과 활성탄을 투여하는 일반적인 치료를 하면서 독의 종류를 파악하고 독성 기전을 밝혀 그 기전에 대응하거나 방해할 수 있는 해독제(antidote)를 투여하여야 한다. 대부분의 해독제는 독의 정확한 기전을 파악하여

특정한 독에 대응할 수 있는 특효약 형태로 사용한다. 수많은 독이 있지만 독과 싸우는 해독제는 많지 않다. 수은, 비소, 납 등 중금속은 킬레이트 시약(chelating agent)이라는 해독제를 사용한다. 킬레이트 시약은 중금속과 결합하여 수용성이며, 화학적으로 비활성 형태로 변환하여 인체에 해로운 작용 없이 배출시키는 물질이다

독에 중독되면 해독제를 사용하여야 하는 사실을 잘 알고 있지만 사용 경험이 없거나 해독제 자체가 없거나 정확히 알지 못하여 해독제를 효과적으로 사용하지 못하는 경우가 많다. 중독된 환자를 치료하면서 고민하였던 사례를 소개하고자 한다.

1978년 응급실에서 인턴으로 근무하고 있는데 10살 정도 어린이가 호흡마비로 방문하였다. 할머니가 결핵 치료에 도움이 된다고 복어를 먹여 손자가 호흡마비가 되었으니 복어 중독이었다. 앰브백을 이용하여 호흡을 시키고 있는데 레지던트가 와서 적당한 순간에 멈추라고 하였다. 그런데 호흡을 하지 않는 것을 제외하고 환자 상태가 너무 건강하게 보였다. 아쉬웠지만 의사 일손도 부족하여 적당한 시점에서 사망을 선고하였다. 후에 교과서를 탐독하여 보니 복어 중독은 호흡마비라고 기술되어 있었고 인공호흡만 잘 해주면 완전히 회복된다는 것이었다. 아! 인공호흡기로 호흡만 조절하였으면 살아날 수 있었을 텐데, 얼마나 후회가 되었는지 모른다. 다음 기회에 복어 중독 환자가 오면 최선을 다하겠다고 생각하였으나 그런 기회가 지금까지 오지 않았다.

요즘도 신문지상에서 복어 중독으로 사망하였다는 기사를 보는데 인공호흡을 조기에 시작하여 회복될 때까지 하면 살릴 수 있다고 생각한다.

항사독소(antivenin)는 대표적인 해독제이다. 독사에 물리면 안정을 취한 후 물린 부위를 절개하지 말고 알코올 이외 소독제로 소독 후 지

혈대를 사용하여 몸체 쪽으로 5~6cm 정도를 압박하고 25분 간격으로 반복적으로 압박을 풀면서 들것을 이용하여 의료기관으로 이송한다. 흡인은 15분 이내에 하면 독을 제거하는 효과가 있다. 독사에 물린 것이 의심되면 항사독소의 주입을 고려하여야 한다. 1988년 가정의학과 전공의 시절, 독사 교상 환자를 치료한 적이 있었다. 일반적 처지를 하고 나서 피부반응검사 후 음성이어서 항사독소를 주사하였다. 병원에 보유하고 있는 항사독소 양이 적었고 가격이 비싸서 충분히 줄 수 없었다. 환자는 1달 이상 투병하다가 신부전과 합병증으로 사망하였다. 독사 독과 항사독소 중 어느 것이 사망 원인인지 파악하기 어려웠다. 1981년 보건소장으로 근무할 때 보건지소에 항사독소가 없다는 기사가 게재되어 대책을 세우라는 상부의 지시로 보건지소에 1~2개의 항사독소를 보관하도록 하였다. 이 정도 양은 치료 효과도 보지 못하고 부작용만 유발할 것 같았다.

항사독소는 과민증, 혈청병으로 급성신염이 발생할 수 있다. 피부반응검사가 음성이어도 과민증이 발생할 수 있다. 항사독소는 신중하게 사용하여야 한다. 뱀의 종류에 맞는 항사독소를 적절한 양으로 사용하면서 부작용을 모니터링하며 적절히 대처하여야 한다.

농약중독 시 유기인제 살충제인 경우 해독제로 무스카린성 길항제인 아트로핀(atropine)과 효소 활성을 재생시키는 프랄리독심(pralidoxime)을 사용한다. 프랄리독심은 주사제와 정제(파무정), 두 종류가 있다. 과민증이 있거나 40kg 미만의 어린이에게는 투여하면 안 된다. 중증인 경우에는 아트로핀을 주사한 후 이 약을 투여하여야 하며, 중독시점으로부터 36시간 지난 후에 투여하는 것은 효과가 거의 없다. 더구나 카바메이트계 살충제 중독에는 해독작용이 없다. 과거 농협을 통하여 파무정을 무상으로 공급하여 왔다. 농민들의 건강을 지키기보다 오·남용되어 건강을 해쳤을 가능성도 있다. 현재 약사법상 전문의약품으로 구분되어 의사의 처방 및 전문의약품 취급 자격이 있어야만 취급이 가능하며 농협에서 무상 공급하는 것은 법적으로도 저촉이 된다.

가치 있게 해독제를 사용한 경우를 소개하겠다. 필자가 불산 화상에 대한 해독제를 국내에서 처음으로 사용한 것이다. 치료제는 불산 연고와 글루코산칼슘(calcium gluconate) 주사액, Lido Hyal®{hyaluronidase(히알루로니다아제) 25IU와 2퍼센트 lidocaine(리도카인) 혼합액} 주사액이었다. 불산 연고에는 칼슘이 포함되어 있어 불산과 칼슘이 결합하여 더 이상 피부에 침투하지 못하게 하는 불산 해독제였고 히알루로니다아제 주사액은 글루코산칼슘을 주사 시 이로 인한 조직 괴사 방지용으로, 리도카인은 마취효과로 동통을 감소시킬 목적으로 사용하였다. 이러한 치료법은 전국으로 소개되어 2012년 9월 27일 경북 구미시에서 무수불산 8톤이 가스 상태로 누출되었을 때 해독제를 이용하여 치료하는 계기가 되었다.

순천향대학병원 내과에서 파라쿼트 중독에 대하여 산소 라디칼을 줄이는 방법을 사용하여 생존율을 높였다고 보고하였다. 파라쿼트 중독은 산소중독에 의한다. 그러므로 산소는 독이 될 것이다. 파라쿼트 중독 환자는 사망할 때 자신에게 독인 산소 공급을 받으며 죽는다고 이야기한 적이 있는데 기전에 맞는 치료법을 개발하여 사용하는 것은 가치가 있다.

고둥은 타액선에 테트라민이라는 독을 함유하고 있다. 테트라민은 가열하여도 불활성화되지 않기 때문에 고둥 섭취 전 타액선을 제거한 후 섭취하여야 한다. 중독 시 30여 분부터 두통, 흐려 보임, 현기증, 오심, 구토 등이 발생한다. 이러한 증상은 비교적 가볍고 테트라민 자체가 우리 몸에서 빨리 배출되기 때문에 수액 처치만으로 수 시간 이내에 회복하며 사망하는 경우는 거의 없다. 그런데 이러한 사실을 모르고 병원 응급실을 방문하면 신경계 질환을 의심하여 다양한 검사를 받게 되어 의료비가 낭비될 것이다. 고둥을 섭취한 후 집단적으로 증상이 발생하여 응급실에서 여러 검사를 실시하는 중 정상으로 회복되어 퇴원하였다는 기사를 본 적이 있다.

의사가 생명을 살릴 수 있는 곳 중에 응급실이 가장 중요하다. 과거 응급실에서는 인턴과 레지던트가 처치를 결정하고 있었다. 가장 중요한 곳이 전공의 영역에서 관리되고 있어 응급실에서 근무하는 의사가 되기를 원한 적이 있었다. 특히 해독제가 오·남용 되고 있는 현실에서 해독제를 제대로 쓰고 싶었다. 응급실에 해독제 구급함을 만들어 다양한 해독제를 구비하고 중독 환자가 오면 최신의 해독제를 가지고 좋은 치료를 하고 싶었으나 나이가 들고, 필자가 하고 싶은 일들이 있어 하지 못하였다. 그 후 응급의학과 전문의 제도가 생겨 너무나 다행이다. 입원 환자 중 진단 미상 환자를 정확히 진단하는데 일조를 하고 싶었다. 이 꿈도 너무 바빠서 이루지 못하였다고 위안을 삼는다.

미국 독극물관리센터협회(AAPCG; American Association of Poison Control Centers)는 1958년에 설립된 미국의 자발적 보건단체로 55개 독극물관리센터로 구성되어 있다. 각 센터는 중독을 예방하고, 교육을 제공하고, 과학적 연구를 수행한다.

또한 약물, 환경 이벤트, 식물·동물, 가전제품이나 독소에 노출된 사람 들을 치료한다. 협회는 국립 독극물 데이터시스템을 유지하고, 독극물 정보를 제공하고, 감시체계를 운영하고 있다. 2000년 미국에서 독극물관리센터협회와 Capital Poison Center를 방문하였다. 운영 방법과 해독제를 파악하고자 하였다. 해독제는 어떤 것이 있는지 물으니 잘 모른다고 하여 여러 번 물으니 매년 관리한 독극물 데이터가 논문으로 발표되는데 제공한 치료제가 표로 나와 있어 참조하면 된다는 답변을 들었다. 너무 간단한 것을 알려고 그렇게 노력하였다니 민망한 감이 있었다. 방문 후 우리나라에서도 반드시 필요한 조직이라고 확신하였다.

2015년 11월 26일 고려대학교 환경의학연구소와 보건대학원이 공동 주최하여 태평양지역 국가중독센터 국제 심포지엄을 열었다. 세계보건기구와 세계 각국의 국가중독센터 운영 현황과 그 성과에 대하여 알아보고, 우리나라 국가중독센터 설립의 필요성과 그 방안에 대한 심도 있는 토론이 이루어졌다고 한다. 고려대학교 환경의학연구소 최재욱 교수에 의하면, 2015년 현재 국가중독센터는 세계 90개 국에 2백79개가 설립되어 운영되고 있으며, 일본, 중국, 베트남 등 동아시아 지역에서도 중독 관리 및 정보 제공을 위한 활발한 활동을 하고 있지만 우리나라에서는 아직까지 국가중독센터가 설립되지 못하고 있는 실정이라고 한다.

모든 질병의 진단이 중요한 것과 같이 독극물 중독의 진단도 중독된 상황을 파악하는 것이다. 그리고 무엇에 중독되었는지 원인을 알아야 한다. 중독 원인과 성분 및 그 기전을 알고 독의 성분에 따른 해독제를 파악하고 부작용과 적응증을 알아야 한다. 필요시 해독제를 사용하여야 한다. 해독제를 사용할 때는 신중하게 사용을 결정하고 적절한 양을 사용하면서 부작용을 모니터링하고 발생 시 대처하여야 한다. 의료기관은 각종 해독제를 구비하여 적절할 때 사용하여야 할 것이다.

해독제를 개발하기 위하여 노력하여야 할 것이다. 독극물 작용을 이용하여 치료제를 개발하기 위한 노력도 이루어지고 있다. 주름 제거와 만성 편두통 치료에 사용하는 보톡스나 봉독요법 등이 대표적이다. 요즘에도 독버섯을 먹거나, 말벌 침에 찔리고, 독사에 물려서 사망하였다는 기사가 나오고 있다. 독극물 중독을 예방하기 위하여 개인 및 사회가 같이 노력하자. 이를 위하여 우리나라에 되도록 빨리 국가중독센터가 설립되기를 기대한다.

참고문헌

1. 김성중, 중독백과. 군자출판사. 서울. 1998
2. 배근량, 정해관, 임현술. 피부노출에 의한 유기인제 중간형 증후군 1례. 대한산업의학회지 2004;16(3):329-335
3. 오성환, 민영선, 임현술. 고등 섭취 후 발생한 테트라민 중독 증례. 동국의학 2005;12(1):75-81
4. 임현술, 정해관, 김지용. 불산 제조업체에서 발생한 불산화상에 관한 조사연구. 예방의학회지 1993;26(4):587-598
5. 정원식 옮김. 독의 세계사. 도서출판 세경. 2012
6. Institute of Medicine. Forging a Poison Prevention and Control System. The National Academies Press, Washington, DC. 2004
7. Mowry JB, Spyker DA, Brooks DE, McMillan N, Schauben JL. 2014 Annual Report of the American Association of Poison Control Centers' National Poison Data System (NPDS): 32nd Annual Report. Clin Toxicol (Phila) 2015;53(10):962-1147
8. Turkington C. The Poisons and Antidotes Sourcebook, 2nd edition. Checkmark Books, 1999

히스타민 어류 중독을 아십니까?

히스타민 어류 중독을 아는가? 우리나라에서 많이 발생하고 있지만 알레르기 등 다른 질병으로 진단되고 있을 가능성이 높아 이를 소개하고자 한다.

식품 알레르기(food allergy)는 식품 섭취 후 발생하는 이상반응 중 면역 반응에 의해 일어나는 경우를 일컫는다. 알레르겐으로 작용하는 특정 식품을 섭취하면, 식품 알레르겐에 자극이 되어 특이 IgE 항체를 생성한다. 이 항체는 혈액 중에서 호염기성백혈구 및 비만세포와 결합하여 히스타민(histamine)과 같은 다양한 물질을 배출하여 알레르기 증상을 일으킨다. 식품 알레르기가 아니면서 나타나는 다양한 증상을 식품 불내성(food intolerance)이라고 하며, 중독 식품의 대사반응 및 설명할 수 없는 식품의 이상반응 등 여러 가지 유형이 있다. 중독은 독소를 포함하는 식품을 섭취할 때 발생한다.

생선에 포함된 단백질인 히스티딘(histidine)이 부패하거나 발효하여 탈탄산작용이 일어나면 히스타민이 된다. 이를 섭취하는 경우에 알레르기와 유사한 증상이 생기는데 대표적인 경우가 히스타민 어류 중독(histamine fish poisoning)이다. 대개 상한 등푸른생선류(특히 고등어류)를 섭취하고 발생하는 경우가 많아 고등어류 중독(scombroid poisoning)이라고도 부른다. 이 중독은 적절히 냉동 처리되지 못한 생선이 세균에 감염되어 생긴 독소로 인해 발생하는 급성 중독 질환이다.

발효식품은 변질되기 쉬운 식품원료를 저장하는 수단이다. 우리나라의 전통적인 발효식품은 장류와 김치류가 있으며, 수산발효식품은 젓갈과 식해가 있다. 젓갈은 주재료에 따라 살점이 많은 새우젓, 멸치젓, 조개젓과 내장 또는 생식소 재료로 이뤄진 창난젓, 명란젓, 대구알젓으로 분류한다. 액젓은 젓갈과 동일하지만 숙성기간으로 구별된다. 젓갈은 2~3개월 숙성 발효시켜 재료가 분해되지 않은 상태에서 식용하며, 액젓은 6~24개월 장기간 숙성 발효시켜 만든다. 젓갈과 달리 액젓은 맛과 향이 뛰어나 김치뿐만 아니라 양념이 적게 들어가는 요리에 주로 이용된다. 대표적으로 멸치 액젓과 까나리 액젓이 있다. 최근 발효식품의 유익한 측면과 해로운 측면에 대한 논란이 있다.

장류와 젓갈과 같은 발효식품은 제조 과정에서 바이오제닉 아민(biogenic amines, BAS)이 많이 생성된다. 바이오제닉 아민은 단백질을 함유한 식품이 부패하거나 발효, 숙성과정에서 유리 아미노산이 미생물의 탈탄산작용으로 생성되는 물질로서 구조상 지방족 방향족 헤테로 고리구조 등을 가진 형태로 인체 및 동물 체내에서 중추신경의 신경전달물질 또는 혈관계 조절에 관여하는 필수 성분의 하나이며, 과량 섭취시 히스타민 어류 중독을 유발한다. 수산 발효식품의 하나인 까나리 액젓을 섭취한 후 부식성 위염 사례가 보고된 적이 있다.

까나리는 우리나라 연안과 일본, 알레스카의 연안 모래 바닥에 서식하는 농어목 까나리 과의 바닷물고기로 분류학적으로 양미리와 다른 종이지만 강원도에서는 양미리라고도 한다. 까나리 액젓으로 널리 알려져 있으며, 약산성이며 숙성 시간에 따라 성분이 달라진다. 까나리 액젓은 까나리를 선별하여 소금과 1:1 비율로 섞고 1년 이상 발효시킨 후 액젓만 받아 내린 것으로 양념으로 사용한다.

까나리 액젓은 발효 과정에 의해 바이오제닉 아민을 포함하고 있다. 바이오제닉 아민을 섭취하게 되면 신경계나 혈관계를 자극할 수 있고, 식품 알레르기 및 히스타민 어류 중독의 원인이 되기도 하며, N-nitrosamine과 같은 강력한 발암물질로 전환될 수 있는 잠재성을 갖고 있다.

바이오제닉 아민류에는 히스타민과 티라민(tyramine)이 포함되어 있다. 티라민은 야채나 고기를 숙성, 발효 또는 훈제하거나 부패할 때 많이 생성된다. 히스타민은 고등어, 참치, 참다랑어, 가다랑어, 농어, 갈치 등 고등어류의 가공 과정이나 보관 중에 생성될 수 있다. 또한 블루피시, 청어, 멸치, 백상어, 정어리 등 고등어류 생선이 아니어도 생성될 수 있다.

고등어류 중독이 발생하기 위해서는 생선의 근육에 히스티딘이 있어야 한다. 분해효소인 히스티딘탈탄산효소(histidine decarboxylase)를 생성하는 미생물이 있고 시간과 온도 조건이 적절하여 분해 산물(히스타민 포함)이 생성되고 축적되어야 한다. 국내에서는 과메기, 젓갈류, 자반고등어 등의 가공, 보관 과정 중에 발생할 가능성이 높다. 원래 히스타민이 많았던 고등어나 꽁치는 자반고등어나 과메기로 가공하는 과정에서 히스타민 함량이 더욱 증가한다. 히스타민 함량이 200mg/kg 이상되면 식중독 위험이 커지는데, 시판 자반고등어나 과메기를 수거해서 히스타민 함량을 측정한 결과 일부 제품에서 위험 수준 이상이었다는 보고들이 있다.

저자가 경험한, 까나리 액젓 섭취 후 발생한 히스타민 어류 중독의 한 가지 예를 소개하고자 한다.

부산에 거주하던 평소 건강하고 특이 알레르기가 없었던 18세 남자 대학생이 모 대학교 수련 모임으로 2015년 4월 4일 경상북도 경주를 방문하였다. 당일 내원 50분 전 레크리에이션 과정에서 게임벌칙으로 까나리 액젓을 200ml 섭취하였다. 섭취 후 20분이 지나 목 주위부터 전신으로 퍼지는 붉은 발진과 심한 소양감이 있어 17시 20분 경 대학병원 응급실을 방문하였다. 내원 당시 오심과 복통, 경미한 흉부압박감과 호흡 곤란을 호소하였다. 신체검사에서 흉부 청진 상 폐음은 정상이었고 복부 청진 상 장음이 항진되어 있었다. 혈압은 수축기 90mmHg, 확장기 60mmHg로 저혈압이었고 맥박 수는 분당 1백44회로 빈맥 소견을 보였다. 호흡과 체온은 정상이었다. 검사실 소견 상 일반혈액검사에서 백혈구가 11.34×10d(참고치 3.3-107x103/ul)로 약간 증가하였고 동맥혈가스분석에서 pH가 7백29(참고치 38-744)로 산성이었다. 환자는 내원 후 수액 처치와 심전도 모니터링을 시행하면서, 항히스타민제와 진경제를 투여하였다. 내원 3시간 후 전신 붉은 발진, 소양감, 오심 및 복통 증상이 호전되고 혈압은 수축기 110mmHg, 확장기 70mmHg, 맥박 수는 분당 92회로 정상 소견을 보여 퇴원하였다.

히스타민 어류 중독은 섭취 후 몇 분에서 몇 시간 내에 발병하고 4~6시간 지속된다. 안면 홍조 및 부종, 입 속 화끈거림과 수포, 발진, 소양증과 두드러기, 두통, 어지러움과 빈맥, 구역, 구토 및 설사 복통, 호흡 곤란 및 천명음(호흡음)이 나타난다. 심하면 심한 천명과 저혈압이 나타나며, 심장 질환 등 기저질환이 있을 때는 사망할 수도 있다.

이런 증상들은 알레르기 반응과 유사한데 둘 다 히스타민 수치가 높아져 발생하기 때문이다. 티라민 섭취 시 혈관수축, 편두통, 고혈압 등의 증상이 나타날 수 있다. 진단은 원인 식품의 히스타민과 푸트레신(putrescine), 카다베린(cadaverine) 같은 화학물질을 검사하여야 한다. 치료는 항히스타민제로 쉽게 치료할 수 있고 예후도 좋다. 히스타민 H2 수용체 길항제인 시메티딘(cimetidine) 정맥주사로 치료한 보고가 있다.

이 사례는 까나리 액젓을 섭취한 후 20분이 지나 급성 증상이 발생하여 전신 붉은 발진, 소양감, 오심, 복통, 흉부 압박감 및 호흡 곤란을 호소하였고 저혈압과 빈맥 소견까지 보여 히스타민 어류 중독이라고 추정하였다. 까나리 액젓을 다루면서 상온에서 일정 시간 보관하였을 가능성이 높아 히스타민의 농도가 더 증가하였을 것이다.

많은 양의 까나리 액젓을 섭취한 후 급성으로 알레르기 유사 증상이 발현하였고 항히스타민 투여로 빠르게 회복된 점을 감안하여 히스타민 어류 중독으로 진단할 수 있었다. 그러나 생선에 함유된 히스타민 등의 화학물질을 검사하지 못한 한계가 있다.

히스타민은 50mg/kg 이하면 안전하고 50-200mg/kg은 독성을 나타낼 가능성이 높으며 200-1,000mg/kg은 거의 독성이 나타나며, 1,000mg/kg 이상은 독성이 나타나 안전하지 않다. 이러한 기준에 의하면 우리나라에서도 히스타민 어류 중독이 발생할 가능성이 높다. 국내에서 시판되고 있는 액젓의 바이오제닉 아민의 일종인 히스타민을 측정한 결과 멸치 액젓은 평균 496.2mg/kg, 까나리 액젓은 평균 377.4mg/kg이라는 보고가 있다.

히스타민에 대해 국제식품규격위원회(Codex)를 비롯한 유럽연합(EU) 등 일부 국가에서 어육 및 가공어육제품에 대해 100-200mg/

kg 이하를 권장하고 있다. 미국은 가다랑어 및 참치 통조림에 대해 500mg/kg 이하로 규정하고 있다. 프랑스의 2013년도 검시계획에는 캔에 포장된 참치, 고등어, 정어리와 효소를 이용해 숙성시킨 제품에 대한 검사가 추가되며, 히스타민뿐만 아니라 카다베린, 푸트레신, 티라민에 대한 오염농도를 검사한다고 한다. 식품의약품안전처는 등푸른생선에 대한 안전관리를 강화하기 위해 2012년 히스타민 기준을 신설한 바 있다. 고등어, 참치, 연어, 꽁치, 청어, 멸치, 삼치, 정어리 등을 어육 살이나 필렛 등으로 단순처리(냉동·염장·통조림·건조·절단)할 경우 히스타민 기준은 200mg/kg을 초과하면 안 된다.

히스타민에 의한 건강장해가 나타나는 과정은 두 가지가 있다. 첫째, 고농도의 히스타민이 포함된 식품을 섭취하는 경우이다. 둘째, 히스타민 섭취는 증가하지 않았지만 히스타민 분해 능력이 저하되어 히스타민이 증가하는 경우이다. 유전적인 요인, 위장관계 질환, 알코올이나 약에 의해 이차적으로 DAO(diamine oxidase)의 활성도가 저하되어 히스타민 분해 능력이 감소할 수 있다.

히스타민 어류 중독은 증상이 경미하고 회복이 잘 되지만 진단을 하여야 하는 이유가 있다.

첫째, 노인이나 심장병 등 기존 질병이 있으면 심각한 상황에 처할 수 있다.

둘째, 공중보건학적으로 식품 관리와 관련되고, 생선을 위생적으로 관리하여 히스타민 농도가 낮으면 새로운 발생 및 유행을 예방할 수 있다.

셋째, 히스타민 어류 중독을 생선 알레르기로 진단을 받아 그 생선을 평생 먹지 못한다면 큰 손해일 것이다.

넷째, 알레르기의 치료제인 아드레날린으로 치료하면 효과가 없어 정확한 진단이 필요하다. 미국, 영국 등 여러 나라에서 보고되고 있지만 우리나라에서 보고가 없었던 이유는 특별히 이 질병을 의심하지 않고 일반 식중독으로 치료하기 때문일 가능성이 높다. 앞으로 정확히 진단하기 위하여 노력하여야 한다.

어려서 고등어 알레르기라고 진단을 받았지만 성인이 되어 고등어를 먹어도 알레르기가 없다고 하는 사람은 과거 히스타민 어류 중독일 가능성이 높다. 생선이나 액젓에 히스타민이 생기면 이를 냉동시키거나 요리하거나 훈제하거나 절이거나 끓이거나 어떠한 방법으로도 히스타민 수치를 낮출 수 없다. 그러므로 수치가 증가하지 않도록 예방을 하여야 한다. 고온에서만 미생물에 의하여 히스티딘이 히스타민으로 변하므로 바다에서 생선을 잡는 순간부터 영하로 유지하면서 보관하여야 한다. 생선의 히스타민 정상 수치는 0에 가깝고 500mg/kg을 초과하면 위험하다고 간주해 판매를 금지시킨다. 히스타민이 다량으로 함유되었을 가능성이 높은 발효식품에 대하여 히스타민 농도를 낮추기 위하여 철저한 관리를 하여야 할 것이다. 생선을 안전하게 관리하면 질적으로 향상되어 국내 판매도 잘 되고 수출도 크게 증가할 것이다.

참고문헌

1. 정인성, 김재수. 까나리 액젓의 섭취 후 발생한 부식성 위염 1예. 대한소화기내시경학회지 42(6):366-368, 2011
2. 조너선 에드로 지음. 위험한 저녁식사. 이유정(역), 모요사, 고양. p177-193, 2013
3. 최정태, 임현술. 까나리 액젓을 섭취 후 발생한 히스타민 어류 중독 1예 동국의학;22(2):49-54

5

농어민병

중증열성혈소판감소증후군

올해 4월 말 중증열성혈소판감소증후군 첫 환자가 발생했다. 중증열성혈소판감소증후군은 2009년 중국에서 최초로 발생 보고된 신종 바이러스 질환이다. 국내에서는 2013년도에 최초로 보고되었으며, 임상증상은 38℃가 넘는 발열이 발생하며 이후 설사 및 구토와 같은 소화기계 증상이 나타난다. 중증일 경우 말이 어눌해지거나 의식저하와 같은 신경학적 증상이 발생한다. 작은소참진드기(Haemaphysalis longicornis)라는 참진드기(tick)에 물려 감염되며 물리고 1~2주 후에 증상이 발생할 수 있다. 증상이 발생한 후에는 특별한 치료제가 없으나 조기에 진단하여 증상에 따른 적절한 내과적 치료를 받는 것이 도움이 된다.

2013년도에는 중증열성혈소판감소증후군 환자 36명이 보고되었으며 이 중 17명이 사망하여 사망률은 47.2퍼센트로 높았다. 하지만 외국에서 보고된 중증열성혈소판감소증후군 사망률과 국내에서 가벼운 증상으로 보고되지 않은 환자들까지 고려할 경우 실제 사망률은 10퍼센트 미만으로 추정된다. 진드기가 활동하는 따뜻한 시기인 4~10월 사이, 특히 5~8월에 주로 환자가 발생한다. 작은소참진드기와 접촉할 가능성이 높은 밭이나 과수원에서 일하는 농업인에게서 주로 발생하며 고령인 경우가 많다.

작은소참진드기는 전국적으로 분포하며 우리나라에서 서식하고 있은 진드기 중 가장 흔한 종으로 주로 수풀이나 나무가 우거진 곳에서 산다. 크기는 2~3mm로 좁쌀 정도이나 흡혈을 한 후에는 크기가 3~4배 정도 커져 눈으로 확인할 수 있다. 피부에 단단히 부착되어 수일간 흡혈을 하며, 감염된 진드기가 흡혈하는 과정에서 중증열성혈소판감소증후군 바이러스가 사람에게 침입하여 환자가 될 수 있다.

중증열성혈소판감소증후군에 걸리지 않기 위해서는 무엇보다 진드기에 물리지 않도록 노력하는 것이 중요하다. 농작업을 포함한 야외활동 때에는 되도록 긴 바지와 긴 셔츠를 착용하고 피부가 드러나지 않도록 양말에 바지를 넣어야 한다. 풀밭 위에 옷을 벗어두거나 눕지 않아야 하며 풀밭에 앉을 때에는 돗자리를 사용하여 진드기에 물리지 않도록 노력하여야 한다. 작업복은 일상복과 구분하여 사용하여야 하며 옷이나 노출되는 피부에 해충 기피제를 사용하는 것이 도움이 된다.

귀가 후에는 옷을 세탁하고 목욕을 해야 하며 진드기가 몸에 있는지 주의 깊게 관찰하여야 한다. 진드기에 물린 뒤에는 발열, 설사 및 구토와 같은 증상이 발생하는지 확인할 필요가 있으며, 진드기에 물린 것을 기억하지 못하더라도 진드기가 있음직한 환경에 노출된 적이 있으면서 위와 같은 증상이 발생할 경우 병의원을 방문하여 진단과 치료를 받도록 한다.

전국에 분포하는 작은소참진드기를 검사한 결과 0.5퍼센트 내외에서 바이러스를 가지고 있는 것으로 보고되어 진드기에 물렸다고 하더라도 실제 중증열성혈소판감소증후군에 걸릴 확률은 낮다. 하지만 중증열성혈소판증후군에 걸릴 경우 사망하는 경우가 많고 특별한 치료제가 없다. 따라서 진드기에 물리지 않도록 예방수칙을 철저히 지켜야 하며 물린 이후에는 적절한 진단과 치료를 받는 것이 중요하다.

(2014년 5월 14일)

농업인의 날과 감염병

매년 11월 11일은 농업인의 날로 오랜 역사를 가진 우리나라의 농업을 되돌아보고 먹을거리를 책임지는 현재의 농업인들에게 감사를 표하는 의미로, 또한 농민들의 긍지와 자부심을 고취시키고 농업의 중요성을 되새기기 위해 정해진 법정기념일이다. 농민은 흙에서 나서 흙을 벗 삼아 살다가 흙으로 돌아간다는 의미에서 흙(土)자가 겹친 토월토일(土月土日)을 상징했으며, 이를 아라비아 숫자로 풀어쓰면 11월 11일이 된다. 또한 이 시기는 농민들이 한 해 농사를 마치고 쉬면서 즐길 수 있는 좋은 때이다.

우리나라 농촌은 1960년대 이후 급속한 산업화와 경제개발의 영향으로 농촌 인구의 도시 이동이 급격히 증가해 농촌 인구가 빠르게 감소하였고 농촌 인구의 고령 문제가 심각하다. 농업인은 야외 활동이 잦아 다양한 감염병에 노출되기 쉬운 고위험군이다. 특히 고령의 농업인은 면역력이 저하되어 감염병이 발생하기 쉽고 감염되면 후유증이 더 발생하고 치사율이 높아 각별한 주의가 필요하다.

가을철(9~11월)에 농업인은 쯔쯔가무시증, 신증후군출혈열, 렙토스피라증에 감염되기 쉽다. 쯔쯔가무시증은 쯔쯔가무시균에 감염된 털진드기에 물려 발생한다. 이를 예방하기 위해서는 긴 옷으로 피부를 보호하고 기피제로 처리한 작업복과 토시를 착용, 풀밭 위에 옷을 벗어놓거나 눕는 행동을 삼가고 쉴 때는 돗자리를 사용해야 한다. 작업 후에는 작업복을 세탁하고 샤워보다는 목욕을 하는 것이 좋다.

신증후군출혈열은 쥐의 배설물에 있던 한탄바이러스와 서울바이러스가 공기 중에 떠다니다가 호흡기를 통해 감염된다. 쥐나 쥐의 배설물과 접촉하지 않도록 노력하는 것이 중요하다. 신증후군출혈열은 예방백신이 있어 쥐와 접촉할 가능성이 높은 농업인은 가까운 보건소를 찾아 접종하는 것이 좋다.

렙토스피라증은 쥐나 가축(소·돼지·개 등)의 소변에 존재하는 렙토스피라균에 의해 발생하며, 이들 소변에 의해 오염된 물 또는 축축한 토양에서 피부를 통해 감염된다. 위험작업으로는 태풍 및 홍수 후에 벼 세우기, 추수기에 벼베기 등이 있다. 렙토스피라증을 예방하기 위해서는 젖은 곳에서 농작업을 할 때는 장화, 장갑, 작업복과 같은 보호구를 착용해 피부 노출을 최소화해야 한다.

농업인들은 다양한 감염병에 노출되기 쉬운 고위험군인데 이에 대한 인지도는 낮다. 농업인의 날을 맞아 감염병을 예방하기 위한 교육과 홍보를 강화해 감염병으로부터 농업인의 건강을 지키고 행복한 농촌사회를 이룩하자. (2015년 11월 9일)

사람 브루셀라증

브루셀라증은 브루셀라균 속 세균에 의해 감염된 동물로부터 사람이 감염된다. 사람이 감염되면 브루셀라증, 동물이 감염되면 브루셀라병이라고 부른다. 인체에 감염을 일으키는 브루셀라 종은 여러 가지가 있다. 주로 소, 돼지, 염소, 양 등에 의해 감염된다.

질병관리본부의 발생현황에 따르면 브루셀라증은 2014년 전국 17명, 경북 4명, 2015년은 10월 22일까지 전국 27명, 경북 7명의 환자가 발생해 증가 추세에 있다.

전파경로는 다양하다. 결막, 흡입, 상처 난 피부 등을 통해 감염될 수 있다. 사람 간 전파는 드물지만 성 접촉, 수직감염(분만, 출산, 수유 등), 수혈, 장기이식 등으로 감염될 수 있다. 날고기나 소독하지 않은 우유 및 유제품을 소비할 때 위험이 증가한다. 고위험군은 가축과 부산물을 다루는 축산업자, 수의사 및 도축업 종사자들이다. 의료인은 오염된 구토물, 조직액 및 혈액을 취급하면서 감염될 수 있으며 실험실 종사자들도 감염이 될 수 있다.

잠복기는 다양하고 5일부터 5개월이지만 보통 1~2개월이다. 증상이 없는 경우도 있으며 있어도 비특이적으로 열, 오한, 발한, 두통, 근육통, 관절통 등이 흔하다. 열은 아침에는 정상이고 오후나 저녁에 고열이 날 수 있다. 적절히 치료하지 않는다면 몇 개월 내지 수년에 걸쳐 만성적인 경과를 보인다. 합병증은 골관절, 심혈관계, 호흡기계, 위장관 및 간·담도계, 비뇨기계, 중추신경계 등 다양한 장기에서 염증이 생길 수 있다.

예방 방법은 가축에서 박멸이 가장 중요하다. 새로운 소를 구입할 때에는 브루셀라병 검사 증명서를 확인하고 구입 후에는 일정기간(30일 이상) 격리 사육하면서 가축방역기관에서 검진을 받아 병이 없을 때 합사해야 한다. 인공수정을 할 때는 사용 기구를 철저히 소독해야 한다. 유산·조산·사산을 한 소는 즉시 격리하고 브루셀라병 검사를 의뢰한다. 유산한 장소, 유산 태아 및 태반, 후산물은 소독 후 소각 및 매몰 처리해야 한다. 소 분만 작업을 할 때는 보호장구(특히 보호안경, 마스크)를 착용한다. 보호 장화는 축사 내에서만 착용해야 교차오염을 방지할 수 있다. 축사는 매주 1회씩 소독을 하도록 한다. 날고기를 먹지 않도록 하며 우유와 유제품을 살균한다. 고위험군을 중심으로 교육과 홍보를 하고 발열 시 다른 열성 질환과 감별진단을 실시하며 열이 지속될 경우 브루셀라증 여부를 확인해야 한다.

제3군 감염병이므로 환자나 의심환자는 보건당국에 신고해야 한다. 브루셀라증(병)의 예방수칙을 잘 지켜 자신과 가축의 건강을 지키자.

(2015년 11월 22일)

큐열

'의문(Query)'의 앞 철자를 따서 명명된 큐열(Q열)은 급성 열성질환을 일으키는 인수공통감염증이다. 리케차속(Rickettsiae)에 속하는 콕시엘라 버네티(Coxiella burnetii)가 원인균이다. 질병관리본부의 발생현황 보고에 따르면 전국적으로 2014년 11명, 2015년 12월 7일까지 30명이 발생해 작년에 보다 거의 3배 정도 증가, 관심을 집중해야 하는 질병이다.

큐열의 병원소는 소, 양, 염소, 야생동물 등이다. 감염경로는 주로 감염된 태반조직이나 양수, 그밖의 감염된 동물의 분비물을 공기 흡입해 감염된다. 균을 포함한 공기는 수 km 거리까지 바람에 의하여 날려갈 수 있다. 감염된 동물과 직접 접촉이나 오염된 물건을 통한 간접 접촉에 의한 감염도 가능하다. 감염된 소의 생우유나 오염된 음식을 섭취해 감염되는 경우도 있다. 고위험군은 감염된 동물과 접촉할 기회가 많은 수의사, 축산물 가공업자, 목장 종사자, 축산업자, 도축업자, 실험실 근무자 등이다. 국내에서는 고위험군 이외 사람들에게 감염된 경우가 많다.

큐열의 잠복기는 대개 2~3주이다. 감염된 사람의 50퍼센트에서 증상이 발생한다. 감염에서 회복되면 평생면역을 갖게 된다. 임상경과는 급성 큐열과 만성 큐열로 분류된다. 급성 큐열은 대부분 갑작스런 고열과 함께 오한, 심한 두통, 전신 권태감, 근육통, 혼돈, 인후통, 땀 흘림, 가래 없는 기침, 구역, 구토, 설사, 복통, 흉통 등의 증상을 동반한다. 발열은 대개 1~2주간 지속되며 체중 감소가 상당기간 계속될 수 있다. 또한 대다수의 환자는 간기능 검사에서 이상소견을 보인다. 어린이들에게서는 70퍼센트 이상이 무증상이나 증상이 있는 어린이들은 성인의 경우와 비슷한 경과를 보인다. 만성 큐열은 6개월 이상 지속되는 경우이다. 급성 큐열에 최초로 감염된 후 1년에서 20년 뒤에 만성 큐열이 발생할 수 있다. 만성 큐열은 흔하지는 않지만 중증의 임상양상을 보이며 심각한 합병증인 심내막염의 형태로도 나타난다. 심장판막질환을 가지고 있거나 혈관이식을 받은 사람, 면역저하자(장기이식을 받은 사람, 암환자 등) 및 만성 신장질환을 가진 사람들이 만성 큐열로 진행한다.

예방 방법은 소 작업 시 보호장구(보호안경, 마스크)를 착용한다. 유산, 태아, 태반에 대한 부산물은 적절한 처리를 하고 사용한 장비와 보호장구를 소독한다. 우유와 유제품은 살균처리된 것을 섭취하도록 한다. 격리는 필요없지만 환자의 객담과 혈액, 또는 이에 오염된 물건들은 소독한다. 제4군 감염병이므로 환자나 의심환자는 보건당국에 즉시 신고해야 한다. 큐열의 예방수칙을 잘 지켜 자신과 가축의 건강을 지키자.

(2015년 12월 20일)

밤벌레 제거제, 이황화탄소(CS2)의 유해성

2014년 10월 10일 채널A '먹거리 X파일'에서는 벌레 없는 농약 밤의 실체를 방영하였다. 밤은 밤벌레 때문에 하루만 지나도 상품가치가 없어진다고 한다.

여기서 밤벌레는 밤바구미류(Curculio spp.)를 의미한다. 밤바구미류 성충은 밤의 겉껍질과 속껍질 사이에 알을 2~8개씩 산란한다. 밤 수확기 전 기간에 걸쳐 성충으로 우화하여 밤을 쪼개 보거나 유충이 탈출하기 전까지 피해 유무를 식별하기 어려워 수확 당시 정상이라고 생각하여도 그 속에서 애벌레가 자라고 있을 가능성이 있으므로 밤바구미류를 잡는 약제를 사용한다. 약제는 이황화탄소(carbondisulfide, CS2), 메틸브로마이드, 인화늄 정제 등을 훈증하여 사용한다. 훈증방법은 약제에 따라 약간씩 다르다. 이황화탄소의 경우 25℃에서 밀폐된 용적 1m³ 당 80ml를 투입하여 18~24시간 동안 훈증을 실시한다. 밤벌레를 죽이기 위하여 밤을 수확한 날 저녁에 포대 밑에 소주 한 컵에 이황화탄소를 물과 희석하여 훈증가스가 증발하는 모습이 방송되었다. 벌레 없는 밤은 대부분 이황화탄소의 훈증으로 만들어지는 셈이다.

이황화탄소는 독일의 화학자 램파디우스(Lampadius)가 1796년 가열한 황철광과 숯을 혼합하였을 때 생성된 액체의 형태로 발견한 화합물이다. 공업용으로는 납, 고무, 셀로판, 인견 등의 섬유합성에 사용된다. 강한 신경 독가스로 2차 세계대전 당시 유대인 학살용으로 사용되었다.

사람에게는 흡입과 피부로 흡수되어 혈액을 통해 전신으로 퍼진다. 인체 장애는 1차적으로 신경독성이며, 중추 및 말초신경, 심혈관, 소화기, 내분비, 신장, 생식기, 눈, 귀 등 여러 기관에 장애를 초래한다. 주로 중추신경계 및 심혈관계 장애로 뇌경색, 뇌증, 파킨슨증후군, 신경행동장애, 말초신경병, 죽상동맥경화증, 관상동맥질환, 고혈압을 유발한다. 눈에 망막미세동맥류, 망막병증, 시신경염 등 말초혈관 변화가 나타난다. 생식기에 대한 영향으로 정자수 감소 및 정자 형태 이상, 여성 호르몬 변화 및 불규칙월경, 유산증가가 있다. 신장의 기저막 비후, 사구체경화증, 고음역 청력저하, 소화기능 장애, 빈혈 등이 나타날 수 있다. 심하면 극도의 불안과 분노, 자살 경향, 정신병, 악몽, 보행 장애가 나타난다.

우리나라에서는 (주)원진레이온에서 1981년 최초로 중독환자가 보고된 후 2010년까지 사망자 1백40명을 포함하여 9백40명이 이황화탄소 중독으로 진단되어 일개 회사에서 동일한 중독증으로 가장 많이 발생하였고 결국 회사는 폐쇄되었다.

밤 농장 주인들은 정확하지 않은 용량을 보호구도 없이 사용하면서 인체에 아무런 해가 없으며 법적으로 사용해도 된다고 알고 있었다. 산림청 관계자는 "30년에서 40년 동안 써서 문제가 있었다면 이미 발생했을 것"이라고 말하며 "그런 문제가 전혀 없었다"고 응답하였다. 그러나 이황화탄소 중독은 건강 장애가 발생하여도 인지하지 못할 가능성이 크다. 이황화탄소 중독 증상 및 징후는 의심하지 않으면 진단하기 어려워 다른 질병으로 진단되기 때문이다.

산림청 책자에는 독극물 취급 자격증이 있는 사람이 취급하여야 하며, 훈증 후 약제 가스를 완전히 제거한 뒤, 그늘에서 과실표면의 습기를 제거하도록 기술되어 있다. 그러나 방송에서는 자격 유무에 관계없이 밤을 수확한 후 아무런 보호 조치 없이 부정확한 양을 사용하는 것 같았다.

정부는 독가스의 대체재를 개발하여야 하고 밤 농가들이 이황화탄소를 어쩔 수 없이 사용하여야 한다면 독극물 취급 자격 소지자가 보호구(호흡기 보호구 및 피부 보호복)를 착용하면서 정량을 사용하고, 사용 후 목욕을 하는 등 안전하게 사용하도록 교육 및 홍보를 하여야 한다. 또한 밤 농가를 대상으로 집단 검진을 통하여 건강장애가 있는지 파악하고 이황화탄소가 밤에 잔류하는 여부를 파악하고 이를 제거하기 위하여 노력하여야 한다. 밤 농가와 소비자 모두의 건강을 위해서 밤벌레 제거제 사용의 안정성을 꼭 확보하여야 할 것이다.

참고문헌

1. Korea Forest Service(산림청). 특화품목 기술보급서③ 밤 재배
2. 대한직업환경의학회 편. 직업환경의학. 계축문화사. 2014
3. 서울대학교 보건대학원 역학조사반. 이황화탄소 중독 역학조사보고서. 1992

급성 니코틴중독증과 담뱃잎 농부병

니코틴은 담배 한 개비에 1~2mg 함유된 독성물질로 흡연의 습관성을 초래하여 계속 흡연하도록 유도한다. 흡연 시 폐를 통해 혈류로 이동하여 7~19초 내에 뇌에 도달하는 강력한 속효성 독물로 피부를 포함한 모든 경로로 신속하게 흡수된다.

아드레날린과 노르아드레날린과 같은 호르몬과 신경전달물질의 분비를 자극하여 심장박동, 호흡, 혈당치를 증가시키고 위와 장의 근육을 수축시킨다. 담배 필터를 통해 들어오는 니코틴은 일부만 흡수되고 반감기가 2시간 정도로 짧아 급성 니코틴중독증(Acute Nicotine Poisoning)을 거의 유발하지 않는다. 니코틴 단독으로 만성 노출 시 건강장애는 잘 알려져 있지 않지만 장기간 흡연 시 여러 독성물질과 결합하여 암 등 많은 질병을 일으킨다.

우리나라에서 처음으로 니코틴 살인사건이 발생하였다고 한다. 2016년 4월 내연남과 공모해 니코틴으로 남편을 살해한 혐의로 아내(47세)와 내연남(46세)이 검찰에 기소의견으로 송치되었다. 사건 당일 남편은 아내와 딸(22세)과 함께 외식하고 오후 7시쯤 집에 온 후 피곤하다며 수면제를 복용하고 방에 들어갔다가 오후 10~11시쯤 숨진 채 발견됐다. 남편은 담배를 피우지 않는데 니코틴이 치사량 수준인 1.95mg/L가 검출되었다. 성인의 니코틴 치사량은 40~60mg(몸무게 1kg 당 1mg)이며 치사량 농도는 3.7mg/L이지만 1.4mg/L 정도로도 사망할 수 있다. 내연남은 사건이 발생하기 1주일 전 인터넷을 통해 해외 구매사이트에서 미국산 니코틴 10mg짜리 2병을 직접 구매하였다. 니코틴 원액 외에 전자담배용 액상에도 고농도 니코틴이 포함되어 있어 구입하기도 쉬우면서 과다 섭취해 사망하여도 부검 없이는 사인을 밝히기도 어렵다. 그러므로 니코틴을 자살 및 타살 용도로 사용하여 급성 니코틴중독증으로 사망에 이르게 할 수 있으므로 관심을 가져야 할 것이다.

니코틴은 강력한 알칼로이드 신경독소로 살충제 성분으로 이용되고 있다. 니코틴이 포함된 살충제의 오·남용으로 급성중독이 발생할 수 있으며 꿀벌 등이 이 살충제에 노출되면 비행능력이 떨어져 자연수분에 영향을 미치고 면역체계에도 이상이 생긴다. 유럽연합(EU)은 2009년 이후 약용식물 재배에 독성이 강한 니코틴 성분이 있는 살충제 사용을 금지했다. 니코틴이 포함된 살충제의 급성중독 시 농도에 따라 무기력, 어지러움, 시력 저하, 빛에 대한 민감도 저하, 호흡수 증가, 쇠약과 기립 곤란, 안면근육 이완, 한기 등이 생기고 대소변과 가스의 배출 욕구를 느낀다. 경련을 일으키기도 한다. 고농도에서는 아주 짧은 시간에 호흡 마비로 사망에 이르게 한다. 해독제는 없으므로 피부와 신체기관에서 니코틴을 되도록 빨리 제거하여야 한다. 흡입 시 신선한 공기가 있는 곳으로 옮기고 피부는 물로 씻어 내고 섭취 시는 물로 위세척한다.

담배를 수확할 때 니코틴이 피부를 통하여 흡수되어 급성 니코틴중독증을 일으킬 수 있다. 이를 담뱃잎 농부병(Green Tobacco Sickness, GTS)이라고 부른다. 니코틴은 액상 알칼로이드로 담뱃잎에 1~6퍼센트의 농도로 존재하며 노출된 피부를 통하여 쉽게 흡수된다. 담뱃잎 농부병은 피부를 통한 니코틴 흡수로 발생하는 업무상 질병이다. 1970년 Weizenecker와 Deal이 처음 보고하였다.

1975년 32명의 비흡연 담배 재배 근로자에 대하여 요중 코티닌을 측정했는데 평균 10배 이상의 증가를 관찰하여 담뱃잎을 통한 니코틴 흡수가 발생 원인이라고 추정하였다. 담뱃잎 농부병은 담배를 재배하는 지역에서는 어디서나 발생할 수 있다.

2000년 미국에서 연구년을 보내면서 농민에게 생기는 질병을 찾다가 green tobacco sickness를 알게 되었다. 국내에도 있을 것이라고 생각하였다. 동료 교수가 경상북도 영덕군에서 근무하는 의사에게 이를 언급하였고 자신이 근무하는 의료기관에 의심환자가 방문하였다고 연락이 와서 직접 방문하여 환자를 만나 국내 최초로 green tobacco sickness 환자를 확인할 수 있었다. 병명을 담배잎 농부병이라고 하였다가 맞춤법에 맞추어 담뱃잎 농부병으로 한글화하였다. 환자들은 병·의원을 방문하여 포도당 수액주사를 맞으면 어지러움 등이 회복되므로 증상이 발생하면 무조건 주사를 맞으러 병·의원을 방문한다. 포도당 수액주사는 니코틴을 배출시키므로 가장 효과적인 치료 방법일 것이다.

약국에서는 담배 멀미증이라고 부르며 예방 및 치료약을 처방하고 있었다. 확인해 보니 급성 니코틴 중독증인 것은 모르고 담배를 수확하다가 멀미를 하여 그렇게 불렀고 멀미약을 처방하였다는 것이다.

환자들은 병·의원에서 농약 중독증으로 진단을 받았고 담배 수확 시 농약을 사용하지 않는다고 하면 일사병이라고 진단을 받았다고 한다.

국내에서 담뱃잎 농부병의 유병률 및 위험 요인을 파악하기 위해 경북 청송군 지역에서 2001년 담배를 재배한 5백55가구 1천64명(남자 5백50명, 여자 5백14명)을 대상으로 조사하였다. 담뱃잎 농부병의 경험률은 61.9퍼센트이었으며 인지도는 96.4퍼센트이었다. 그러나 담뱃잎 농부병의 원인이 니코틴 흡수 때문이라고 알고 있는 정도는 31퍼센트로 낮았다. 담뱃잎 농부병의 연간 유병률은 42.5퍼센트이었으며, 연령 보정 연간 담뱃잎 농부병의 유병률은 남자가 26.6퍼센트, 여자가 59퍼센트로 여자에서 유의하게 높았다. 담뱃잎을 수확하는 7월부터 9월까지 빈번하게 발생하며, 발생밀도는 12.3건/100작업인·일이었다. 증상은 어지러움이 4백41명(97.6퍼센트)으로 가장 많았고 오심 4백14명(91.6퍼센트), 두통 3백49명(77.2퍼센트), 구토 3백43명(75.9퍼센트) 등의 순이었다.

비흡연자에서 유병률이 유의하게 높았다.

2002년 7월 15일부터 8월 15일까지 담배 수확과 관련하여 담뱃잎 농부병으로 추정되는 담배 재배농을 대상으로 요중 코티닌 농도를 측정하였다. 비흡연자의 요중 코티닌 농도는 기하평균이 환자군 366.1±2.2ng/ml(최소: 73.1, 최대: 856.0), 대조군 29.7±1.7ng/ml(최소: 13.3, 최대: 76.9)로 환자군에서 유의하게 높아 담뱃잎 농부병이라고 진단할 수 있었다.

국내 주요 담배 생산지인 경상북도 청송군 진보면에서 근무하는 공중보건의가 담뱃잎 수확철에 담배 작업하는 곳에는 가지도 않았는데 자신과 아내 및 자녀가 어지러움 등 여러 증상이 발생하여 아내와 자녀는 처가에 보내고 자신만 보건지소에서 근무한다고 하였다. 호흡기를 통하여도 담뱃잎 농부병이 발생할 수 있다고 추정하였다. 그 후 담배 밭과 건조 후 정리 작업장에서 니코틴을 측정하여 담배 수확 시 호흡기로도 니코틴이 흡입될 수 있다고 판단하였다.

담뱃잎 농부병을 국내에서 처음 보고하고 연구비 지원도 없이 연구들을 진행하면서 담뱃잎 재배농을 교육하고 예방하는데 노력하여 보람이 있었다.

담뱃잎 농부병은 비나 이슬에 젖은 담뱃잎을 취급하거나 수확기에 일주일 이상 매일 노출이 되면 위험이 증가한다. 흡연을 하는 사람과 작업 경험이 많은 사람들에서 발생이 감소하여 흡연은 방어 작용을 한다. 음주는 담뱃잎 농부병과 무관하다. 니코틴이 흡수되면 뇌를 포함하여 전신으로 확산되는데, 담뱃잎 농부병의 오심, 구토 증상은 니코틴이 구역반사를 일으키는 중추신경계에 직접 작용하여 발생한다. 니코틴은 위장관의 감각신경과 부교감 신경을 자극하여 장 분비와 운동을 촉진시킨다.

증상은 쇠약감, 두통, 구역, 구토, 어지러움, 복통, 호흡곤란, 체온 이상, 창백, 설사, 오한, 발한 및 타액 과다를 호소한다. 심하면 경련을 일으키기도 한다. 담뱃잎 농부병은 보통 1~3일 후 자연적으로 치유된다. 치사율은 거의 없다고 알려져 있으나 심장질환에 대한 영향으로 사망에 이를 수도 있다. 담뱃잎 농부병의 진단은 증상과 담뱃잎 작업력이 있는 상태에서 혈중 또는 요중 니코틴 농도를 측정하여 확진할 수 있지만, 반감기가 3~4시간이어서 정확하지 않다. 주요 니코틴 대사산물인 코티닌은 반감기가 36시간이어서 코티닌을 측정하여 진단할 수 있다.

담뱃잎 농부병은 농약중독과 고온손상에 의한 증상, 초보 흡연자에서 발생하는 니코틴 중독현상과 유사하여 오진되기 쉽다. 담뱃잎 농부병에서는 농약중독에서 흔히 볼 수 있는 눈물, 폐부종, 축동 등이 없으며 담배 수확기에는 대부분 농약살포를 하지 않아 감별 진단할 수 있다. 고온손상은 고온에서 이루어지지만 담뱃잎 농부병은 시원한 날씨에서도 발생하며 담뱃잎 수확 시 비가 오거나 이슬이 있는 경우 피부로 흡수가 더 많아 발생 빈도가 높다는 보고도 있다. 비교적 시원한 새벽에 작업하는 경우에도 이런 증상이 발생하므로 감별 진단할 수 있다. 미국에서 담뱃잎 농부병으로 진단을 시작한 뒤 30여 년 동안, 국내에서는 환자들이 정확한 진단을 받지 못하고 다른 질병으로 진단을 받아야만 했다. 이제 의사들은 정확하게 진단하고 치료하기 위하여 노력하여야 한다.

담뱃잎 농부병은 해독제가 없어서 보존적 치료를 실시한다. 담뱃잎 농부병이 의심되면 작업을 중지하고 의복을 갈아입고 샤워를 하며 수분을 보충하고 휴식을 취하여야 한다. 증상이 심하면 수액주사, 항구토제, 디멘히드리네이트(dimenhydrinate)를 투여한다. 스코폴라민(scopolamine) 첩포는 증상을 감소시킨다.

예방을 위하여 보호복을 착용하고 작업하거나 젖은 담뱃잎에 접촉하지 않도록 한다. 의복이 젖으면 마른 의복으로 갈아입어야 하며, 손을 자주 씻을수록 좋다. 방수복, 고무장갑, 긴 셔츠, 긴 바지, 장화와 양말, 건조한 상태에서 작업하도록 한다. 방수복, 고무장갑 착용 시 코티닌 농도가 감소하였다는 보고가 있다. 방수복 특히 비옷은 니코틴 흡수를 막는 효과가 있으나, 고온손상이 더 발생할 수 있다. 방수 고무장갑은 예방에 유익하지만 가죽 및 면장갑은 물을 흡수하므로 보호 효과가 없다.

디펜히드라민(diphenhydramine)과 메클리진(meclizine)은 예방적으로 투여 가능하며, 예방에 효과적이다.

최근 우리나라에서 잎담배의 수출경쟁력 상실, 담배수요 감소, 낮은 수매가격 및 노동력 부족 등으로 경작면적과 경작농가 수가 꾸준히 감소하고 있다. 그러나 호당 경작면적은 증가하고 있다. 이는 감소된 노동력으로 더 많은 노동을 하여야 한다는 것으로 담뱃잎 농부병의 발생이 더욱 증가할 것이고, 담배농사가 힘에 겨워 경작농가 수는 더욱 감소하는 악순환이 반복될 것으로 생각한다.

안정적인 담뱃잎 생산과 시장 환경을 구축하는 정책을 수립하여야 한다. 담배 재배농에 대하여 교육과 홍보를 지속적으로 실시하여야 한다. 보호복을 개발하여 보급하고 담뱃잎을 수확할 때 기계화하는 등 잎담배 재배 농민들의 건강에 대하여 관심을 가져야 한다. 의사들은 담뱃잎 농부병을 정확하게 진단하기 위하여 노력하여야 한다. 담뱃잎 농부병에 대한 연구가 지속되기를 바란다.

참고문헌

1. 박성준, 김종석, 김직수, 이관, 임현술. 담뱃잎 수확 및 가공 과정에서 공기 중 니코틴농도. 한국산업위생학회지 2010;20(1):47-52.
2. 이관, 임현술, 김헌, 남시هم. 담뱃잎 농부병 환자의 요중 코티닌 농도. 대한산업의학회지 2004;16(4):413-421.

3. 이주섭, 배성한, 임현술, 이관. 담배 재배농에서 담뱃잎 농부병의 유병률 변화와 역학적 특성. 한국역학회지 2004;26(1):39-49.
4. 임현술, 이관, 남시현. 일부 담배 재배농에서 담뱃잎 농부병의 유병률 및 위험요인. 예방의학회지 2004;37(1):37-43.
5. 임현술, 이관. 담배 재배 농부에서 발생한 담뱃잎 농부병(green tobacco sickness) 증례. 한국농촌의학회지 2001;26(2):7-14.
6. 장준혁, 임현술, 이관, 이주섭. 건조기를 통하여 발생이 추정되는 담뱃잎 농부병 3예. 동국의학 2003;10(1):129-138.
7. Weizenecker R, Deal WB. Tobacco cropper's sickness. J Fla Med Assoc 1970;57(12):13-14

생강 저장굴의 질식사고

2016년 생강(ginger) 재배면적이 전년 대비 크게 증가하고 생산량도 급증하면서 도매가격이 작년의 절반 이하로 형성되어 수확철 수급 안정 대책이 시급한 상황이라고 한다.

작물 가격이 올라가면 대부분 다음 해 그 작물을 재배하여 가격이 낮아지는데 왜 그러는지 물어 본 적이 있었다. 농작물 가격은 대부분 낮아 다음 해 어느 작물의 가격이 오를지 모르므로 사람 심리가 가격이 높았던 작물을 더 심게 된다고 하였다. 국가기관이 수확량을 예측하는 것은 어렵지만 농민들도 믿지 않는다고 한다. 그러면 저장을 잘해서 작물이 귀할 때 적당한 가격에 파는 것이 바람직할 것이다.

생강은 생강과에 속하는 여러해살이 초본이다. 양념용 및 가공용으로 널리 이용되고 기침, 두통 및 식욕부진 등에 효과가 있다고 알려져 국내뿐만 아니라 외국에서도 대체 약물로 사용되고 있다.

수확한 생강은 다음 해 파종과 출하 시기를 조절하기 위하여 저장이 필요하다. 생강은 15℃ 이하에서는 생육이 정지되고, 18℃ 이상이면 싹이 트고, 20℃ 이상에서는 부패하기 쉬우며, 10℃ 이하에서도 생리적 동해로 부패된다. 따라서 저장하기 적합한 온도는 12~15℃, 습도는

85~90퍼센트이다. 생강은 4월 하순에서 5월 초순경에 파종을 하며 10월 중순에서 11월 초순경에 수확이 이루어진다.

생강을 저장하는 이유는 다음 해에 종자로 쓰기 위한 목적과 수확 시기에 홍수 출하로 인한 가격 하락을 막고 가격이 오를 때 출하하기 위함이다. 생강 저장굴에 출입하는 시기는 수확, 파종 및 중간 출하를 할 때이다.

1996년 8월 『무등일보』를 통해 생강 주산지인 충남 서산과 전북 완주 생강 저장굴에서 작업 도중 추락사고 및 질식사고가 해마다 10여 건이 발생하고 그중 1~2명씩 사망하고 있다는 기사를 접하게 되었다. 추락사고는 이해가 되는데 질식사고 원인은 무엇일까? 필자가 도움이 될까? 현장에 가보는 것이 중요하다고 생각하여 1998년 2월경 충남 서산시를 방문하였다. 포항에서 5시간 이상이 소요되는 먼 거리였다. 생강의 주산지인 충남 서산시, 당진군 및 태안군을 관할하고 있는 서산시 소방서통제센터에 가서 신문기사를 보고 질식사고의 원인을 파악하려고 왔다고 하니 반갑게 맞아 주었다.

서산지역에서 생강 재배가 본격적으로 시작된 1970년대 중반부터 해마다 사고가 십여 건 반복되어 2~3명의 농민들이 목숨을 잃는 등 서산지역에서만 1백여 명이 사망하였고 그 원인을 유해가스 중독으로 알고 있다고 설명해 주었다.

농가를 방문하여 생강 저장굴의 형태를 직접 관찰하였다. 저장굴은 황토에 굴을 파는데 가로와 세로가 각각 1m의 사각형 형태로 지표로부터 5~7m 정도 수직으로 파 내려간 뒤 수평 방향으로 굴을 판 형태였다. 수평 방향 굴의 길이는 저장할 양에 따라 다르며, 5m 이상의 굴을 여러 방향으로 파들어가는 형태이다. 입구는 온도와 습도 유지를 위하여 나무, 함석, 볏짚 등으로 덮어 폐쇄시키고 있었다. 출입 시 사다리를 이용하기도 하지만 대부분 벽면에 홈을 파서 홈 사이를 딛고 출입하고 있었다.

산소 농도를 측정하기 위하여 외기에서 21.1퍼센트로 보정을 한 뒤 생강 저장굴 입구에서 측정하니 20.7퍼센트였고, 생강이 보관되어 있는 심부에서 20.6퍼센트이었다. 이산화탄소는 외기와 입구에서 검출되지 않았으나 심부에서 1천ppm 정도였다. 일산화탄소, 황화수소, 암모니아는 외기, 입구 및 심부에서 검출되지 않았다.

추락사고는 생강 저장굴을 출입할 때 비좁은 공간에서 발을 헛디디거나 사다리가 부서지거나 황토흙으로 이루어진 발걸이 홈이 무너져 발생하는 경우가 많다고 한다. 이해가 되었다. 질식사고는 여러 요인이 있을 것이다.

첫째, 밀폐된 공간에 생강을 장시간 저장할 때 산소를 소비하고 이산화탄소를 방출하는 호흡작용으로 저산소증이 유발될 수 있다.

둘째, 생강 저장 중에 미생물이 증식하면 산소를 과다하게 소모하여 저산소증이 유발될 수 있다.

셋째, 생강이 부패하면 이산화탄소, 일산화탄소, 메탄가스, 암모니아 및 황화수소 등이 생성되어 단순질식제 및 화학적 질식제로 작용할 수 있다.

저산소증이 주요 원인이나 생강이 부패할 때 나오는 유해가스가 원인일 가능성도 있다고 추정하였다. 생강을 재배하는 농민들이 생강 저장량이 많거나 부패가 많이 되거나 환기 없이 생강굴 출입 시 질식사고가 다발한다고 응답하여 저산소증일 가능성을 시사하였다. 저산소증은 공기 중의 산소 농도가 18퍼센트 미만인 상태를 말하는 것으로 최초 증상은 호흡 속도와 깊이가 증가하고, 산소 농도가 16퍼센트 이하로 낮아지면 호흡 및 맥박이 증가하고 구토, 두통의 증상과 더불어 활동능력과 인지능력이 저하되며, 10퍼센트 이하가 되면 즉시 의식을 잃고 사망한다. 산소 농도가 6퍼센트 이하에서는 단 1회만 호흡하여도 실신하여 사망할 수 있다. 산소 없이 4~6분이 지나면 뇌와 신경세포는 파괴되며 다시 산소가 공급되어도 재생되지 않으므로 저산소증은 영구적으로 뇌와 신경에 손상을 준다.

1998년 서산시를 방문했을 때는 2월이어서 저산소증과 생강 부패 시 나오는 유해가스에 의할 수 있다고 생각하였지만 가스는 측정이 되지 않았다. 2월은 보관 기간이 짧아 산소 농도가 크게 낮지 않았고 미생물이 증식하여 부패가 진행될 때도 아니므로 판단하기에 한계가 있었다. 6월에 환경농도를 측정하고 싶었다. 1999년 6월경 날씨가 화창한 휴일에 방진 마스크와 측정기만 가지고 전공의와 함께 서산시를 다시 방문하였다. 소방서를 방문하여 근무하고 있는 소방관에게 생강굴 질식사고의 원인을 알기 위하여 유해물질 농도를 측정하러 왔다고 하니 큰아버지가 생강굴을 소유하고 있어 자기와 같이 가면 측정할 수 있으니 상관에게 허락을 받아달라고 하였다. 상관에게 허락을 구하니 흔쾌히 허락해 주었다.

1996년 1월부터 1999년 8월까지 서산시 소방서 119 구급대를 이용한 사례 중에서 생강 저장굴과 관련된 사례는 총 20예가 있었다. 그중에서 질식사고는 13예, 추락사고는 7예가 있었고 사망사고는 질식사고의 경우에만 7예가 있었으며, 질식사고의 6예는 서울로 후송되어 사망 여부를 정확히 파악할 수 없었다. 질식사고는 남자 10명, 여자 3명이었고, 30대 이하 3명, 40대 3명, 50대 3명, 60대 4명이었다. 질식사고는 6~9월에 발생하였고 추락사고는 수확 및 파종 시점에 주로 발생하는 양상을 보였다. 질식사고 중 살아난 사람을 확인할 수 없었다. 모두 사망하였을 가능성이 있다. 소방관이 송기(산소)마스크와 산소통을 준비하고 같이 동행하게 되어 든든하였다. 과거와 달리 생강 저장굴 앞에 유해가스에 의하여 질식사고가 발생할 수 있으니 조심하라는 팻말이 붙어 있는 곳이 있었다. 소방관의 도움을 받아 전공의가 송기마스크를 착용하고 2개의 저장굴에 들어가 측정을 하였다. 부패가 시작되는 시점인 6월 지하 3m 지점의 산소 농도는 2개의 저장굴에서 각각 15퍼센트 정도였고 굴 심부에서는 각각 12퍼센트에 불과하였다. 이산화탄소는 심부에서 검출한계인 5천ppm을 각각 초과하였다. 일산화탄소, 황화수소, 암모니아는 모두 검출되지 않았다.

보관 기간이 길어질수록 산소 농도는 감소하고 미생물이 증식하여 부패 시 훨씬 더 저산소증이 될 것이다. 생강 저장굴에서 발생하는 질식사고의 원인은 일산화탄소, 암모니아 및 이산화황과 같은 유해가스가 아니고 산소 농도 감소에 의한 저산소증이라고 판단하였다. 부패되어 냄새가 날 때 산소가 더 소모되어 저산소증이 되어 유해가스에 의한다고 생각하였을 것이다. 미생물도 호흡한다는 사실, 그것도 엄청나게 호흡하여 산소가 소모된다는 사실을 문헌을 통하여 알게 되었다.

이산화탄소는 단순질식제에 해당하는 것으로 그 자체로는 독성이 없다. 그러나 산소를 소비하고 이산화탄소를 생성하는 부패 또는 발효 과정에서는 급격히 산소와 대치되어 감소한 산소분압도 기여할 것이다.

처음에 어떻게 측정할 수 있을 것인지 걱정이 있었지만 소방관 덕분에 무사히 측정하고 저산소증이라고 확신을 하는 순간 기뻤다. 소방관과 함께 태안의 바닷가 횟집에서 꽃게탕을 먹었다. 지금까지 이렇게 맛있는 꽃게탕은 먹은 적이 없었다. 산지에서 싱싱한 탕을 먹었기 때문일까? 기분이 좋아서일까? 생각이 나서 어쩌다 꽃게탕 집을 방문하는데 그때 맛이 안 난다.

질식사고를 예방하기 위하여 지상 또는 지하에 대량의 현대식 저온 저장고를 마련하여 공동으로 생강을 보관하는 것이 근본적인 대책이라고 생각한다. 농민들이 냄새가 나면 생강굴 출입 시 산소 농도를 측정하면서 작업을 할 수 있으나 이 역시 어려울 것이다. 생강굴에 불타는 종이를 넣어 불이 꺼지면 출입을 금하고 선풍기에 비닐을 생강굴 속까지 연결하여 선풍기 바람으로 생강굴을 환기시키는 것이 차선의 방법이다. 2인 이상 함께 작업하며, 응급 상황 발생 시 지상과 연락을 취할 수 있는 방법을 강구하여야 할 것이다.

지역 소방관들은 생강굴의 질식사는 저산소증이므로 굴 내에서 환자를 송기마스크로 산소공급을 하면서 후송하여야 할 것이다. 이들에 대한 저산소증 응급처치 교육이 절실히 필요하다.

다른 지역 의료기관에 이송보다 지역 의료기관에서 저산소증 치료를 준비하고 고압산소요법을 하는 등 노력하여야 할 것이다. 그럼에도 불구하고 저산소증이므로 대부분 사망할 것이다. 농업인은 질식사고가 발생하면 굴 내부에 선풍기로 산소를 공급하면서 소방서에 연락하여야 할 것이다. 구출을 위하여 직접 굴에 들어가면 저산소증으로 사망할 가능성이 높다는 사실을 교육하여야 한다.

논문을 게재하고 필자가 할 수 있는 일이 무엇일까 생각해 보았다. 서산 시장에게 대책 마련을 바라면서 논문과 편지를 보냈다. 대책 마련으로 사고가 감소되기를 바라면서. 서산시 농정과장에게서 답변이 왔다. 관심을 가져 주어 고맙다고 자신들도 노력하고 있다고. 무엇을 하겠다는 계획은 없었다. 약간의 경비를 투자하면 될 것 같은데. 게재된 논문이 농민들의 건강을 지키는데 기여하기를 바라면서 기다리자.

이 글을 쓰면서 몇 가지 내용을 접하게 되었다. 이를 소개한다.

〈충청투데이 2004. 04. 14〉

서산에서는 소방서를 중심으로 생강굴이 있는 농가에 선풍기와 비닐 덕트를 이용한 급기장치를 보급했다. 매우 좋은 방법인데 덕트를 충분히 길게 하여 깊숙한 저장소에까지 공기를 밀어 넣어야 의미가 있다. 물론 덕트가 길어지면 저항도 커져서 선풍기로는 힘이 부칠 것이기 때문에 공기치환팬을 구입하는 것이 더 좋다.

〈충청투데이 2012. 05. 29〉
2006년 서산시 농업기술센터가 유해가스를 차단하는 저장기술을 개발했지만, 실효성이 없어 농민들로부터 외면을 받고 있다. 2008~09년까지 총 10개의 저장굴을 시범 대상으로 농업기술센터가 개발한 유해가스 차단 저장굴 조성사업을 지원했지만 생강의 부패율이 높고 저장성도 떨어진 것으로 나타났다. 도 농업기술원 관계자는 "근본적으로 저장굴 시설 개선을 위한 방안이 필요한 것은 공감하고 있다"며 "연구 여력이 마련되면 시설 개선을 위해 노력할 것"이라고 말했다.

〈『産業』안전/「농업안전보건」2012. 05. 28 보납산〉 생강굴 질식사고의 원인
2012년 5월 27일 태안의 한 농가 생강굴에서 2명의 농민이 사망했고 1명이 중태에 빠졌다. 이번 사고의 원인은 '산소 결핍'이 거의 확실하다. 연합뉴스를 비롯한 KBS, MBC 등은 '가스중독'이라고 보도하고 있으나 오보이다. 동국대 임현술 교수 등이 충남 서산에서 생강굴 3곳을 직접 측정한 결과에 따르면, 저장 5개월 무렵인 2월에는 생강굴 내 산소 농도가 20.7퍼센트였는데 부패가 진행 중인 6월에 측정한 결과 굴 안쪽에서는 공기 중 산소 농도가 12퍼센트에 불과했다. 생강굴에 산소가 부족한 이유는 밀폐된 공간인 생강굴 내에서 생강의 호흡작용 및 발

아, 부패세균 등 미생물에 의한 산소 소모를 들 수 있다. 저장기간이 길어질수록 발아 및 부폐율은 높아진다.

누군가 생강굴에서 쓰러졌다면 선풍기와 비닐덕트로 충분히 바깥공기를 밀어 넣어주고 굴에 들어가거나 공기호흡기를 착용하고 들어가야 한다. 119에 알릴 때는 생강굴에서 쓰러졌다는 사실을 분명하게 말해야 구조대가 좀 더 빠른 구조에 나설 수 있다.

아직도 계속되고 있는 참사와 오보들! 현대과학이 이런 일을 해결하는데 기여하기를 기대해 본다.

참고문헌
1. 임현술, 김헌, 배근량, 김두희. 생강 저장굴에서 발생한 건강피해.
한국농촌의학회지 1998; 23(2): 251~258
2. 임현술, 배근량. 생강 저장굴에서 발생한 건강 피해의 원인 조사.
예방의학회지 2002; 35(1): 72~75

해양생물에 의한 건강피해

어민이나 일반인은 해양생물에 의하여 다양한 건강피해를 당한다. 가장 대표적인 경우가 식인 어류에 의하여 공격을 당해 사망하거나 부상을 입는 경우이다. 1996년 서해안에서 상어가 출몰하여 사람을 공격해 사망자가 발생하고 출어를 기피해 어민 생계에도 영향을 끼친 경우가 있었다. 상어가 사람을 공격하는 것은 사람을 그들의 먹이인 물개로 혼동하기 때문이라고 한다. 또한 해양생물의 독에 의하여 피해를 입을 수 있다. 대표적인 경우가 복어 중독이다. 복어의 난소, 고환, 간장, 피부, 장 등에 함유되어 있는 독소인 테트로도톡신(tetrodotoxin)에 의한 것이다. 바지락이나 굴은 베네루핀(venerupin)이라는 독소에 의하여 건강피해가 발생할 수 있다. 홍합류는 삭시톡신(saxitoxin)에 의하여 건강 장해를 일으켜 심하면 전신마비 등을 일으키고 목숨까지 잃을 수 있다. 홍합류와 굴 등은 패류 독소를 검사하여 허용치(80ug/100g)를 초과하는 경우에는 홍합류 채취 금지령을 내린다. 경남 진해만 및 주변 해역의 마비성 패류 독소는 1월 중순~2월 중순 사이에 최초로 발생하고, 그 이후 수온이 8.3~12.4℃로 올라가면 허용치를 초과한다. 4월 중순~5월 초순에 그 정도가 가장 심하며, 수온이 18℃ 이상으로 올라가는 6월 중순 이후 자연 소멸한다.

1986년 3월 29일부터 4월 2일까지 5일간 부산에서 80여 명이 폐선 해체 작업을 실시하였다. 이들 중 25명이 입술, 잇몸, 혀의 감각 이상, 사지의 지각 이상 등의 신경계 증상이 발생하여 16명이 입원하고 2명이 사망하였다. 진주담치(blue mussel) 섭취에 의한 마비성 패류 중독(paralytic shellfish poisoning, PSP)으로 진단하였으며, 동물 실험에서 PSP 독소량은 진주담치 조직 1백mg당 평균적으로 대략 1천2백ug이었다.

어민이나 일반인은 해양생물에 의하여 자상 피해를 입을 수 있다. 인체에 손상을 일으키는 강장동물로는 해파리, 전기 해파리, 말미잘 및 불산호충 등이 있다. 이들은 다른 해양생물보다 독성을 자주 일으킨다. 이들의 촉수 속에는 찌르는 가시가 숨어 있다. 이들이 피부에 마찰하거나 접촉하게 되면 부드러운 껍질의 해양생물뿐 아니라 사람의 피부도 뚫고 들어가 이를 통해 독소를 분비한다. 대부분 독소는 열에 강하고 단백질 분해 물질에 의해 분해된다. 또한 신경 활동을 방해하며, 심부전도 유발할 수 있다. 가시의 크기와 독성 물질은 강장동물의 종류에 따라 매우 다양하여 접촉성 피부염부터 전신적 합병증까지 나타날 수 있다. 전기 해파리는 심각한 전신 증상을 일으키지만 말미잘은 전신 증상을 거의 일으키지 않는다. 독성 물질에 찔리면 피부에 일직선의 홍반성 수포가 생긴다. 통증은 대개 24시간 후면 사라지지만 출혈성 수포와 두드러기 같은 피부 병변은 한 달간 지속되기도 한다. 전신 반응은 두통, 소양감, 근육 동통, 발한이 나타나고 실신하기도 한다. 합병증으로 찔린 부위에 반복된 발진과 단순 포진이 생기거나 육아 조직이 형성되기도 한다. 상처 부위에 피하지방이 위축되고, 육아종 및 켈로이드가 형성된다.

해면동물인 해면도 접촉하면 옻에 접촉한 것과 같은 접촉성 피부염을 일으킨다. 접촉 부위가 가렵고 홍반, 동통 및 수포가 생기며 여러 주간 계속되기도 한다. 극피동물에는 성게, 불가사리, 해삼 등이 속하고 많은 극피동물에 독이 있으며 이중에서 성게 독은 널리 알려져 있다. 조피볼락(우럭), 도미, 쏠감펭이처럼 등지느러미에 강한 가시를 가지고 있는 생선에 찔리는 경우, 가오리 꼬리 부분에 있는 독침에 찔리는 경우 등이 어민이 흔히 경험하는 사례이다.

성게 가시에 의한 육아종

1995년 4월경 31세 여자가 우측 중지의 근위지 관절의 강직 및 운동 장해로 필자를 방문하였다. 그녀는 어민으로 1년 전 보라성게가 담겨 있는 광주리를 차에 싣기 위하여 운반하여 차에 놓는 순간 우측 중지를 성게 가시에 찔려서 즉시 성게 가시를 제거하였다.

성게 가시에 찔렸을 때는 따끔하였고 뽑아낸 후에는 우측 중지가 저리며 감각이 둔화되었으나 다음날부터 특이 소견은 없었다. 2개월이 지나서 우측 중지의 근위부 관절이 갑자기 부으면서 쑤시고 아파서 잠도 자지 못하였다. 진통제를 복용한 후 우측 중지 근위지 관절의 종창은 계속되었으나 동통은 사라지고 우측 중지 근위부 관절의 강직 및 운동

장해의 후유증이 10개월 이상 계속되었다.

단순 수지 방사선 검사에는 수지의 종창 이외 특이한 소견이 관찰되지 않았다. 초음파를 이용하여 2.4mm의 가느다란 음영이 관찰되었다. 성게 가시가 남아 있다고 생각하여 국소 마취 하에 제거 수술을 실시하였다. 우측 제 3수지 근위지 관절 부위에 피부 절개를 가하자 두꺼운 섬유성 육아 조직으로 구성된 지름 1cm의 종괴가 있었다. 종괴를 제거한 후 절개를 가하자 2mm 길이의 가는 성게 가시가 발견되었다. 종괴는 연부 조직과 딱딱한 조직으로 구성되었으며, 전자의 대부분은 활막 조직으로 구성되었고 활막 내에 수 개의 2~3mm 크기의 육아종성 결절이 관찰되었다. 각각의 결절은 중앙에 건락화 괴사, 상피양 세포로 구성되고 결절 주위에는 림프구양 세포의 침윤이 관찰되었으며 변연부에 섬유화가 진행되었다. 작은 조직에서 석회화가 진행된 성게 가시의 일부가 관찰되었고 성게 가시는 거대 세포로 쌓여 있으며 주위에 섬유화가 진행되고 있었다.

성게 가시에 찔리면 국소 홍반과 부종에 동반된 격통을 호소한다. 몸에 남겨진 조각에 대한 반응으로 염증이 생기며 무감각이 동반되기도 한다. 염증이 완전히 용해될 때까지는 몇 주부터 몇 개월이 필요하다. 큰 조각은 흡수되기보다 몸 밖으로 배출된다. 드물게 쇠약, 오심, 실신, 감각 이상, 근육연축, 호흡곤란, 호흡기능 억제 등의 전신 증상이 생기기도 하지만 생명을 위협하지는 않는다. 신경이나 관절 근처가 찔리면 지각과민, 감각결손, 관절동통 등 여러 가지 합병증이 생긴다. 성게 가시에 상해를 입은 후 2개월부터 12개월까지 3가지 형태의 지연 반응을 관찰할 수 있다. 첫째, 인체에 성게 가시의 상피 조직이 남아 있으면 이에 의한 표피 봉입낭이 생길 수 있다. 둘째, 인체에 성게 가시 조각이 남아 있으면 이에 의한 이물 육아종이 생기며 수술로 가시 조각을 제거하면 대개 사라진다. 셋째, 인체에 이물질이 남아 있지 않을 때는 1~5mm 크기의 사르코이드모양 육아종이 생기기도 한다. 사르코이드모양 육아종은 동통이 없으며 중앙에 건락화 괴사가 관찰되지 않고 연분홍색이나 푸른색으로 중간이 함몰되어 있다. 이러한 반응은 과민성 반응에 기인한 것이다.

  이 사례는 성게에 찔린 후 남아 있던 성게 가시 조각에 의한 육아종으로 생각한다. 이러한 육아종은 결핵과 감별 진단을 하는 것이 중요하다. 손 및 손가락에 결핵이 발생하면 반드시 직업력과 성게 가시에 찔렸는지를 물어서 감별 진단을 하여야 한다.

  구두나 장갑은 성게 가시에 찔리는 것을 거의 예방하지 못하므로 성게와 접촉을 피하는 것이 가장 바람직한 예방법이다. 성게 가시에 찔렸을 때의 치료는 우선 열탕 액침(43~46℃)과 상처 청결이 중요하다. 열탕 액침은 성게 가시와 함께 병변에 주입된 단백질이 함유한 물질이 열에 약하기 때문이다. 또는 신선한 소변에 담그는 것도 좋다. 신선한 소변에는 아세톤이 많이 함유되어 가시의 유기 물질을 용해시킬 수 있기 때문이다. 방사선 소견상 성게 가시가 보이면 외과적 수술로 제거하여야 하고 사르코이드모양 육아종은 병변 내 코티코스테로이드(corticosteroid) 주사로 호전되기도 한다.

군소 알에 의한 급성 독성 간염

  군소(Aplysia kurodai, sea hare)는 삶아서 술안주를 하거나 산적을 만들어 제사상에도 올리는 귀한 식품이다. 2003년 5월경 47세 남자가 오전부터 구역 및 구토, 복통을 호소하고 10회 이상 수양성 설사를 하여 다음날 새벽 울릉군 보건의료원 응급실을 방문하였다. 환자는 평소 건강하였으나 내원 이틀 전 오후 2명의 직장 동료들과 함께 3명이 바닷가에서 군소와 알을 직접 채취하여 술과 함께 먹었다.

군소는 내장을 제거하고 씻은 후 삶아 먹었으며 군소 알도 삶아서 세 숟가락 정도를 먹었다. 함께 먹은 직장 동료 2명은 적은 양을 먹었고 비슷한 증상이 있었으나 별다른 치료 없이 호전되었다.

내원 당시 의식은 명료하였으나, 급성병색을 보였다. 피부는 건조하고 탄력이 감소되어 있었고 결막은 창백하지 않았으나 공막은 옅은 노란색이었다. 복부는 부드러웠으며 전반에 경한 압통을 호소하였으나 반동 압통은 없었고 장음은 증가되어 있었다. 신경학적 검사에서 특이 소견은 관찰되지 않았다.

혈청 검사에서 아스퍼테이트아미노전이효소(AST)는 4백46IU/L, 알라닌아미노전이효소(ALT)는 3백34IU/L, 감마 글루타밀전이효소(γ-GTP)는 2백4IU/L, 총빌리루빈은 2.1mg/dL로 간기능 효소치가 증가하고 황달이 있었다. 군소 알에 의한 독성 간염으로 진단하였다. 치료는 수액공급 및 혈청 전해질 불균형을 교정하는 등 전격간염으로 진행 여부를 관찰하면서 보존적 치료를 시행하여 간기능 검사가 호전한 후 퇴원하였다.

군소는 입속에 치설이 있어 갈조류나 녹조류를 갉아먹고 산다. 군소는 자웅동체이며 성숙 및 산란 시기에 무리를 형성하여 교미행위를 연속적으로 반복한다. 한 마리가 5억 개 정도 알을 낳는데, 3~7월경 얕은 바다의 해조류나 바위틈에 산란을 한다. 알은 꼬불꼬불하게 엉켜있는 한천질 속에 숨겨 놓는다.

군소에 독이 있다는 것은 오래전부터 알려져 왔다. 그리스 시대에는 군소의 보라색 액으로 독주를 만들어 사약으로 사용하였다. 보라색 액이 머리에 묻으면 머리카락이 빠진다는 이야기도 있고, 먹으면 구토를 하고, 죽게 된다고 믿었다. 『자산어보』(1814년)에는 군소를 굴명충(堀明

蟲)이라 하였고, "전신이 피로 덮여 있고 맛이 없다. 영남사람들은 이것을 먹는데 백번 씻어 피를 없애지 않으면 먹지 못한다"라고 설명하였다.

군소의 독성 물질은 디아실헥사디실글리세롤(diacyl hexadecylglycerol) 및 아플리시아닌 등으로 알려져 있다. 디아실헥사디실글리세롤은 군소 알의 지질성분으로 설사 및 구토를 유발한다. 아플리시아닌은 자유기 또는 중간 대사물질을 통해 6~12시간 후 독성 간염을 유발한다. 중독 증상이 경미한 경우가 많아 의료기관을 방문하는 경우가 적거나 의료진이 잘 몰라 보고가 되지 않았을 가능성이 높다. 사례와 같이 군소와 알을 섭취했지만 증상이 경미한 사람은 의료기관을 방문하지 않은 것으로도 유추할 수 있다. 군소의 산란기인 늦봄과 초여름에 알을 먹을 가능성이 높고 이때 독성이 강하여 5월에 많이 발생한다.

아플리시아닌이 군소의 내장과 알에 주로 분포하고 있으므로 중독증을 예방하기 위해서는 내장 또는 알을 먹지 말아야 할 것이다. 아플리시아닌의 독성은 가열하여도 제거되지 않으므로 익혀 먹어도 독성 간염이 발생할 수 있다. 군소 내장과 알을 섭취하면 구역, 구토 및 설사 등의 위장염 증상뿐만 아니라 독성 간염을 유발할 수 있어 이를 의료인과 일반인이 인지하고 정확한 진단과 예방을 위하여 노력하여야 한다.

고둥에 의한 테트라민 중독

2003년 8월 24일, 경상북도 포항시 죽도 시장에서 큰 흰색에 약간 붉은빛이 도는 큰 고둥(북방매물고둥으로 추정)을 57세 여자가 구입하여 사위와 딸 1(사위의 처), 딸 2와 같이 4명이 섭취하였다. 시장에서 고둥 구입 시 중독에 대한 주의 및 침샘 처리 방법에 대한 설명은 듣지 못하였다. 그녀는 고둥 1개 정도만 섭취하고 30분 후 복부 불편감이 나타났고 다른 증상은 없었다.

특별한 처치 없이 섭취 2시간 후 상기 증상은 사라졌다. 사위인 32세 남자는 고둥 5~6개를 섭취한 30분 후 어지러움이 나타났다. 이러한 상태에서 운전을 하였는데, 눈이 침침하고 어지러움이 심해져 운전을 중단하였다. 섭취 60여 분 후 오심과 구토 증상이 발생하였다. 가족 중 고둥을 가장 많이 섭취하였고, 가장 심한 증상을 보였다. 특별한 처치 없이 섭취 3시간 후, 모든 증상은 소실되었다. 딸 1(31세)은 고둥 섭취 20~30분 후 다른 증상은 없이 어지러움만 나타났다. 가족 중 가장 적은 양을 섭취하였다. 특별한 처치 없이 섭취 40~50분 이내, 어지러움은 소실되었다. 딸 2(27세)는 고둥 3~4개를 섭취한 30여 분 후 어지러움과 오심 증상이 나타났고 다른 증상은 없었다. 특별한 처치 없이 섭취 1시간 후, 모든 증상은 소실되었다.

이들 4명은 모두 증상이 발생하기 30~60분 전 고둥을 섭취한 적이 있고 고둥은 침샘에 포함된 테트라민(tetramine)에 의하여 중독증이 발생할 수 있다. 테트라민은 마비성 독으로 사람의 중독량은 350~440mg으로 섭취 후 30여 분부터 두통, 흐려보임, 현기증, 오심, 구토 등이 발생한다. 이러한 증상은 비교적 가볍고 테트라민 자체가 우리 몸에서 빨리 배출되기 때문에, 수액 처치만으로 수 시간 이내에 회복하며 사망하는 경우는 거의 없다.

사례들이 진술한 고둥은 크기가 크고 흰색에 붉은빛이 있다고 진술하여 북방매물고둥일 가능성이 높고, 이 고둥은 테트라민을 함유하고 있다. 북방매물고둥은 테트라민 때문에 먹으면 잠이 온다고 하여 일본에서는 '졸리는 우렁이'로 불리며 크기가 15cm 정도로 크고 색깔은 흰색이나 갈색 바탕에 붉은 빛이 도는 등 다양하다. 고둥의 침샘은 테트라민을 함유하고 있다. 고둥의 껍질을 벗기고 난 후 세로로 절개하였을 때 양쪽으로 침샘을 볼 수 있다. 테트라민은 가열하여도 비활성화되지 않기 때문에 고둥 섭취 전 침샘을 제거한 후 섭취하여야 한다.

테트라민은 독성이 약하기 때문에 국내 공중보건학계의 관심을 받지 못하였다. 테트라민 중독을 경험하지 못하였거나 이에 대하여 잘 알지 못하는 의사는 환자 내원 시 섭취한 음식에 대한 문진을 소홀히 하기 쉽고 다른 질환으로 오진할 가능성이 있다. 집단 식중독이 발생하여 응급실을 방문하여 많은 검사를 실시하였으나 검사 실시 후 호전되어 퇴원하는 사례는 테트라민 중독증일 가능성이 많다. 그러므로 의료인이나 일반인이 고둥을 섭취한 후 발생하는 테트라민 중독에 대하여 정확히 숙지한다면 의료비를 절약할 수 있다.

고둥 상인들이나 해안 주변 주민들은 침샘을 '골'이라 부르며 골에 독이 있는 고둥이 있다는 사실을 알고 있다. 그러나 일반 시민들은 이에 대하여 거의 알지 못하고, 시장에서 구입할 때 고둥 취급방법에 대하여 설명을 제대로 듣지 못하는 경우가 많다. 이 사례도 상인으로부터 침샘을 제거하여야 한다는 설명을 듣지 못하고 섭취하여 중독된 경우이다. 따라서 판매자들이 독성을 함유하고 있는 고둥을 소비자에 팔 때 침샘을 제거하여 섭취하도록 설명하여야 한다. 또한 술에 취한 듯한 증상 때문에 일부 사람들은 침샘을 제거하지 않고 섭취하는 경우도 있는데, 다량의 테트라민을 쥐에 주입한 결과 호흡 마비로 인하여 사망한 경우도 있기 때문에 이에 대한 주의가 필요하다.

해양생물은 이와 같이 다양하게 건강피해를 입히므로 이를 인지하여 예방을 하여야 한다. 한편 해양생물은 영양가가 좋은 고품격의 식품이며 이를 이용한 약품 개발 등 이용 가치가 높으므로 많은 관심을 가져야 할 것이다.

참고문헌

1. 김정란, 김동훈, 장태정, 이종임, 임현술, 이현경, 배성한. 성게 가시에 의해 유발된 수지의

육아종성 염증 2예. 대한병리학회지 1998;32(1): 68~71.
2. 김준연, 이채언, 전진호, 문덕환, 신해림, 이종태, 배기택, 김용원, 백낙환. 마비성 패류 중독의 역학적 조사연구. 대한의학협회지 1986;29(8): 896~905.
3. 오성환, 민영선, 임현술. 고둥 섭취 후 발생한 테트라민 중독 증례. 동국의학 2005; 12(1): 75~81.
4. 이원재, 임현술. 군소 알을 섭취한 후 발생한 급성 독성간염 2예.
농촌의학·지역보건 2005; 30(2): 241~247.
5. 임현술, 김규회, 김두희, 김정란, 김용민, 이현경. 성게 가시에 의하여 육아종이 발생한 1례.
한국농촌의학회지 1995; 20(2): 169~174.

6
환경과 산업보건

한랭손상 진단

우리나라에서는 한랭 환경에 노출되어 인체가 직접적인 손상을 입는 경우가 많지 않으나, 겨울철 등반, 스키 등의 옥외 스포츠 활동의 증가와 더불어 한랭손상이 발생할 가능성이 증가하고 있다. 한랭 환경에 노출될 수 있는 직업은 냉장·냉동산업과 관련된 음·식료품 제조업, 겨울철 전방에 근무하는 군직 및 어업 등으로 매우 다양하다. 전통적인 농업, 축산업, 어업과 관련된 냉장·냉동산업 이외에도 경제성장과 더불어 늘어난 냉동음식 산업에 종사하는 근로자들은 한랭 환경에 노출될 기회가 많다.

한랭손상은 전신 또는 국소적으로 발생할 수 있다. 전신적 한랭손상에는 저체온증이 있다. 필자는 1987년 12월 가정의학과 전공의 수련을 받던 시절 파견 나간 병원에서 저체온증을 경험한 적이 있다. 40세 남자가 경막하혈종으로 국립의료원에서 수술 후 다시 후송되어 왔는데 혈압이 저하(80/60mmHg)되어 중환자실로 옮겼다. 각종 혈압 강하 수단에도 불구하고 환자는 몸이 전신적으로 부으면서 호전되지 않고 사망하였다. 사망 원인이 무엇인지 찾고있던 중 환자 차트의 활력징후 기록지에 체온이 '35℃ ↓'라고 지속적으로 표시되어 있었다. 일반 체온계가 35℃부터 측정하게 되어 있는데 그 이하여서 그렇게 표시한 것이었다. 그런데 중환자실에 있는 환자들은 대부분 체온이 '35℃ ↓'로 표시되어 있었다. 저체온증일 가능성이 있다고 생각하여 교과서를 보니 여러 가지로 부합하여 사망원인을 저체온증이라고 기술하였다.

몸이 부은 원인은 저혈압에 대한 치료로 수액을 많이 준 결과였던 것이다. 많은 사람들이 병원 중환자실이 추워서 이로 인해 저체온증이 발생하여 사망하였지만 정확한 진단 및 치료를 받지 못하고 인지하지도 못하면서 사망하였다니 너무나 어처구니가 없었다.

　병원 중환자실은 88년 올림픽 준비로 예산이 부족하여 난방시간도 짧았다. 난방시설 공사를 실시한 후에 장시간 난방을 하여도 스팀은 1시간 이내로 가동되었다. 대부분 의식이 없는 환자들은 모니터링을 위하여 상반신이 노출된 상태로 눕혀져 있고 소변 등으로 침대는 젖어 있는 경우가 많았다. 간호사들은 춥다고 옷을 두껍게 껴입고 냄새가 난다고 창문을 열어 놓고 있었다.

　중환자실은 환자가 저체온증이 유발되기에 가장 적합한 환경이었던 것이다. 이 병원은 국가유공자도 이용하는 곳인데 이들이 이런 환경에서 치료를 받고 있다니 기가 막히고, 저체온증이 문제가 된다고 인식하는 의료진도 없었다. 알더라도 어떻게 해야할지 당황스러웠을 것이다. 저체온증을 경험한 적이 없으니 진단할 능력이 없었던 것이다. 이러한 의견을 동료 전공의에게 말하니 반신반의 하다가 (파견을 나가더니) 인정하였다. 4월에도 계속 저체온증이 발생했는데, 환자를 욕탕으로 옮겨 뜨거운 물에 담그고 하였으나 해결할 수가 없었다고 하였다. 그 뒤 시간이 걸렸지만 중환자실을 보수하여 다행이라고 생각한다.

　국소적 한랭손상에는 건조한 한랭조건에서 발생하는 동상(frostbite) 등의 동결성 한랭손상(freezing cold injury)과 습도가 높은 한랭조건에서 발생하는 동창(perniosis, chilblains), 액침족(immersion feet), 참호족(trench feet) 등의 비동결성 한랭손상(non-freezing cold injury)이 있다. 동결성 한랭손상은 보온장구의 발달, 위생환경의 개선, 군대에서 예방 및 교육 등으로 최근에는 경험하기 어렵다. 비동결성 한랭손상은 오랜 기간 동안 한랭에 노출되어 사지 말단조직의 손상이 초래되는 독특한 증후군이다. 비동결성 한랭손상은 동결성 한랭손상과 마찬가지로 말초조직이 한랭 또는 습한 조건에 노출되었을 때 발생하지만 동결성 한랭손상과는 달리 조직액은 동결되지 않는다. 비동결성 한랭손상은 증상이 경미하고 액침족 또는 참호족으로 알려져 있는데, 신체 일부분이 며칠에서 몇 주까지 장기간 습하고 빙점 이상의 한랭에 노출되었을 때 발생하는 손상의 일종으로 동결성 한랭손상과 비교하여 조직액의 동결은 없으나, 지속적인 혈관의 수축으로 인한 혈류 감소가 국소 조직의 손상을 초래한다고 알려져 있다.

　비동결성 한랭손상의 임상적 경과는 다음과 같다. 첫 단계는 허혈-재관류가 일어나며, 몇 분에서 몇 시간이 걸린다. 한랭에 노출된 부위에 다양한 감각손실이 있으며, 감각이 둔했던 곳에 통증이 발생하고 피부가 땀이 많이 나는 것처럼 젖어 있기도 한다. 두 번째 단계는 발적 단계로 몇 주에 걸쳐 지속된다. 감각의 조기 손실이 있은 후 격렬하고 심한 통증이 발현되다가 통증이 있는 충혈 상태가 오고, 근육 약화, 위축, 섬유화 등이 진행되며, 지속적인 통증, 감각 감퇴, 한랭감작의 발현 등 장기적인 합병증이 발생한다. 세 번째 단계는 여러 해에 걸쳐 합병증이 발생하는 단계이다. 가장 흔하고 중요한 합병증은 한랭에 민감해지는데 이것을 한랭감작증(cold sensitization)이라고 한다. 날씨가 추워지면, 손상을 입은 사지에 민감한 감각을 호소하게 되며, 정상 피부온도로 회복이 서서히 진행된다. 경미한 한랭에 노출되어도 정상 온도로 회복되기까지 6시간 이상 걸린다. 한랭감작증이 있는 사람들은 겨울철에 외출을 꺼리고, 때로는 여름에도 차가운 환경에 노출되면 이런 증상이 발생할 수 있어, 사회활동에 제한이 오기도 한다. 걷기가 불편할 정도로 고유 감각의 영구 상실을 가져오는 경우와 온도 감각을 완전히 상실하여 매우 다양한 통증과 국소적인 다한증을 호소한다. 이런 증상이 심한 경우에는 동결성 한랭손상과 마찬가지로 사지 절단이 필요한 경우도 있다.

비동결성 한랭손상은 한랭하고 습한 환경에 노출되는 것을 줄이고 철저한 발관리와 위생관리, 적절한 신발 착용 등으로 예방이 가능하다. 1차 세계대전 때에는 군인들의 교대근무를 통하여 한랭손상 발생을 예방하였다고 한다. 휴식 횟수와 장소, 반복작업 등 근로 조건 중 일부가 레이노 현상과 추위에 대한 손가락의 감작을 증가시킨다고 보고되었고, 작업환경의 개선은 음식조리와 같은 냉장·냉동식품 산업에서 이상 상태의 위험을 감소시킬 수 있다.

한랭손상은 한랭감작증, 다한증, 통증 등의 합병증을 발생시킬 수 있다. 한랭감작증은 레이노 현상과 유사하며 과거 레이노 현상의 일부로 생각되었던 신경, 혈관 증상 중에 명확한 원인을 설명할 수 없는 경우에 한랭노출의 경험이 있으면 한랭감작증일 가능성이 높다. 한랭감작증은 어떠한 한랭손상에서도 발생할 수 있는데 비동결성 한랭손상에 의한 한랭감작증은 외국에서 여러 보고가 있었으며, 국내에도 많은 사례가 있다고 생각하지만 실제 보고된 것은 필자가 보고한 1례가 있을 뿐이다.

32세 남자가 1996년 수산회사에 입사하여 냉동 창고에 어류를 저장하는 업무를 수행하였다. 냉동 창고의 온도는 영하 20~25℃이었으며, 하루 평균 3~4시간씩 작업하였고, 작업 시 방한복, 방한화, 방한장갑, 방한모 및 면마스크를 착용하였다. 입사 후 2년이 지나서 한랭에 노출될 때마다 두통과 호흡곤란, 관절통 등의 증상이 발현되었으며, 시간이 경과할수록 증상이 악화되었다. 수지 피부온도가 낮았고 한랭노출 후 대조인보다 정상 피부온도로의 회복이 서서히 진행되었다. 적외선 컴퓨터 촬영에서 대조인보다 피부온도가 낮았고 서서히 회복되어 한랭감작증의 진단 기준에 부합, 한랭감작증으로 진단하였다.

한랭에 노출되어 직업성 한랭손상이 발생할 가능성이 높은 근로자에 대하여 한랭감작증을 포함한 역학조사를 실시하고 발생을 인지할 수 있는 감시체계를 유지하여야 할 것이다. 교대근무를 통한 적절한 휴식, 몸을 보호할 수 있는 적절한 보호 장구의 착용 등 한랭손상 예방대책을 수립하여야 한다.

의료인들 또한 지금도 한랭손상이 발생할 수 있다는 생각을 가지고 한랭손상을 이해하고 진단, 예방 및 치료에 관심을 가져야 할 것이다.

참고문헌

1. 박호추, 정설미, 문덕환, 이종태, 김대환 등. 한랭작업 근로자들의 건강위해에 관한 연구. 대한산업의학회지 1999;11(1):80-94
2. 임현술, 이관, 이종민. 냉동창고에 근무하는 근로자에서 발생한 한랭감작증 증례. 대한산업의학회지 2002;14(2):204-211
3. 정덕환. 한냉성 질환. 대한의사협회지 1998;41(2):195-203
4. Department of Veterans Affairs. Cold Injury - Diagnosis and management of long term sequelae. Washington DC. VA Learning University,

가스통 구성성분

1998년 10월경, 같은 병원에 근무하고 있는 마취과 전문의가 마취가스통에 들어 있는 가스의 성분을 확인해 달라고 연락을 했다. 그의 말에 따르면 담석증이 있는 49세 남자의 담낭 절제술을 실시하였는데 마취 시작 1시간 30분 후 일방통행관 및 탄산가스 흡수장치의 이상소견을 육안으로 발견하고 아산화질소 가스 내에 이산화탄소가 소량 섞여 공급되었으며 악성 고열증이 발생하였다고 생각하여 여러 조치로 수술을 무사히 끝냈다고 한다. 악성 고열증(malignant hyperthermia)은 마취 중 갑자기 고열을 내며 사망률이 극히 높은 증후군에 대해서 붙여진 이름이다.

그 뒤 함몰두부골절과 두부경막외혈종으로 내원한 37세 여자를 같은 수술실에서 응급수술을 하였다. 이상소견의 발생 가능성을 염두에 두고 마취기를 같은 모델의 다른 것으로 바꾸고 수술 전 검사를 세밀하게 하였다고 한다. 빈맥, 심실조 기수축, 일방통행관의 습기 및 탄산가스 흡수장치의 열감 등 과탄산혈증의 징후가 마취 직후부터 발견되었다. 따라서 마취 기계의 이상 소견이 배제된 상태에서 연속적인 악성 고열증의 발생 가능성이 극히 낮다는 판단 하에 아산화질소 가스 공급만을 중단하니 과탄산혈증 소견이 바로 없어졌다고 한다. 두 번의 수술은 무사히 끝냈지만 원인이 무엇인지 정확히 밝혀야 앞으로 더 이상 문제가 생기지 않을 것이라고 생각하여 마취가스동에 들어있는 가스성분을 확인해 달라고 연락한 것이다.

연속적인 과탄산혈증과 호기말 이산화탄소 분압의 증가를 악성 고열증으로 보기에는 그 가능성이 거의 없다. 4천2백 분의 1의 제곱에 불과하다. 또한 폐환기 부족으로 인해 호기말 이산화탄소 분압의 증가가 나타날 수 있으나, 환자가 폐질환이 없었고 정상적인 기도압을 유지하며 청진상 호흡음의 이상소견도 없었다. 또 수술 후 중환자실에서 찍은 흉부방사선 촬영에서도 이상이 없었다. 또한 마취 중 50퍼센트 산소로 8~12ℓ의 분시 호흡량으로 지속적인 조절호흡을 하였으며, 호흡기의 각종 밸브 및 일방통행관과 탄산가스 흡수장치를 새 것으로 대체하였고 마취기 자체를 교환한 이후에도 연속적인 과탄산혈증 소견이 발생하였으므로, 마취기계의 이상보다는 다른 요인, 즉 외부 가스공급체계의 이상이 의심되었다. 즉, 가스공급체계의 점검 결과 수술실 내 마취가스 공급관과 마취기계와 연결 상태 등은 이상이 없었으므로 외부 가스공급체계의 이상을 의심하였다.

따라서 수술이 시행되었던 수술실의 마취기에서 4대 1의 아산화질소와 산소의 혼합가스(Interlocking되어 있어 순수한 산소와 아산화질소를 채취하지는 못함)를 실리콘 백에 500ml 가량 채취했고, 다른 수술실의 마취가스간 서로 맞물리게(interlocking) 되어 있지 않은 구형 마취기에서 순수한 산소와 아산화질소 가스를 각각 500ml 채취하였다. 이 가스들을 일본의 키타가와(Kitagawa) 사에서 제작한 정밀가스 탐지기(Precision Gas Detectors)를 이용하여 검지관법(Gastec method)으로 이산화탄소를 측정한 결과 아산화질소라고 채취된 가스가 이산화탄소로 판명되었다.

중앙의료가스공급실에서 공급을 중지시키고 보관시켜 둔 3개의 아산화질소 탱크를 환기가 잘 되는 장소에서 마찬가지 방법으로 재검사하니 가스통에는 모두 N2O(아산화질소)라고 적혀 있는데도 불구하고 문제가 된 한 개의 가스통에서만 이산화탄소가 5천ppm 이상이었다. 이 의료용 가스는 청색의 40L의 탱크에 20kg의 액화가스가 충전되어 있던 것으로 1kg의 가스가 남아있었다. 이번 증례 발생 전 1~2주 동안 시행되었던 수술 시에는 이상 소견이 없었기 때문에 아산화질소 가스통에 이미 존재했던 아산화질소가 거의 기화된 상태에서 이산화탄소가 수술실로 공급되었다고 판단하였다.

가스공급 회사의 가스 봉입 날짜가 비슷한 시기의 다른 아산화질소 가스통은 이상이 없었고, 아산화질소의 상업적 생산 단계에서 생기는 불순물 중에 이산화탄소는 생성되지 않으며, 가스 공급회사의 강력한 부인 및 협조 거부로 아산화질소 가스통에 이산화탄소가 불순물로 존재하게 된 이유를 밝힐 수는 없었다. 그러나 아산화질소 가스통에 이산화탄소가 오염되었다는 사실은 명확하다. 첫째, 연이은 두 증례에서 과탄산혈증이 동시에 발현하였다. 둘째, 두 증례에 공급된 문제의 가스통 가스에서만 5천ppm 이상의 이산화탄소가 측정되었다. 셋째, 가스통을 교환한 이후 더 이상 과탄산혈증을 관찰할 수 없었다.

마취를 하는 중에 발생한 이번 의료사고는 수술실 내 마취기계 이상이나 수술실 및 중앙 가스공급실에서 가스연결 이상이 아닌 가스공급 회사에서 공급된 가스통 내용물의 이상으로 과탄산혈증 및 호흡성산증이 유발된 경우이다. 앞으로 이러한 사례를 예방하기 위하여 의료용 가스 제조 시 불순물이 함유되지 않도록 가스 제조회사 측도 만전을 기해야 할 것이며, 예상하지 못한 환자의 상태 변화나 계속되는 환자 상태 변화에 대하여는 마취용 가스통 내용물 자체가 바뀌어 있을 수도 있다는 가능성을 고려하여야 한다.

  의료기관이나 실험실 등 여러 곳에서 사용되는 가스통 형태로 공급되는 가스가 다른 가스로 채워져 사람에게 치명적인 손상을 유발할 수 있다. 멕시코 과달라하라 시의 한 병원에서 2000년 3월 산소통이 이산화탄소로 채워져 있어 5명의 환자가 이를 흡입하고 사망하였다는 기사를 접한 적이 있다.

  경기도 병원에서 1999년 10월 관장액에 의하여 5명이 사망한 의료사고가 발생한 적이 있다. 납품업체에서 관장액에 가성소다(NaOH, 양잿물)가 함유돼 있다는 사실을 확인하였다고 한다. 2002년 손해배상 청구소송 항소심에서 "공업용 유해물질인 가성소다를 관장액으로 잘못 납품해 환자가 사망하여 원고인 병원의 일부승소 판결을 내렸다". 또한 "병원 측도 납품된 물비누가 당초 주문한 것과 동일한 품질인지 인체에 유해한지 확인하지 않았으며, 갑자기 숨진 환자들의 발병원인을 규명하는데 조직검사 이외에 다른 방법을 찾지 않았다는 잘못이 있는 점이 인정되므로, 피고들의 과실비율을 60퍼센트로 제한한다"고 덧붙였다.

  각종 가스통 또는 관장액 등에 사람에게 유해한 다른 물질이 들어 있을 수 있으므로 사용하다가 이상이 발견되면 반드시 가스통 또는 관장액 등의 구성 성분을 확인해 보아야 할 것이다. 또한 병·의원에서 의료사고가 발생하면 외부에서 납품된 물질의 구성 성분이 잘못되었을 가능성을 반드시 고려하여야 할 것이다.

참고문헌

1. 김미운, 추동훈, 임현술. 아산화질소 가스통에 함유된 이산화탄소의 공급으로 인하여 발생한 과탄산혈증. 대한마취과학회지 1999; 36(3): 524-8.
2. http://news.naver.com/main/read.nhn?mode=LSD&mid=sec&sid1=102&oid=009&aid=0000243254.

인류와 함께한 수은중독

수은은 금속수은, 무기수은, 유기수은으로 나뉜다.

금속수은은 상온에서도 쉽게 증발되므로 수은증기가 호흡기를 통하여 들어오게 되며, 흡입된 수은증기의 80퍼센트가 폐포에서 빠르게 흡수된다. 피부를 통해서도 흡수되지만 소화기로는 거의 흡수되지 않는다. 중독 증상은 식욕저하와 신체가 떨리는 증상, 주로 손떨림이 나타난다. 만성적으로 노출되면 정신흥분증, 불안 등의 정신장해를 일으킬 수 있다. 무기수은은 호흡기로 흡수되지만 피부와 위장관에서도 흡수된다. 주로 신장이 표적 장기가 된다. 유기수은은 페닐수은 등 아릴(aryl) 수은 화합물과 메틸 및 에틸 등 알킬(alkyl) 수은 화합물이 있다.

염화메틸수은(메틸수은)은 수은기와 메틸기가 결합한 것이다. 섭취 시 95퍼센트가 흡수되고, 뇌, 신장, 간, 머리카락, 피부 등에서 무기수은으로 전환되어 축적된 후 독성을 나타내기 시작한다. 독성이 가장 강하다. 중독은 주로 중추신경계 병변으로 보행곤란과 언어, 시력 및 정신장해 등을 일으킨다.

수은은 인류가 3천5백 년 전부터 사용해 온 금속이다. 금속 중 실온에서 유일하게 은백색의 금속광택을 내며 액체 상태로 존재한다. 고대 그리스와 로마에서는 수은이 연고와 화장품의 원료로 애용되었다.

피부를 밝게 만들고 잡티나 흉터를 감추기 위해 납과 함께 얼굴 전체에 발랐다. 고대 이집트에서는 눈화장에 수은을 사용하였다. 진나라와 티베트에서는 수은이 건강을 유지해 주고 부러진 뼈를 붙게 만들고 생명까지 연장해 주는 신비의 물질로 여겨졌다. 진시황은 수은을 불로장생을 위한 명약으로 간주하여 황제가 되기 전부터 복용하고 몸에 발라 수은중독으로 사망하였다는 주장도 있다.

즉, 수은은 고대로부터 부를 향한 열망, 불로장생에 대한 무한한 갈망 등 인간의 욕망을 가장 직접적으로 드러낸 금속이었다. 인류는 수은의 부작용에 대하여도 알고 있었지만 그 이로움과 해로움을 동시에 경험하며 희로애락을 같이 해왔다.

수은중독의 대표적인 사례는 '미친 모자장'이 이야기이다. 펠트는 양모나 인조섬유에 습기와 열을 가해 압축시킨 천으로 보온성이나 충격을 완화시키는 성질이 우수하다. 기원전부터 쓰였으며, 모자를 만들거나 패드로 쓰인다.

유럽은 오랜 세월 모자를 착용하는 문화였다. 남녀 모두 모자의 소비자였다. 십자군 전쟁 시 유럽의 기사들은 이슬람에서 많은 문물을 배우게 되는데 펠트제조 기술도 그중 하나였다. 유럽에도 펠트가 있었으나 거친 털을 다루는 기술이 부족하던 차에 낙타털을 낙타의 오줌에 담그는 비법을 배우게 된다. 낙타의 오줌에 펠트를 담그면 털이 부드러워진다는 것을 전해들은 프랑스 모자 제조업자는 커다란 오줌통을 가져다 놓고 모든 근로자들이 오줌을 싼 후 그 당시 최고 인기였던 비버털을 담가 놓고 충분히 부드러워질 때까지 기다려 모자를 만들었다. 빼어난 모자가 생산되었으므로 모든 곳에서 모자를 만들기 위하여 털을 오줌에 담그고 치대고 빨았다.

매독은 콜럼버스가 신대륙에서 가져온 병이라고 굳게 믿고 있었지만 일각에서는 오히려 유럽인들이 신대륙에 퍼뜨리고 다시 되돌아온 병이라고도 주장한다. 신대륙 발견 이전 사망한 사람의 뼈에서 매독의 흔적을 발견하여 이를 증명하려고 노력하기도 한다. 1494년 가을, 프랑스 샤를 8세는 군대(프랑스, 스페인, 독일, 스위스, 영국, 헝가리, 폴란드 출신의 용병으로 구성)를 이끌고 이탈리아를 정복하기 위하여 피렌체를 거쳐 나폴리를 침공한다. 당시 이탈리아는 국력이 약해진 상태여서 제대로 저항을 할 수 없었기에 나폴리를 향한 진군은 단순한 행군에 불과하였다. 행렬 중에는 매춘부들도 있어 성매매가 이루어졌다. 그 후 매독이 유행하고 전투력이 감소하여 1495년 봄, 군대가 퇴각하고 용병이 전 유럽에 퍼져 4년 후 유럽 전체가 매독의 영향권에 들어가게 된다. 16세기 초, 매독이 유럽 전역에 맹위를 떨치며 전 세계로 퍼지면서 이탈리아와 독일은 '프랑스병', 프랑스는 '이탈리아병', 네덜란드는 '스페인병', 러시아는 '폴란드병', 터키는 '기독교도 병', 타히티 섬은 '영국병', 한국은 '왜색병' 등 각 국가는 가장 싫어하는 국가명으로 매독을 불렀다.

모자를 만들기 위하여 털을 오줌에 담그고 처리하는 과정에서 유독 한 근로자가 오줌을 잔뜩 싼 날에 담가 놓은 털이 금방 부드러워졌다. 그 이유를 몰라 당황하던 중 그가 매독 환자라는 사실을 알게 된다. 그 시절 매독에 걸리면 정화요법과 함께 성생활을 멀리 하도록 권고를 받았다. 성생활은 인체의 기를 앗아가므로 좋지 않을 것이라는 판단에 따른 것이었다. 정화요법은 목욕과 수은을 처방하였다. 파라켈수스(Paracelsus, 1493~1541)는 수은화합물로 불치병으로 알려진 매독 치료법을 주장하기도 했다. 16세기 말 기롤라모 프라카스토로(Girolamo Fracastoro, 1478~1553)의 풍자시에서 매독이라는 병명이 생겼고 치료제로 수은 연고와 훈증을 사용하여 전 세계적으로 널리 퍼지게 되었다.

이 방법은 1910년 파울 에를리히(Paul Ehrlich, 1854~1915)가 비소 화합물인 살바르산(606호)을 만들어 매독을 치료할 때까지 사용되었다. 수은이 어느 정도 효과가 있었는지 모르지만 부작용은 더 컸을 것이다.

매독 환자의 소변이 털을 더욱 부드럽게 하는 특별한 오줌을 만들어 낼 수 있었던 것은 처방약인 수은이 소변에 포함되었기 때문이라고 생각한다. 수은이 펠트를 더욱 부드럽게 만든다고 생각하여 오줌통을 비우고 물을 채워 질산과 혼합한 수은(mercuric nitrate)을 붓고 맨손으로 하루 종일 비버 털을 담가 치대고 빨아댔다. 좁은 공간에는 기화된 수은이 가득 찼고 근로자들은 입과 코로 하루 종일 수은을 들이마셨다.

1500년대 전후 비버 털을 압착하여 만든 펠트 모자가 이상적인 탄력과 윤기를 보인다는 사실이 알려지면서 부유층의 외출 필수품이 되었다. 비버 털의 수요가 폭발적으로 증가하였고 유럽에서 비버의 씨가 말라갔다. 이때 북아메리카라는 신대륙이 비버의 공급처로 떠올랐다. 1800년대 초반부터 후반까지 북아메리카 서부, 로키 산맥에 수천 명이 설치류 동물인 비버 사냥을 위해 모여들었다. 사냥꾼의 발길이 닿는 곳마다 비버가 무수히 죽어 나갔고 가죽이 벗겨져 모자가 되었다. 1500년대부터 1800년대까지 3백 년간 유럽과 북아메리카에서 이어졌던 비버에 대한 무차별적 살육은 멸종에 이르기 직전에 유행의 변화로 멈추게 되었다. 비버 모자에 싫증을 느낄 때 실크로 만든 모자가 유행하게 되었기 때문이다. 그러나 오랜 기간 동물(비버 등)의 털로 수없이 많은 모자를 만들면서 수은에 노출된 근로자의 수도 기하급수적으로 늘어났다.

동물의 털을 수은용제에 담가 가공하는 방법을 캐로팅(carroting)이라고 한다. 이 캐로팅 방법이 프랑스에서 영국으로 북아메리카로 전파되면서 모자 제조업자 특히 아무것도 모른 채 하루 종일 수은용제에 맨손을 담그고 일해야만 했던 유럽과 북아메리카의 노동자들이 최대의 피해자가 되었다.

유럽을 시작으로 북아메리카에서 모자 공장에 다니던 노동자들이 손을 바들바들 떨기 시작한다. 술 때문이라고 생각했다. 피부에 물집이 잡혀 부풀어 오르고 머리카락과 손톱이 빠진다. 치아가 검게 변해 빠져 버리고, 말을 더듬고, 어제 있던 일조차 기억하지 못하는 상태가 되면 공장에서 해고를 당하고, 원인도 모르는 극심한 통증 속에서 노동자들이 죽어갔다. 수족을 제대로 가누지 못하고 알아듣지 못할 말을 중얼거리는 그들을 두고 1799년대 영국사회는 '모자장이만큼 미친'(mad as a hatter), '모자장수떨림'(the hatters' shakes)이라는 유행어를 만들어낸다. 수없이 많은 사람들이 수은중독으로 사망하거나 미쳐갔을 것이다. 수많은 미친 모자장이를 만들어낸 끔찍한 캐로팅은 1900년대 중반이 되어서야 끝이 난다.

동양의 대표적인 수은중독 예는 일본에서 벌어졌다. 일본 첫소의 미나마타 공장에서는 1932년부터 아세트알데히드를 생산하기 위하여 수은 성분의 촉매를 사용하였다. 이 과정에서 부산물로 나온 메틸 수은이 폐수와 함께 섞였고 정화 처리가 되지 않은 폐수가 그대로 바다에 방출되었다. 폐수 속의 메틸 수은이 해양생태계를 돌며 어패류에 농축되었고, 이를 섭취한 육상의 동물과 사람의 체내에 수은이 축적되어 심각한 수은중독 현상이 1953년부터 1960년에 걸쳐 발생하여 이를 '미나마타병'이라고 부른다. 미나마타병은 대표적 환경오염 사례로 꼽힌다.

우리나라에서는 1988년 형광등 제조업체의 수은중독 집단 발생이 보고되고 같은 해 서울대병원에 입원한 온도계 및 압력계 제조업체에서 근무한 15세 남아가 수은중독으로 사망하며 사회에 수은중독의 경종을 올렸고, 그 후 온도계 제조업체에서 수은중독 집단 발생이 기사화되었다.

지금도 일반인이 수은에 노출되는 상황이 많다. 수은이 포함된 미백 화장품을 화장용으로 바르는 경우이다. 또한 참치, 삼치, 황새치, 상어 같은 자신보다 작은 생선을 먹이로 삼는 포식성 생선을 먹는 경우이다. 생물 농축에 의해 먹이사슬에 따라 생물의 몸에 들어가 거의 배출되지 않고 몸속에 계속 수은이 쌓여 최종 포식성 생선에는 막대한 양의 수은이 축적될 수 있다. 각 국가에서는 생선에 함유된 수은의 양이 기준치를 초과하면 시장에 유통되지 못하게 하고 섭취량을 제한하고 있다. 이러한 기준을 잘 지켜야 할 것이다. 2013년 10월 유엔환경계획(UNEP)의 주최로 일본 구마모토 시에서 한국 등 139개 참가국이 수은의 생산부터 폐기까지 전 과정을 관리하는 미나마타 협약을 만장일치로 채택하였다. 다행한 일이다.

수은은 실온에서 은백색의 금속광택을 내는 유일한 액체 금속으로 인류 역사와 같이 귀하게 취급되었지만 치명적인 독으로 인류에게 많은 해를 주었다. 이제 수은의 이점을 이용하면서 피해는 철저히 단절하자.

참고문헌
1. 김동환·배석, 금속의 세계사, 다산북스, 2015.
2. 이민정, 옷 입은 사람이야기, 바다출판사, 2013.
3. 최석진 옮김, 의학 오디세이, 돋을새김, 2014.
4. 김병성, 홍윤철, 임현술, 김지용, 이정권, 허봉렬, 최찬주, 만성 수은 중독 4례, 가정의학회지, 1988;9(6), pp27~32.
5. 박희순, 임현술, 허봉렬, 한혜경, 황용승, 문형로, 홍강의, 수은 중독에 의한 사망 1례 보고, 가정의학회지, 1991;12(5), pp66~71.

국내 수은중독 경험담

 2015년 6월호 『산업보건』에 「인류와 함께한 수은중독 이야기」를 소개한 바 있는데 여기에서는 국내에서 발생한 수은중독에 대한 경험을 이야기하고자 한다. 저자는 서울대학교 보건대학원에서 예방의학과 전공의를 마치고 1983년 예방의학 전문의 자격을 취득한 후 3년간 군의관으로 근무하면서 소령으로 진급하고 서울대학교에서 의학박사 학위를 취득했다. 직업역학을 더욱 잘하기 위하여 1986년 5월부터 늦은 나이에 서울대학병원 가정의학과에서 전공의로 근무하며 환경력과 직업력을 열심히 묻고 다녔다.

 전공의 2년 차 시절 경기도 성남시 H병원에서 외부 파견 근무를 하던 때의 일이다. 1987년 6월경, 3년 차 주치의로부터 수은중독 환자를 경험하였다는 이야기를 전해 들었다. 초발환자는 25세 남자로 형광등 제조공장 배기대에 1년 2개월간 근무하였고 오심, 구토, 아구창, 구갈, 설사, 구강 내 악취, 치은염, 호흡곤란, 기억력 감퇴, 두통, 현기증, 어지러움 등을 호소하면서 6월 29일 입원하였다. 혈중 수은 농도는 0.115ug/ml(세계보건기구 기준 0.03ug/ml 미만 정상), 24시간 요중 수은 농도는 0.559ug/ml이었으나, 수은 노출을 줄여야 한다는 권고를 받고 퇴원하였다. 수은중독은 직업병이므로 다른 근로자도 조사해야 한다고 언급하였다. 그는 9월 2일 수지진전과 두통이 계속되어 2차 입원했고, 수은중독으로 진단받은 후 D-penicillamine을 하루 1.0g씩 1주일 간 치료 후 퇴원하였다.

 초발환자가 2차로 입원하면서 비슷한 증상의 동료 근로자 3명이 입원하였다.

 사례 2는 20세 남자로 수지진전, 두통, 전신쇠약, 피로감, 불안, 위축,

불면증을 호소했다. 글씨가 잘 안 써지고 기억력이 감퇴하고 어지러움이 동반되었으며 체중 감소가 있었다. 혈중 수은 농도는 0.048ug/ml, 24시간 요중 수은 농도는 0.067ug/ml이었다. 수은중독으로 진단 후 D-penicillamine을 하루 1.0g씩 10일간 치료하였다.

사례 3은 28세 남자로 수지진전, 두통, 식욕부진, 오심, 호흡곤란, 기억력 감퇴가 있었고 구강 내 궤양, 치은염이 있었다. 혈중 수은 농도는 0.087ug/ml, 24시간 요중 수은 농도는 0.172ug/ml이었다. 수은중독으로 진단 후 D-penicillamine을 하루 1.0g씩 20일간, British anti-lewisite(BAL)를 첫날 350mg 근육주사 후 9일간 170mg으로 치료하였다.

사례 4는 28세 남자로 두통, 체중감소, 기억력 감퇴, 식욕부진, 근 무력감, 간헐적 설사가 있었다. 혈중 수은 농도는 0.246ug/ml, 24시간 요중 수은 농도는 0.334ug/ml이었다. 수은중독으로 진단 후 D-penicillamine을 하루 1.0g씩 20일간, BAL을 첫날 300mg 근육주사 후 9일간 150mg으로 치료하였다.

이들은 모두 동일한 형광등 제조 공장 배기부에서 작업하는 근로자들이었고, 공장 내의 환경은 실내 온도가 30~50℃ 정도였다. 배기부 공정 과정에서 수은에 담겨 있다가 아르곤과 같이 자동으로 유리관 내에 두세 방울을 떨어뜨리는 'CAP'이라고 부르는 용기의 온도가 400~450℃가 되므로 수은이 증기가 되어 사람의 호흡기를 통해 흡수, 만성 수은 중독을 일으킨 것으로 판단되었다. 원소 수은은 상온에서는 액체이나 흔들거나 가열하면 증발한다. 이때 증기로 폐에 흡수되어 80~100퍼센트가 폐포를 통해 혈류로 들어가서 주로 뇌에 침착한다. 또한 지용성이 높고 극성이 없기 때문에 세포막을 통과하여 조직 내로 쉽게 확산되어 들어간다. 수은증기가 뇌에 많이 침착하고 뇌에서 회전율이 느리기 때문에 노출이 계속되면 침착하기 쉽다. 이러한 이유로 집단적으로 수은중독이 발생하였을 것이다.

국내에서는 1972년 직업병으로 수은중독이 발생한 사례가 있다고 하나 자세한 내용이 알려져 있지 않다. 그렇다면 이러한 집단발병은 처음이 아닌가? 4명의 수은중독 환자가 집단적으로 국내에서 처음 발생하였으므로 전체 근로자를 대상으로 역학조사를 실시함은 당연한 일이다. 그러나 임상의사가 사업장을 방문하여 역학조사를 하는 것은 현실적으로 불가능한 일이다. 불행 중 다행이라고 해야 할까. 파견 병원에 있던 산업의학 전문의가 사직하였으나 구하지 못하여 한 달에 30만 원을 받으면서 나의 면허를 빌려주고 있었다. 불법이지만 이런 경우가 당시에는 더러 있었다. 파견 병원과 유대를 위해, 또한 내게도 경험이 되어 그렇게 하기로 하였는데 한 달에 주는 30만 원 중 20만 원은 의국비로 기부하였다. 이렇게 해야만 비양심적인 일을 하는 것에 대한 부담감이 줄면서 떳떳할 것 같은 내 양심의 발로였다. 이 일로 공장과 접촉이 가능할 수 있었던 것은 물론이다.

10월 16일 가정의학과 전공의 3명이 일과 시간 후 경기도 이천군 ○○조명 주식회사 공장을 방문하였다. 야간 책임자에게 이야기하고 작업장을 간단히 관찰할 수 있었는데, 공장 곳곳에서 수은을 관찰할 수 있어 근로자들이 수은에 노출되고 중독되었음을 어렵지 않게 추론할 수 있었다. 사무실로 돌아와 야간 책임자에게 근로자를 대상으로 설문조사와 채혈을 하자고 하였으나 무조건 거절하였다. 그래도 설득에 설득을 하고 있는데 한 명의 근로자가 사무실에 들어와 가지고 간 혈압기로 혈압을 측정해 주었다. 근로자가 고마워하니 야간 책임자가 간이 역학조사를 허락했다.

25명의 근로자에 대한 설문조사와 이학적 검사 및 혈액을 채취하였다. 혈액은 연세대학교 환경공해연구소에 보내 수은을 측정하였는데 그 결과는 다음과 같다.

조사자 25명 중 9명(36.0퍼센트)에서 수지진전을 관찰할 수 있었다. 25명의 평균 혈중 수은 농도 및 표준편차는 0.106±0.137ug/ml이었다. 세계보건기구에서 정한 혈중 수은 농도 0.03ug/ml을 넘는 사람이 18명(72.5퍼센트)이었고 미국 OSHA에서 정한 이상 혈중 수은 농도 0.06ug/ml을 넘는 사람은 12명(48.0퍼센트)이었다.

우리나라 노동부 직업병 인정기준인 0.2ug/ml를 넘는 사람은 4명(16.0퍼센트)이었다. 작업부서별 혈중 수은 농도는 배기대 작업이 유의하게 높았다.

가정의학 전공의로 수련을 받던 중 4명의 수은중독 환자가 입원하여 이들을 대상으로 역학조사를 실시, 우리나라의 첫 직업성 수은중독 집단발병을 경험하였다. 역학조사 논문에는 내 이름이 수록되지 않았는데, 저자에게 논문 쓰기를 독촉하다가 마치 사욕이 있는 듯 오해받을 것 같고, 그보다는 근로자를 위한 내 순수한 관심과 노력에 행여 흠집이 날까 싶어 제외하라고 자청하였다.

이 내용이 『동아일보』(1988년 1월 7일자)에 보도되면서 서울대병원 가정의학과 허봉렬 과장이 기사에서 '다른 유사한 중금속 중독사고가 발생할 가능성이 높다. 기업들이 중금속 중독증 직업병 예방에 무관심한 게 문제점'이라고 지적하였다. 과장으로부터 이러한 내용을 보도한 의도가 무엇이냐는 협박성 전화가 수시로 와서 곤혹을 치렀다는 얘기를 전해 들었다. 죄송할 따름이다.

1988년 3년 차로 서울대학병원 가정의학과 의국에서 근무하고 있는데 서울○○병원 소아과에 내부 파견되어 근무하던 2년 차 후배 전공의가 주치의를 맡은 환자가 수은중독일 가능성에 대하여 상담을 해왔다. 환자는 15세 남아였다. 그는 1987년 12월 5일부터 서울특별시 영등포구 양평동에 위치한 온도계 및 압력계 제조공장인 ○○계공에 입사하여 1987년 12월 5일 첫 2주간 신나 칠하는 작업을 하였고 그 후 5일간 수은을 튜브에 주입하는 작업과 1988년 2월 초까지 압력계 만드는 장소에서 근무하였다. 작업 중 불면증, 두통, 식욕감퇴, 양측 하지통, 전신 불쾌감, 가려움증, 혈압 상승이 발생하자 휴직 후 자택에서 요양하던 중 2월 17일 대발작이 있어 서울 K대 병원에 입원했으나 특별한 진단을 받지 못하였다. 1988년 3월 9일 서울○○병원을 방문하여 입원하였고, 발한, 오한, 구강 점막 건조증, 어지러움, 두통, 구토, 불면증, 심한 전신소양감, 요통 및 하지 동통, 체중 감소, 의존적이며 퇴행적 태도와 불안, 환청 등을 호소하고 있었고, 입원 16일째부터 수지진전이 관찰되기도 했다.

소아과교실 모임에서는 이 환자를 수은중독과 이로 인한 중추신경계 증상, 고혈압, 항이뇨호르몬부적절분비증후군(syndrome of inappropriate antidiuretic hormone secretion, SIADH), 피부병변 등이 합병되었다고 진단하였다. 피부병변은 선단 동통증과 같은 수은중독에 의한 피부박탈을 수반하고 있었다. 진단에 관해 기초의학교실과 의논하여 결정하자는 의견이 있었으나 경험이 없다고 자체적으로 판단하였다고 한다. 수은 노출 중단 이후 3개월이 지났음에도 요중 수은 농도가 75.5ug/L(참고치 20ug/L 미만)로 여전히 높았으며, 병인을 밝히기 위한 많은 검사를 통하여 다른 원인들이 배제되었고, 직업력과 여러 가지 증상 및 징후가 수은중독으로 충분히 설명이 가능, 수은중독으로 확진하였다고 한다.

그 후 산재요양이 승인되었는데 서울○○병원은 산재환자를 취급하는 병원이 아니어서 6월 29일 다른 대학병원 직업병과로 전원되었고,

전원 후 7월 2일 입원 치료 중 전해질 불균형에 의한 구토로 이물질이 기도를 막는 바람에 질식사한 것으로 추정된다.

〈표〉 일자별 혈청 및 24시간 요중 수은 농도

일자(월/일)	3/14	3/18*	3/21*	4/4*	4/9*	4/19*	4/25*	5/17	6/10
혈청(ug/L)	5	7	5	2	2	-	1	5	1
요(ug/L)**	75.5	297.6	240.9	240.0	277.3	23.2	81.3	43.3	15.7

* 1.0g/day d-penicillamine치료;
** 정상참고치20.0ug/L

　장례식은 7월 17일 '산업재해 노동자장'으로 치러졌고, 유해는 경기도 남양주군 화도면 모란공원에 묻혔다. 그의 죽음은 당시 겉으로 드러나지 않고 있던 우리 사회 직업병 문제를 본격적으로 끄집어내 부각시키는 계기가 되었다.

　수은중독 집단발병과 15세 어린이의 사망 사건이 계기가 되어 실시한 수은 취급 사업장의 일제 점검에서는 춘천의 ○○계량기에서만 46명이 수은중독으로 진단되었다.

　2015년 3월부터 광주시 광산구 ○○전구 광주공장에서 생산설비 철거작업을 진행하던 중 근로자 12명에게서 집단적으로 수은중독이 발생하였고, 대기와 수질에도 누출되어 환경까지 오염시키는 사건이 있었다. 지정폐기물인 수은을 제대로 관리하지 않고 처리하면서 유발된 사건이었는데, 반세기 전에 발생한 집단 수은중독이 2015년도에도 발생하여 아직도 환경 및 직업의학의 갈 길이 요원함을 느꼈다.

참고문헌

1. 홍윤철, 김병성, 김지용, 이정권, 허봉렬, 최찬주. 모 형광등 제조공장에서의 집단 수은중독에 대한 역학조사. 가정의학회지 1988:9(1):13~19.
2. 김병성, 홍윤철, 임현술, 김지용, 이정권, 허봉렬, 최찬주. 만성 수은중독 4례.

가정의학회지 1988:9(6):27~32.
3. 박희순, 임현술, 허봉렬, 한혜경, 황용승, 문형로, 홍강의. 수은중독에 의한 사망 1례 보고. 가정의학회지

방사선암 업무상질병 판정 회고

동국대학 포항병원 산업의학과에서 김수근 교수와 같이 근무하고 있던 시절이었다. 김 교수가 특수건강진단 업무를 수행하던 중 아래와 같은 사례를 경험하였다고 한다.

"울진원자력발전소에서 예방계획 정비공사를 종료하고 20여 일 후인 11월 1일부터 식욕이 감퇴하고 힘이 없었다. 11월 18일에 하복부 통증, 발열 및 설사가 있어 의원을 방문하여 치료하였다. 1997년 11월 20일 동국대학 포항병원에서 용접공에 대해 실시하는 기타 중금속 특수건강진단(망간)에서 백혈구 수가 uL당 108.9×103개, 혈색소는 8.6g/dL이었다. 11월 21일 반복하여 검사를 실시하니 백혈구 수가 uL당 107.4×103개, 혈색소는 8.4g/dL이었다. 말초 혈액 도말검사에서 백혈구 모세포가 86퍼센트이었다. 11월 23일 다시 발열이 있어 방문하였고 급성 백혈병일 가능성이 있으므로 입원 치료를 권하였지만 다른 병원으로 가겠다고 퇴원하였다. 11월 24일 대구광역시에 위치한 K대학병원을 방문하여 급성골수성백혈병으로 확진되었다. 직업력은 H기공(주)에 25세인 1987년 9월 23일 입사하여 원자력발전소에서 11년 근무하였다. H기공(주)은 한국전력공사의 자회사로서 전국 각지에 산재되어 있는 원자력발전소의 발전기기 유지, 보수공사를 담당하는 회사이다. 사례는 기계부 용접과에 용접사원으로 근무하면서 1994년 12월까지 울진원자력발

전소 현장에서 정비보수와 관련된 용접업무를 수행하였고, 1995년부터 1997년 11월까지 사무실에서 용접공정 관리업무를 담당하였다."

울진원자력발전소 내에서 용접 업무를 수행하여 산업의학 전문의로서 업무 관련성을 판단하여야 할 것이라고 김 교수와 의견을 나누었다. 그리고 환자에게 산업재해보상보험을 신청하도록 연락하기로 하였다. 필자가 포항지역 근로복지공단 자문의사를 하고 있어 신청을 하면 알 수 있었다. 그런데 신청이 되지 않았다. 나중에 알고 보니 회사에서 잘해주고 업무관련성이 낮다고 생각하여 신청을 하지 않는다는 것이었다. 할 수 없는 일이었다. 울진에 건강검진을 하러 가서 피폭량을 알기 위하여 여러 번 노력하였으나 회사와 간호사로부터 아주 낮은 농도라는 말만 들을 수 있었다. 마치 비밀인 것같이 전혀 언급해 주지 않았다. 1999년 5월경 사망하였다는 소식을 듣고 이제 더 이상 관심을 가질 수 없다고 생각하였다. 그런데 1999년 11월 산업재해보상보험을 신청하였다. 회사에서 산업재해로 인정하지 못한다고 하여 요양 신청을 하지 않았으나 사망 후 방사선 누출에 대한 언론보도가 있어 유족이 업무상 질병 여부를 확인하고자 요양 신청을 하였다고 한다. 안식년을 맞아 미국으로 출발하기 1달 전이었다. 사례의 피폭량을 알 수 있었다.

"사례는 1989년 이후 방사선 피폭 구역에 5백29회를 출입하였으며, 1997년 9월 예방계획 정비공사를 하였다. 1997년까지 TLD로 측정한 방사선 집적선량은 1천8백53mRem(18.53mSv)이었고, 가장 많이 피폭한 해는 1994년으로 5백80mRem이었다."

근로복지공단 자문의 일을 정해관 교수에게 인계한 후 산업안전보건연구원에 역학조사를 의뢰하는 것이 좋다는 의견을 전하고 미국으로 출발하였다.

　미국 보훈부 환경역학과에서 고엽제에 관한 연구를 수행하고 있었다. 산업안전보건연구원에서 미국 에너지부 담당자와 의견을 나누니 피폭량이 낮아 업무관련성이 낮다고 하더라고 전해 들었다. 보훈부 환경역학과는 제대군인을 대상으로 한 많은 연구가 진행되고 있었다. 고엽제 외 저선량 방사선 피폭에 대한 연구도 수행하고 있었다. 미국정부는 1945년 7월 16일 멕시코에서 핵실험을 시행하였고 1945년부터 1962년까지 네바다와 태평양에서 2백35번의 핵실험을 실시하였다. 이때 참가한 군인들은 대부분 저선량 방사선에 피폭되었다. 1984년 핵실험에 참가한 제대군인 1천2백여 명이 소송을 제기하였다. 법원은 저선량 방사선과 여러 암이 관련이 있다고 추정했다. 법원은 백혈병 8명, 유방암 1명, 갑상선암 1명에 대하여 보상을 결정하고 정부는 핵실험 시 위험을 경고하지 않은 죄도 있다고 판결했다. 이후 많은 제대군인이 여러 종류의 암으로 보상받았다. 보훈병원에서 보상 여부를 판정하고 있었다.

　한국 사례를 보훈병원 의사에게 상담하였다. 미국 제대군인 기준으로 업무상 질병이라고 판단하였다.

　그 뒤 제대군인 외 핵무기 공장 건설 시 방사선에 피폭된 근로자에게서 암 발생이 초과되었다는 역학조사 결과가 발표되고 2000년 4월 이들에게 보상을 실시했다. 또한 『USA Today』 기사에는 핵무기 건설 협력업체에 근무하던 근로자들이 많은 암에 이환되어 있으며, 공장이 있었던 장소도 오염이 되었다고 보고하고 미국정부는 이들에 대한 보상과 오염원 처리를 할 예정이라고 발표했다.

　위 내용을 한국의 산업안전보건연구원에 알리고 에너지부에 상담한 사람이 과거에는 몰랐지만 현재는 알 수 있으니 다시 한 번 물어봐 달라고 부탁하였다. 방사선보건연구원 원장에게서 국제전화가 왔다. 피폭량이 그렇게 낮은데 업무와 관련이 있다는 것은 말도 되지 않는다는 것이다. 그가 대학 동기여서 너에겐 좋은 일만 생길 텐데 왜 그렇게 반박만 하느냐고 충고하였다. 그 후 방사선보건연구원의 예산이 증가하고 그는 더 높은 지위에 올라갔다. 방사선보건연구원에서 미국을 방문하여 확인하겠다고 진영우 박사를 미국에 보냈다. 진 박사에게 내가 가지고 있던 자료를 가지고 설명을 해주었다. 미국 에너지부 담당자를 찾아가니 그때는 보훈부 인정 기준을 알고 있고 에너지부도 보훈부 기준으로 보상을 할 계획이라고 하였다. 진 박사는 미국을 떠나면서 법무부는 보훈부 기준을 사용하지 않고 있다고 하여 죄수를 대상으로 인체 실험을 하였는데 그 보상을 일반 국민 또는 제대군인 보상과 어떻게 같은 수준으로 하겠느냐고 이해를 시켰다. 방사선에 관한 인체 피해 연구를 하여 이 분야에서 최고가 되도록 노력하라고 부탁하였다.

2000년 12월 한국에 도착하여 후에 필자도 참여한 산업안전보건연구원 직업병심의위원회에서 ①원자력 발전소의 정비과정에서 방사선에 피폭된 것이 확인되었으며, ②방사선 피폭에 의해서 급성골수성백혈병 등 혈액암이 비교적 소량 피폭으로도 발생할 수 있음이 알려져 있고, ③다른 알려진 유해요인에 노출된 적이 없고, ④피폭선량이 소량이지만 미국의 인정기준인 원인적 인과확률(Probability of Causation, PC)의 95퍼센트 신뢰상한 값에 해당되고 "우리나라에서 판정기준이 미흡하여 미국의 기준을 참조하여 업무 관련성을 인정하는 방향으로 결정하였다." 이것이 방사선 암으로 인정된 첫 학술 사례라고 알고 있다.

피해자 유족이 산업재해보상보험을 뒤늦게 청구한 것이 오히려 전화위복이 되었다. 또 그때 저자가 미국 보훈부 역학조사과에 있으면서 제대군인 방사선암 판정기준을 알게 되었고 에너지부의 판정기준이 변하는 과정을 인지하게 되는 등 여러 행운이 겹치면서 업무 관련성이 인정되었다고 생각한다.

그 뒤 필자가 책임연구원이 되어 방사선 작업종사자 등의 업무상질병 인정범위에 관한 규정의 개선연구를 통하여 우리나라에서 방사선암에 대한 원인적 인과확률의 95퍼센트 신뢰상한 값을 산출하여 현재까지 방사선암의 업무관련성을 판정하는 데 활용되고 있다.

참고문헌
1. 임현술, 정해관, 김수근, 박병찬, 이관. 원자력 발전소에 근무한 근로자에서 발생한 급성 골수성 백혈병 1예. 동국의학 2002;9(2):122-138.
2. 정미선, 진영우, 임현술, 김종순. 방사선 작업종사자에게 발생한 암의 업무관련성 평가를 위한 선별선량의 활용. Korean J Occup Environ Med 2007;19(3):196-203.

산을 취급하는 근로자의 치아부식증

업무 관련성을 조사하기 위해서는 임상 의사와의 협조가 긴요하다.

임상 의사는 업무관련성에 대하여 모르거나 전문가가 아니므로 직업환경의학과와 협조하여야 한다. 특히 치아질환은 의학과 학문적 분류가 다르므로 치과의사와의 협조가 필수적이다.

직업적으로 발생하는 구강과 치아질환은 물리적 인자와 화학적 인자 또는 두 인자가 혼합하여 발생하며, 미생물에 의하여도 발생한다.

물리적 인자에 의한 경우는 머리핀이나 못 등을 장시간 치아 사이에 물고 작업하는 경우로, 전치부에 홈이 생기는 것을 흔히 볼 수 있다. 화학적 인자에 의한 경우는 여러 종류의 중금속에 의한 중독, 산이나 염기 같은 자극성 화학물질에 노출되거나 유독가스의 흡입에 의한 경우가 대표적이다. 물리적 인자와 화학적 인자가 혼합하여 발생한 경우는 유리 제조업과 같은 경우이다.

발생 부위별로는 치아, 치아 지지 조직, 구강 조직으로 나눌 수 있다. 병리학적 과정을 중심으로 분류하면 마모, 탈회, 치아우식증, 치은과 치아의 착색, 염증, 순환장해, 퇴행, 신생물 등으로 분류할 수 있다. 치아가 마모되는 직업으로는 재봉사, 목수, 구두 수선공, 실내가구 제조공, 유리용기 제조공, 관악기 연주자, 경찰 등으로 전치 부위에 홈을 형성한다. 무는 힘이 과도하면 전치부에 파절을 일으키기도 한다. 모래, 시멘트 등 마모성 있는 먼지에 노출되는 석공, 탄광 노동자 등에서는 치아의 교합 면에 전반적인 마모를 일으킨다. 치아의 탈회는 폭발물 제조공, 산을 취급하는 작업공정에서 발생하며, 산 증기가 치아를 탈회시킨다. 산 증기에 노출되기 쉬운 전치부 순면의 절단면 쪽에 제일 먼저 발생하고 교합력과 잇솔질이 가해지면 탈회하는 면이 더 넓어진다. 상아질이 드러나면 음식물 등으로 인한 착색이 생기지만 면은 매끄러운 편이다.

우리나라의 산업구강보건제도는 1992년 채용예정 근로자를 대상으로 구강검진제도와 황산, 염산, 질산, 불산 및 염소 등 5종류의 산을 취급하는 근로자들을 대상으로 확립되어 채용 시와 산을 취급하는 근로자를 대상으로 치과의사가 구강검진을 시행하였다. 치과의사가 치아 검진을 하므로 산을 취급하는 근로자들의 치아부식증을 치과학교실과 협조하여 조사하였다. 1992년 11월 26일부터 27일까지 2일간 근로자들에게 조사표를 직접 기록하게 한 후 확인하여 누락된 부분을 보충 기재하고 한 명의 치과의사가 Ten의 분류법에 따라 치아 검진을 시행하였다.

1도는 형태의 변화 없이 법랑질 표면만 부식되어서 치아의 융기선이 없는 상태, 2도는 법랑질만 부식된 상태, 3도는 상아질이 노출된 상태, 4도는 이차 상아질이 형성된 상태, 5도는 치수가 보이는 상태로 치아부식증을 분류하였다.

치아검사에는 상·하·좌·우의 제1소구치까지 치아를 사용하였고 마손이라고 분명히 인정되는 치아는 분석에서 제외하였다. 일개 금속 제조업 공장의 근로자 중 산을 취급하는 남자 근로자 1백99명을 노출군, 산을 취급하지 않으면서 과거에도 산에 노출된 적이 없는 남자 근로자 3백11명을 대조군으로 설문조사와 치아 검진을 시행하여 아래와 같은 결과를 얻었다.

치아부식증의 양성률은 노출군 42.7퍼센트, 비노출군 45.0퍼센트로 두 군간 유의한 차이가 없었다. 부식증을 정도별로 보았을 때 1도 부식증의 양성률이 노출군에서 유의하게 높았고 하악 전치부의 1도 부식증의 양성률이 유의하게 높았다. 그러나 치아의 다른 부위와 2도 이상의 부식증 양성률은 유의한 차이가 없었다. 평균 치아부식수는 노출군에서 하악 전치의 1도 치아부식수가 유의하게 많았다. 노출군 및 비노출군 모두 근무기간이 증가할수록 치아부식증 양성률이 증가하는 경향을 보였으며, 노출군은 상악 전치, 하악 전치, 하악 구치 및 전체 치아부식증 양성률, 비노출군은 하악 전치 치아부식증 양성률이 근무기간이 증가할수록 유의하게 높았다. 노출군 중 보호구를 착용하는 여부와 부식증 양성률은 유의한 차이가 없었으나 치아 부위별로 보았을 때 상악 전치부에서는 보호구 착용 시 치아부식증 양성률이 유의하게 낮았다. 치주질환의 양성률은 노출군에서 유의하게 높았으나 구강질환 양성률은 노출군과 비노출군 간 유의한 차이가 없었다.

산을 취급하는 근로자들이 취급하지 않은 근로자들에 비하여 치아부식증의 양성률 차이를 확인하지 못하였다. 유병률이 높은 다양한 요인에 의하여 발생하는 질병은 심도 있는 연구가 진행되어야 하는데 단면 연구이며, 연령별 표준화 등이 이루어지지 않아 미흡한 부분이 있었다.

1996년 7월경 산을 취급하는 근로자들을 대상으로 특수건강진단을 실시하는데 치아부식증에 부합하는 사례(남자, 36세)를 접하게 되었다. 사업장의 근로자 수는 7백여 명에 달하며 용광로에 사용되는 연와, 단열벽돌 및 인조석을 생산하는 회사였다. 이 근로자는 생산공장의 실험실에서 1981년 7월 7일부터 근무하였다. 사례는 실험실에서 염산을 비롯한 산에 15년 동안 노출되었고 근무한 지 11년이 지난 4년 전부터 치아에 이상 소견을 감지하기 시작하여 현재까지 점점 악화되어 왔고 치아가 시린 증상이 있다고 한다. 업무에 의하여 발생한 질환이라고 생각하여 치과의사와 상의를 하였으나 산을 취급하는 근로자들이 취급하지 않은 근로자들에 비하여 치아부식증의 양성률 차이를 명백하게 확인하지 못한 과거 연구 때문인지 잘 모르겠다고 하였다. 사례가 심한 불편함을 호소하지 않고 치과의사가 잘 모른다고 하므로 산을 취급할 때 노출을 최소화하고 치아 위생관리를 철저히 하라고 하였다.

사진을 촬영하고 추적 관찰하고자 하였다. 1년 후인 1997년 7월경 1년 전과 거의 비슷한 양상을 보이고 있어 사진을 촬영하였다. 2년 후인 1998년 7월경 2년 전보다 진행한 것 같은 양상을 보이고 있었다. 치과의사가 새로 부임하였는데 사례를 진찰하고 책을 보고 논문을 찾더니 치아부식증에 부합한다고 하였다. 치과의사도 적극적으로 도와주어 논문으로 발표하였다.

1996년 7월경 치아부식성 병소(erosive lesion)의 형태는 상악 좌·우측 중절치(큰앞니)의 치경부에서 중앙 부위까지 순면의 외형을 따라 반월형의 모양을 하고 있었다. 병소의 크기는 치경부에 거의 인접한 부위, 순면에서 측면으로 이행되는 부위에서 약간 순면 쪽, 치경부와 치아 절단면의 중간 부위를 경계로 하고 있었다. 병변의 깊이는 병소의 가장자리에서 중앙으로 갈수록 깊어지며, 가장 깊은 부위는 1.5mm 정도이었다. 그 부위는 법랑질, 상아질이 모두 변색되어 있었고 갈색의 반점이 관찰되었다. 병소의 표면은 전체적으로 매끈한 양상을 보이고 있으나 치경부의 일부와 특히 순면의 중앙부에서 법랑질 부위가 일부 불규칙한 양상을 보이고 있었으며, 상악 좌측 중절치의 경우 반월형의 병소 중앙 부위는 덜 침식되어 약간 탐침형의 돌출된 상태를 보이고 있었다. Ten의 분류에 따르면 4도의 부식에 해당하였다. 그 외 치아는 부식성 병소를 관찰할 수 없었다.

1년 후인 1997년 7월경, 병소는 1년 전과 거의 비슷한 양상을 보이고 있었으며, 병소의 중앙부는 더 깊어져 2mm 정도의 깊이로 관찰되었으며, 상아질 부위의 노출이 더 많아지고 갈색의 반점이 더 넓어지고 색조가 진하게 된 것을 관찰할 수 있었다. Ten의 분류에 따르면 4도의 부식에 해당하였다.

2년 후인 1998년 7월경 치아는 상악 좌·우측 중절치의 형태는 정상적인 모양을 하고 있으며, 부착치은 및 구강 점막에 특기할 소견이 관찰되지 않았다. 임상적으로 온도 변화에 민감하게 반응하였으며, 병소 부위의 탐침 시에 과민하게 반응하였다. 기타 타진 및 동요도 검사에 특기할 소견이 없었다.

치아부식성 병소의 형태는 전반적으로 약간 확대되고 더 깊어져서 전치의 중앙부에서 3mm 깊이로 측정되었으며, 이 부위에서 관찰되던 갈색의 반점도 거의 부식되어 사라지고 치수강이 비쳐보이는 회색의 반점이 관찰되었다. Ten의 분류에 따르면 5도의 부식에 근접하였다.

사례의 작업환경은 내화물에 대한 화학분석을 실시하는 실험실에서 근무하면서 염산, 과염소산, 불산 등의 산을 취급하는 실험을 하루 8시간씩 수행하여 왔다. 30분 내지 1시간은 염산을 비커에 넣고 250℃에서 증발 건조하는 작업을 하는데 흄-후드에서 작업이 이루어지지만 염산가스에 심하게 노출되고 있었다. 다음 30분 내지 1시간은 산의 적정

실험을 하는데 염산 용액에 노출되며, 피펫으로 염산 용액을 빨아올리는 경우도 있어 치아가 염산을 비롯한 산에 장기간 노출되었다고 판단하였다. 나머지 근무시간도 여러 가지 산에 노출될 가능성이 있었으나 크게 문제가 되는 작업은 아니었다.

동료 3명이 함께 근무하고 있었는데 그들 모두 치주염을 비롯한 치주 질환을 호소하였다.

병소는 형태상으로 마모에 의한 손상과 명확하게 감별하기는 어렵지만 일반적으로 마모의 경우 견치나 소구치 부위에 주로 발생하며 상악 전치부에만 국한되어 발생하는 경우는 거의 없다. 산을 취급하는 경우 구강 내로 흡입 시 가장 먼저 상악 전치부에 접촉할 확률이 높으며, 상기 병소의 경우 경계 부위에 산 부식으로 인하여 발생한 것으로 추정되는 불규칙한 표면이 관찰되고 있어 산 부식에 의한 부식 병소로 진단하였다. 2년 동안 작업 전환 없이 계속 산에 노출되어 병소가 진행되었다.

치아부식증은 산에 의한 노출, 음식물 중의 산성 음료수, 과일즙 같은 외적 요인과 습관적인 위 내용물의 역류, 식도 열공 탈출, 빈번한 구토 등의 내적인 원인에 의하여 발생한다. 사례는 산에 의한 노출 외에 다른 생활습관에 의한 치아부식증의 원인을 병력 청취를 통하여 배제할 수 있었다. 내적인 원인과 과일즙에 의한 부식일 경우에는 하악 대구치의 내측, 또는 전치의 치경 부위에 부식이 나타나는 것으로 알려져 있다. 특히 내적인 원인에 의한 경우에는 설측면의 상아질과 노출을 동반한 법랑질의 균일한 소실을 관찰할 수 있으며, 과일즙 등에 의한 경우에는 순면과 설면 모두에서 치질 소실을 볼 수 있다. 사례는 부식이 발생한 치아도 내적인 원인과 과일 섭취에 의한 치아 부식과 일치하지 않았다.

산에 의한 부식은 교모(attrition)와 구별이 필요하다. 교모의 경우는 가장자리가 날카로우며, 윗니와 아랫니의 접촉면에 국한되어 나타나는 것으로 알려져 있고, 산에 의한 부식은 가장자리가 둥글고 부드럽게 보이며, 통증은 드물고 온도 변화에 민감하고 착색이나 착색선이 없고 충전된 물질의 돌기가 있는 것으로 알려져 있다. 사례는 교모보다 산에 의한 부식에 의한 특징을 지니고 있다.

산에 의한 치아의 탈회로 발생하는 치아부식증은 많이 알려져 있다. 치아의 직업성 부식성은 산(황산, 질산, 염산, 불산 등)의 가스 또는 미스트가 직접 치아에 작용하여 치아의 표면을 탈회시켜 백탁 및 훼손을 일으키는 증상을 말한다. 또 탈회의 특징은 치아 표면의 중앙부 및 교합면에 주로 나타나는데 전치 절단부가 접시 모양으로 탈회하는 것이 일반적이다. 이것은 치아 표면에 침착한 치태 등에 수소이온이 흡착되어 국소적으로 산성도가 높아져서 부식이 강하게 일어나기 때문이다. 직업적으로 산에 노출되는 경우에는 산의 미스트가 치아 표면에 부식되어 나타나므로 빈발 부위는 전치이며, 그중에서도 타액이 바로 희석시켜 주지 못하는 치아와 입술의 접촉면보다 중앙쪽에 빈발하는 것으로 알려져 있다. 사례의 치아부식의 발생 부위도 산에 노출되는 경우와 일치하였다.

산을 취급하면서 직업과 관련하여 건강장해가 발생하면 더 이상 동일 작업장에 근무하지 않도록 조치하여야 한다. 직업성 치아 부식을 예방하기 위해서는 산 처리를 하는 경우 보호 마스크를 반드시 착용하여야 하고 국소배기장치를 가동시켜야 한다.

직업병을 진단하기 위하여 임상 의사와 협조하여 노력하는 것은 중요하다. 임상 의사와 소통을 위하여 노력하여야 하지만 경우에 따라 상담하는 의사를 변경하거나 관찰하는 것도 하나의 방법일 것이다.

참고문헌

1. Ten HJ. Dental erosion in industry. Br J Ind Med 1968;25(4):249-266.
2. 배정수, 이재휘, 임현술, 정해관, 장동수. 일부 산(Acid)에 폭로된 근로자의 치아산식증에 관한 조사연구. 대한치과보철학회지 1994;32(3):368-377.
3. 임현술, 김준배, 오민구. 산을 취급하는 화학 분석공의 치아 부식증 1례. 동국의학 1998;5:97-103.

비소, 독의 왕

비소(Arsenic)는 순수한 원소 상태로도 발견되지만 여러 종류의 광물 안에 포함되어 있으며, 원소기호는 As이다. 비소는 중금속류로 금속과 비금속의 두 가지 성질을 가지고 있으며, 자연계에 널리 분포되어 있다.

비소 동소체는 회색, 노란색, 검정색의 3가지가 있다. 회색 비소는 금속 비소 또는 알파-비소(α-As)라고도 하는데 가장 흔하고 많이 사용된다. 약간 금속광택을 띠고 실온에서 가장 안정된 동소체이다. 노란색 비소는 왁스처럼 부드럽고, 휘발성이 크고, 밀도가 낮으며, 독성이 크다. 비소 증기를 급히 냉각시키면 얻어지는데, 불안정하여 빛에 의해 회색의 알파-비소로 전환된다. 검정색 비소는 수소화비소(AsH_3)의 열분해로 얻을 수 있다. 유기 비소는 해조류, 어패류 등 해양 생물에 함유되어 있다. 순수한 금속 비소와 유기 비소는 독성이 적으나 무기 비소 특히 삼산화비소(As_2O_3)는 독성이 매우 크다.

비소 광물은 고대로부터 19세기 말까지 염료와 의약품으로 주로 사용되었다. 오늘날 비소는 구리나 납과 합금, 전자산업에서 집적회로나 LED 제조에 쓰이는 갈륨비소(GaAs) 화합물, 항암 약물로 사용되고 있다. 또한, 목재 보존제와 살충제로도 사용된다.

비소의 급성 중독은 보통 무기 비소화합물을 먹어 생기며 장기간 구토와 설사, 머리, 손, 발의 통증, 소화관 출혈 등이 일어나고 심한 경우 현기증, 마비, 경련, 혼수상태로 사망하기도 한다. 급성 중독에서 회복된 경우 수주일 후 말초신경염이 생길 수 있으며, 간기능 이상, 골수기능 저하로 인한 빈혈이 생길 수 있다. 만성 중독이 되면 피부장애(색소침착 과다/과소, 각화증 등), 말초혈관 및 말초신경장애, 암 등이 생길 수 있다. 무기 비소는 인간에게 발암성이 확인된 물질이다. 장기간 흡입하면 폐암, 오염된 물이나 식품을 장기간 섭취하면 피부암, 방광암 등이 생길 수 있다.

기원전 4천 년경에 만들어진 가장 오래된 청동은 구리와 비소의 합금이었다. 대장간에서 비소가 포함된 청동기를 만들면서 비소 부작용으로 사망하는 사람들이 많아지자 비소가 위해하다는 사실을 알게 되어 청동기를 비소 대신 주석으로 대체했을 것이다.

이와 같이 고대로부터 독성이 알려진 비소화합물은 수세기 동안 살인자가 제일 먼저 선택한 독이었다. 제조가 쉽고, 가격이 싸고, 쥐나 해충을 박멸하는 구충제로 구하기 쉽고, 치료약의 형태로 판매되고 있었기 때문이다.

가장 흔한 형태인 삼산화비소는 설탕과 비슷한 흰색 분말로 약간 단맛이 나지만 음료와 식품에 섞어도 냄새가 나지 않고 변색되지 않는다. 비소로 인한 증상은 구토, 설사, 복통 등 다른 질병과 구별하기 어려워 질병으로 사망한 것으로 위장하기 쉬웠을 것이다. 이와 같이 비소는 구하기 쉽고, 투여하기도 쉽고, 감추기도 편하고 사망 시 원인을 밝히기 어려웠다.

그 결과 비소는 독 중의 독, 독의 왕! 위치에 올랐다. 자살자도 자살하기가 가장 쉬운 독이었다. 수세기 동안 비소는 유명인이나 일반인이 자살하거나 타살하는 데 가장 많이 사용되었다. 비소는 상속에 안달난 사람들이 독살에 이용하여 '상속 분말'이라고도 불렸다.

나폴레옹은 죽기 전 "내가 죽으면 머리카락을 잘라내서 가족들과 친구들에게 나눠달라"고 부탁하였다. 나폴레옹의 시신을 부검한 결과 사인은 위암이었다. 그 후 나폴레옹의 머리카락에서 정상의 13배에 이르는 10.3ppm(정상 0.8ppm)의 비소가 검출되어 타살되었을 가능성이 제기되었다. 세인트헬레나 섬에 유배되었을 때 심복인 신하가 나폴레옹이 자신의 아내와 외도를 하자 와인통을 세척하는 비소를 와인에 타서 중독시켰다는 혐의였다. 훗날 신하가 파리에 거주하고 있는 아내에게 보낸 편지에서 "당신에게 돌아가기 위해 나폴레옹을 병자로 만들겠다"는 내용이 발견되자 나폴레옹의 죽음은 독살이라는 주장에 힘이 실리고 있다.

기원전부터 비소는 염료로 사용되었고 금색이 나는 황색 삼황화비소(As_2S_3)로 이루어진 웅황과 불그스름한 오렌지색을 띠는 계관석(AsS)이 각각 노란색과 붉은색을 만드는 데 사용되었다. 1775년 화학자 카를 셸레는 아비산동($CuHAsO_3$)을 이용하여 맑고 아름다운 녹색 색소인 셸레그린(Scheele's green)을 제조하였다. 제조업자들이 이를 이용하여 유화, 벽지와 옷의 염색부터 식용 장식물, 어린이 장난감 및 비누에 이르기까지 여러 생활용품들을 만들었다.

강력한 비소가스인 디메틸아르신(dimethylarsine)이 생활용품에서 유리되어 수많은 사람들이 급성 또는 만성 비소중독으로 사망하거나 중독증을 앓았다. 셸레그린은 지금도 침묵의 살인자로 불리는데 1960년대에 사용이 금지되었다. 생활용품에서 독이 유리되어 사람들을 죽였으니 최근 한국의 가습기 살균제 사건의 과거 판박이다.

또한 기원전부터 비소는 의학적 목적으로 사용되었다. 서양에서 가장 유명한 비소약제는 삼산화비소가 포함된 파울러물약(Fowler's solution, 1퍼센트 potassium arsenite, KAsO2)이었다. 간질, 요통부터 피부병, 매독까지 모든 병에 처방된 만병통치약으로 19세기 빅토리아 시대 때 대부분 영국 가정에 상비약으로 구비되어 있었다. 부작용이 얼마나 심하였을지 상상할 수 있다. 파울러물약을 복용한 환자에게서 건선, 만성 습진 및 각화과다증(hyperkeratosis)과 피부암이 많았다고 보고되었다.

매독을 일으키는 스피로헤타 균이 분리되자 파울 에르리히가 매독 균을 사멸시킬 수 있는 화학요법제를 찾아내려고 노력하였다. 1910년 6백6번째로 합성한 비소화합물인 아르스펜아민이 매독 균의 사멸에 효과가 있다고 발표하고 후에 살바르산으로 명명하였다. 사람에게 해가 없이 선택적으로 병원체만 죽일 수 있는 최초의 화학요법제가 개발된 것인데 유기 비소화합물이다. 비소는 암 등의 질병치료제로 널리 사용되었으며, 최근에는 급성골수성백혈병 치료제로 허가되었다.

1990년대 국제 원조단체와 세계보건기구는 비소를 포함한 지하수 사용을 경고하고 있다. 지표수가 오염되었다고 생각하여 수십 미터의 지하수를 퍼 올릴 수 있는 우물을 개발하는데 지하 암석에서 비소 화합물이 물에 녹아 들어가 수십만 건의 비소 중독이 발생했다. 방글라데시와 인도 서벵골에서 비소의 수질 오염이 심각하고 멕시코, 아르헨티나, 몽골, 타이완 지역 등이 오염지역이다.

1968년 대만에서 자연 광물로부터 녹아 들어간 비소가 포함된 물을 먹은 4만 명의 주민 중에서 1888년 이후 4백28명이 피부암이 있었다고 보고되었다. 태양광선에 노출되지 않는 몸통과 발 등에 피부암 병변이 있어 광선에 의한 피부암과 구별이 되었다. 대조군 7천5백 명에게서 피부암이 발생한 사람이 한 명도 없었다. 1983년 멕시코에서 비소가 높은 지역에서 색소침착 저하/과다, 손바닥과 발바닥 각화증, 구진 각화증 및 궤양 병변이 많았다. 우리나라 먹는 물 수질기준에 비소는 0.01mg/

L(샘물·염지하수의 경우에는 0.05mg/L)를 초과하지 않아야 한다.

비소 중독의 예방은 노출로부터 격리시켜야 한다. 치료는 경구로 섭취하여 급성 중독이 되면 위장 세척 및 쇼크에 대한 보존적 치료와 해독약{dimercaprol, British anti-Lewisite (BAL)}을 투여한다. BAL은 제2차 세계대전 중 영국에서 독가스인 루이사이트(lewisite:砒素劑)의 해독을 목적으로 발명된 다이사이올 유도체로서 무색 또는 미황색 액체이다. 10퍼센트 유용액(油溶液)을 근육 주사한다. 만성중독에는 효과가 없다.

비소는 인류에게 많은 도움을 주었지만 또한 많은 위해를 주기도 했다. 금속인가? 비금속인가? 약물인가? 독물인가? 끝없는 논란이 벌어지고 있다. 비소를 유익하게 사용하기 위한 노력이 우리 모두가 해결하여야 할 과제이다.

참고문헌
1. 김동환, 배석. 금속의 세계사. 다산북스. 2015
2. 대한직업환경의학회 편. 직업환경의학. 계축문화사. 2014
3. 정원식 옮김. POISON 독의 세계사. 도서출판 세경. 2011

망간뇌증 유무를 정확히 판단하자

필자가 근무하고 있던 동국의대 포항병원은 1990년경 망간작업 환경전문연구기관으로 지정되었다. 노동부에서 유해물질별 작업환경전문연구기관을 모집하는데 포항지역에서 망간에 노출되는 근로자가 많다고 생각해 신청하여 지정되었다. 연구비 등을 지원받은 것은 아니었지만, 망간중독에 대하여 더 많이 공부할 수 있었다. 어느 날 동료인 정해관 교수가 정맥주사로 망간을 공급한 후 뇌의 자기공명영상(Magnetic

Resonance Imaging, MRI)에서 고신호강도(High Signal Intensity)를 관찰한 논문을 자체적으로 진행하는 세미나에서 발표하였다.

엄밀하게는 세포가 파괴되는 원인을 알 수 없는 경우를 파킨슨병, 증세는 같아도 원인이 분명한 경우를 파킨슨증으로 구분한다.

파킨슨증 중 망간에 의한다면 망간뇌증이라고 부를 수 있다.

국내에서는 1986년 원광분쇄작업장에서 망간중독증이 처음으로 보고되었으나 MRI 소견이 제시되지는 않았다.

1996년 36세 남자 환자가 경련 중 쓰러져 포항병원 응급실을 방문하였다. 영상의학과 전문의로 포항병원에 근무하고 있던 정 교수의 부인이 환자의 뇌 MRI를 관찰하니 중뇌와 기저핵 부위가 밝게 관찰되었다. 즉, MRI에서 고신호강도를 관찰하여 망간중독증일지 모른다고 정 교수에게 연락하고 정 교수가 방문하여 그 병원 산업의학과(현 직업환경의학과) 과장에게 이를 알려 주었다.

그는 혈액과 요중 망간 농도가 유달리 높았다고 하였다. 그 과장은 나에게도 연락을 해 서로 연구 방법에 대하여 의논을 하게 되었다.

그 뒤 노출 기간별로 MRI와 혈중 및 요중 농도를 측정하고 증상 및 징후를 관찰하여야 할 것이라고 언급하였다. 그러나 8년 이상 장기간 근무한 용접공 14명을 대상으로 검사한 MRI에서 모두 고신호강도가 관찰되었다고 연락해 왔다. 그래서 고신호강도가 망간뇌증을 의미하지는 않는다고 생각하게 되었다. 이들이 망간뇌증이라면 대부분 용접공이 망간뇌증인데 지금까지 모르고 있을 수는 없다고 생각하였다. 과거 선진국에서는 MRI가 없어 망간중독이 발생하였을 때 이에 대한 연구가 없었는데 우리나라에서 MRI를 촬영하니 고신호강도가 관찰되었으므로 이 의미를 명확히 할 필요가 있다고 생각하였다. 정 교수도 고신호강도를 망간뇌증으로 판단할 수 없다는 의견이었다.

뇌에 망간이 장기간 축적되면 원발성파킨슨증후군(파킨슨병)과 비슷한 질병인 망간뇌증이 발생할 수 있다. 파킨슨병은 초기에는 한쪽 발을 끌거나 한쪽 손을 떠는 증상을 보인다. 계속 진행되면 얼굴 근육이 굳어 무표정해지고, 마비된 상태가 아닌데도 모든 수의 동작을 할 수 없는 지경에 이르기도 한다. 이 병은 중뇌의 흑질(Sub-stantia Nigra) 부위에 있는 도파민 생성 세포가 파괴되어 발생하는데, 엄밀하게는 세포가 파괴되는 원인을 알 수 없는 경우를 파킨슨병, 증세는 같아도 원인이 분명한 경우를 파킨슨증으로 구분한다. 파킨슨증 중 망간에 의한다면 망간뇌증이라고 부를 수 있다.

1996년 12월 국내에서 처음으로 포항지역 용접공에게서 망간중독증이 발견되었고 동료 2명도 같은 중독증이라고 언론에 보도되었다. 기사에 내 이름도 포함되어 있어 언론에서 연락이 왔다. 노출은 확실한데 증상 및 징후가 불명확하여 망간뇌증인지 여부는 연구가 진행되어야 하고 그 가능성은 적다고 응답하였더니 더는 연락이 오지 않았다. 언론에서 보도하니 망간중독증은 기정사실로 되는 것 같았다.

그 뒤 서울에 있는 TV 방송국의 4명이 포항지역에서 발생한 망간중독증을 취재하기 위하여 필자를 방문하였다. 포항병원에서 고신호강도가 관찰되었으며 혈중 및 요중 농도가 높았다고 한다. 또 두통 등의 증상이 있고 손바닥을 살짝 건드리면 턱이 움직이는 파킨슨병에서 관찰되는 수장이반사(Palmo-mental Reflex)가 양성인 경우가 있다고 주장하였다고 한다. 나는 증상이 비특이적이라고 설명하고, 방송국에서 온 4명을 대상으로 수장이반사 검사를 시행하니 2명(50퍼센트)에서 양성으로 나왔다. "기자 분들도 2명은 망간중독이군요."하니 어처구니없어 하였다. 그러나 방송은 내가 언급한 내용은 전부 제외하고 포항지역에서 망간중독증이 발견되었다고만 보도했다. 방송의 의도대로만 보도된 것이다. 망간중독증이 아니라고 하면 방송의 인기가 없을 것으로 생각한 것일까? 방송이 사실을 외면하고 청취율만 고려하는 것 같았다. 기가 막혔지만 하소연할 곳도 없었다. 언론이 사실을 보도하고 객관성을 유지하기 위하여 노력하여야 한다고 절실하게 느꼈다.

필자도 위원으로 있는 노동부 소속 직업병심의위원회가 열렸으나 용접공인 첫 환자와 동료 2명의 망간 뇌병변은 업무상 질병으로 인정되지 않았다. 병증과 원인이 불분명하다는 것이 쟁점이었다. 이들이 나타낸 증세가 두통, 무기력, 성욕 감퇴 등 일반적이며, 특이 증상 및 징후가 없었기 때문이었다.

그런데 다른 용접공이 파킨슨증으로 망간에 의한 업무상 질병으로 인정을 받았다. 그는 48세 남자로 중장비부품 생산업체인 경남 진주시 업체에서 용접공으로 10여 년간 근무하였다. 그는 느린 동작에 한쪽 발을 끌고 손을 떠는 등 전형적인 파킨슨증이 이미 상당히 진행된 상태였다. 부산 동아대병원 신경과 전문의에게 진단을 받았고 진단 의사는 MRI의 한 방법인 T-1 검사에서 뇌의 백질 부분보다 어둡게 나타나야 할 기저핵 부위가 백질보다 더 밝게 나타나 망간이 흡착된 사실이 확인됐다고 언급하였다. 망간뇌증을 파킨슨병과 구별하기 위하여 양전자방출단층촬영(Positron Emission Tomography, PET)과 단일광자단층촬영(Single Photon Emission Computed Tomography, SPECT) 검사 등을 해야 하나 국내에서는 검사할 곳이 없어 이를 수행할 수 없었고 근로자에게 불리하게 판단할 수는 없다고 하여 업무상 질병으로 인정을 하였다.

사회적으로 망간뇌증에 대하여 문제화되자 1997년 산업보건연구원에서 국내 망간 노출자에 대하여 역학조사를 시행하였다. 김양호 수석연구원이 팀장을 맡았고 필자와 정 교수가 망간작업환경전문연구기관 교수로 참가하였다. 용접업, 용접봉제조업, 금속제련업(망간 용해 및 파쇄 등)을 대상으로 조사하였다.

    필자와 김 수석연구원은 망간뇌증으로 업무상 질병을 인정받은 환자가 발생한 경남 진주시 ○○기공을 방문하였다. 그 공장은 고정된 곳에서 용접하고 있었고 공장이 운영되던 처음부터 환기 시설이 되어 있었다. 마스크도 사용하면서 작업을 수행하였다는 사실을 확인할 수 있었다. 만일 이런 환경에서 망간뇌증이 발생하였다면 포항지역에서는 훨씬 많은 망간뇌증이 발생하였을 것이라는 생각이 들었다. 망간뇌증과 파킨슨병을 구별하기 위하여 경험이 있으면서 PET가 가능한 일본을 방문하여 이를 확인해야 한다고 강력히 권하였다.

    후에 김 수석연구원은 1986년 원광분쇄작업장에서 망간뇌증으로 진단받은 근로자와 최근 업무상 질병으로 인정받은 ○○기공 근로자와 함께 일본을 방문하여 여러 가지 검사를 수행하였다. 원광분쇄작업장에서 근무한 근로자는 6FD(Fluorodopa)의 흡수율이 감소하지 않아 망간뇌증으로 판단하였고 ○○기공 용접공은 흡수율이 현저하게 감소하여 망간뇌증이 아닌 원발성파킨슨증후군(파킨슨병)으로 판단하였다. 망간중독증으로 업무상 질병을 인정받은 다른 1명도 PET 검사에서 흡수율이 현저하게 감소하여 망간뇌증이 아닌 원발성파킨슨증후군(파킨슨병)으로 판단하였다.

    1997년 수행한 망간 역학조사 최종보고서의 내용을 요약하면 다음과 같다.

    "1997년 3월부터 12월까지 조사대상 11개 업체(포항지역노조 포함)에서 종사하는 근로자 8백3명을 대상으로 망간노출 평가 및 건강영향평가를 중심으로 한 역학조사를 실시하였다. 뇌자기공명영상 소견상 고신호강도는 고노출군의 50퍼센트, 저노출군의 13퍼센트, 비노출군의

4.5퍼센트에서 나타나고 있었으며, 직종별로 보면, 용접공의 73.5퍼센트, 제련종사자의 38.5퍼센트에서 나타나는 등 망간노출을 잘 반영하는 것으로 판단된다. 또 혈중 망간이 그 위험요인으로 나타났다. 그러나 고신호강도를 보이는 근로자를 포함한 전체 근로자 중 망간중독 소견을 보이는 근로자는 없었다. 망간중독으로 기인정받은 용접공 2인에 대한 PET 결과 망간노출이 병합된 원발성파킨슨증후군으로 나타났다. 외국의 망간중독 사례에 대한 문헌 검토 결과에서도 용접공에서 망간중독 사례가 극히 적음을 알 수 있었다.

조사대상 용접작업 종사자들은 작업환경측정 결과 및 생물학적 모니터링 결과, 뇌자기공명영상 등 역학조사 결과들을 종합하여 볼 때 용접흄을 비롯한 망간에 노출되고 있음이 확인되었다. 그러나 연구대상자에 대한 설문조사, 임상신경학적 검사 결과 등을 종합하면 현재로서는 망간중독 등의 건강장해 가능성은 적은 것으로 판단하며, 문헌조사에서 나타난 결과와 유사한 결과를 보였다. 향후 건강장해의 예방을 위하여 망간노출 저감대책을 적극적으로 세워야 할 것이다."

직업병심의위원회에서 업무상 질병으로 판단하여 인정된 사례를 정밀검사를 통하여 업무관련성이 낮다고 판단한 사례라고 생각한다. 인정된 사례들은 취소되지 않고 끝까지 업무상 질병으로 처리되었다. 이미 판정한 내용을 번복해서는 안 된다고 생각하였기 때문이다. 간혹 용접공에서 망간뇌증이 발생하였다고 주장하는 경우가 있을 때마다 당황하였던 기억이 난다.

그 뒤 현장에서 용접공을 만나니 자기들은 자영 일용직이어서 망간중독이 문제가 된 후 매번 다른 사업체에서 업무를 시작할 때마다 망간정밀검사 결과를 제출해야 해 계속 검사를 하여 기간과 경비가 소요된다고 불평했다. 만일 용접공에게서 망간중독이 발생한다면 환기가 되지 않은 곳에서 작업하는 많은 용접공이 망간뇌증이므로 처음부터 자신들은 아닐 것으로 생각하였다고 불평하였다. 업무관련성을 판단할 때는 객관적으로 하기 위하여 노력하여야 할 것이다.

용접공보다 망간에 더 노출될 것으로 추정하는 금속제련업(용해) 공장도 방문했다. 포항에도 망간에 노출된 사례가 있어 그 공장에서 망간뇌증이 발생할 것으로 생각했다. 그러나 현재까지 발생하였다고 보도된 적은 없다고 알고 있다.

참고문헌

1. 김규회, 임현술, 유선희. 용접경력자의 망간에 의한 건강장해에 관한 연구. 예방의학회지 1998;31(4):644-665.
2. 김재우, 김양호, 정해관, 이애영. 망간중독에 의한 파킨슨증후군 3례 -파킨슨병과의 감별점을 중심으로-. 대한신경과학회지 1998;16(3):336-340.
3. 박정일, 노영만, 구정완, 이승한. 원광분쇄작업장에서의 망간폭로. 대한산업의학회지 1991;3(1):111-118.
4. 임현술, 김지용, 정해관, 정회경. 망간취급 여성근로자의 망간폭로 및 건강위해에 관한 연구. 예방의학회지 1995;28(2):406-420.
5. 홍영습, 임명아, 이용희, 정해관, 김지용, 임현술, 이중정, 사공준, 김준연. CO_2 아크 용접 근로자의 뇌 MRI 고신호강도 3예 대한산업의학회지 1998;10(2):290-298.
6. Kim Yh, Kim JW, Ito K, Lim HS, Cheong HK, Kim JY, Shin YC, Kim KS, Moon Yh. Idiopathic Parkinsonism with Superimposed Manganese Exposure: Utility of Positron Emission Tomography. NeuroToxicology 1999;20(2-3):249-252.

1988년 카드뮴 노출과 중독증 논란

1988년 4월경 가정의학과 3년 차 전공의로 서울 소재 외부 병원에서 주치의로 근무하고 있을 때 일이다. 성남의 다른 병원에 파견되어 주치의로 근무하고 있던 3년 차 전공의 김지용 선생(현 강북삼성병원 임상교수)에게서 연락이 왔다. 그는 그해 3월 24일 고혈압 및 뇌출혈로 인한 혼수로 입원한 환자(47세, 남자)가 카드뮴 중독증으로 의심된다고 했다. 입원 2일째부터 인공호흡기를 간헐적으로 적용해야 할 정도로 병세는 위중하였고, 입원 16일째 되는 날에는 기관절개술을 시행하였다. 내원 당시부터 혼수상태였기 때문에 증상에 대한 문진은 부인을 통해 이루어졌는데 1년간 10kg 체중감소가 있었고, 1개월 전부터 기침, 피로감, 두통, 호흡곤란, 요통, 황색의 식은땀(후에 확인하니 황색의 피부색에 의함)을 흘렸다고 하였다.

환자가 거의 매일 소주 한 병씩을 마실 정도의 음주력과 흡연력을 갖고 있었다고 기재되어 있으나 더 이상의 세밀하고 정확한 흡연력에 대해서는 알 수가 없었다. 이학적 검사 소견에서 피부 대부분이 황색 변색이 되어 있고 치아의 상악은 일부가 소실된 상태에서 명확하지 않았지만 하악의 중절치, 측절치와 견치의 치관부에 황색 착색과 손톱에서 황색 변색이 관찰되었는데 입원 전·후 황색과 흰색으로 뚜렷이 구별되었다. 검사 소견은 SGOT/SGPT가 각각 27/33, BUN/Cr은 각각 12/1.0, β2-microglobulin은 83.5ug/L(참고치 5~353ug/L), 흉부 방사선상에서는 우측 하엽 흡입성 폐렴이 관찰되고 Brain CT에서 뇌출혈(pontine hemorrhage)이 관찰되었다. 과거력에서 1984년 입사 이후 매년 시행하는 직장 신체검사에서 고혈압으로 진단을 받았으나 특별히 치료를 한 적은 없었다.

직업력은 1979년부터 3년 4개월간 유리그릇 제조업체에서 근무를 했으며, 그 후 1년 8개월간 건축공사장에서 근무를 하였다. 1984년 3월 아연 도금업체에 입사하여, 3년 2개월간 도금반 외부에서 잡역부로 근무하였으며, 1985년 10월에는 산처리조에 빠져 강산에 의한 하지 화상으로 입원 치료하였으나 당시 활력 징후 기록에는 혈압 상승 소견은 없었다. 1987년 4월부터 1988년 3월까지 11개월간 도금반 내부에서 산처리 작업을 하면서 하루에 12시간 이상 근무하였다고 하는데 아연도금

시 카드뮴 중독이 발생할 수 있다고 한다.

　사례의 특이한 증상과 징후를 근거로 입원 14일째인 4월 4일 처음으로 카드뮴에 대한 혈액, 소변 검사를 당시 국제인증과정을 통해 정도관리를 받고 있었던 G실험실에 의뢰하여 측정하였는데, 혈중 카드뮴 농도는 24.9ug/dL, 요중 농도는 100.0ug/L로 당시 우리나라 직업병 선별기준인 혈중 0.5ug/dL와 요중 5ug/gcreatinine을 현저히 초과한 수치였다.

　황달이 없는데 피부가 황색일 수 있을까? 4월 4일 검사 결과는 믿기 어렵다고 하면서 혈액과 소변에서 카드뮴 관련 생체 지표를 주기적으로 측정해보라고 했고 동료 근로자가 오면 역시 측정해보라고 권유하였다. 그후 4월 23일 혈청에서 20.0ug/L 미만(측정 한계 미만)으로 나왔다고 한다. 그렇다면 4월 4일 검사가 측정 한계 이상이라는 이야기인데, 20.0ug/L 이상이므로 의미가 있을 수 있다고 언급해주었다. 추후 측정된 혈중 및 요중 카드뮴 농도는 급격히 감소(혈중 농도 : 입원 44일째 2.0ug/dL 미만, 입원 90일째 0.71ug/dL, 요중 농도 : 입원 90일째 3.4ug/L)하였다.

　다른 근로자도 검사를 해보아야 한다고 언급하였지만, 동료 근로자가 한 명도 방문하지 않아 김지용 선생과 함께 경기도 부천시에 소재한 회사를 밤 10시 넘게 찾아가 퇴근을 기다렸다. 마침, 근로자 한 명이 나와서 검사받기를 권유하였으나 원치 않았고 대화조차 거절하는 바람에 실패로 돌아가고 말았다. 전공의로서 나름대로 할 수 있는 바를 다 하였으나 확실한 결론을 낼 수는 없었다.

　5월 주치의인 조성일 전공의(현 서울대학교 보건대학원 교수)가 비특이적 증상이 있고 혈중 및 요중 카드뮴 농도 증가가 의심되고 아연 도금 작업에서 카드뮴 노출 가능성이 있으며 피부 황색 변색이 있고 치아 황색 착색과 손톱 황색 변색이 있다는 점 등을 기반으로 뇌출혈과 카드뮴 중독증 의심으로 진단서를 작성하였다.

이 사례가 언론을 통해 사회에 알려지고 여론화되자 노동부는 5월 27일 A의과대학에 이 회사의 다른 근로자들의 혈중 농도 측정을 포함한 역학조사를 의뢰하였다.

이들은 병원을 방문하여 환자를 보고 '카드뮴 황색환'이라고 언급하였다. 대학 책임자는 이 역학조사 결과 및 회사에서 제공한 자료를 근거로 '이 회사에서는 공정과정 중 카드뮴을 사용한 적이 없으며, 다른 근로자들에게서도 카드뮴의 중독 소견은 보이지 않는다'고 발표하였다.

그러나 환자 가족들은 조사 대상 근로자들 선정이 잘못되었으며, 작업이 전혀 이루어지지 않은 상황에서 작업환경 조사가 시행되었고, 환기 장치도 1987년 8월 이후 설치한 것이기 때문에 작업환경 조사 이전의 노출 상태가 반영되지 않았다고 주장하였다.

그해 6월 필자가 주치의가 되어 환자를 볼 수 있게 되었다. 피부가 황색으로 변색되어 있고 땀도 황색으로 보였는데 피부에서 땀을 분리하여 관찰하니 땀은 흰색이었다. 분명 전신이 황색으로 변색되어 있었다. 이건 도저히 카드뮴과 연관짓지 않고는 설명할 수가 없다는 생각이 스쳐갔다. 치아도 반 정도가 뇌출혈로 인공호흡기 삽입 시 확인하기 어려웠지만 황색환일 가능성이 있었다. 손톱은 황색 변색이 입원 전·후 뚜렷이 구별되어 과거 카드뮴에 노출되었을 가능성이 높았다. 분명히 카드뮴에 노출되었을 거라는 확신이 들었는데 이를 확인하기 위해서는 신조직에서 카드뮴 농도를 측정하는 것뿐이었다.

환자는 6월 18일 자원하여 퇴원하였고 6월 25일 사망하였다. 6월 27일 B대학병원에 사망 직전 주치의였던 필자가 부검을 의뢰하면서 카드뮴 노출 여부를 밝혀 주기를 원했다. 퇴원 전 외부기관에 의뢰한 검사 결과가 혈청 7.1ug/L(참고치 5ug/L 미만), 소변 3.4ug/L(참고 치 1ug/L 미만)로 카드뮴 생체 지표는 증가되어 있다고 판단하였다. B대학병원에서 신장과 간장이 4개의 검사기관에 보내졌다. 그중 혈청과 소변에서 카드뮴을 측정한 G실험실에도 보내졌다. 김지용 선생이 G실험실에서 신장 피질(cortex) 2,015.0, 속질(medulla) 1,089.0ug/g wet tissue가 나왔다고 연락을 해왔다. 김지용 선생이 직접 방문 확인을 해보니 검사 결과가 맞는다고 한다. 급기야 이 사실이 언론에 발표되기에 이르렀다.

역학조사는 B대학 예방의학교실이 새롭게 진행하게 되면서 필자에게 의사 검진을 의뢰, 치아를 자세히 보니 2명이 추가로 황색 착색이 의심되었으나 이들은 그 환자에 비하여 비교적 착색 정도가 적었다.

B대학병원에서는 아래와 같이 최종적으로 발표하였다. 정확한 사망 원인 및 카드뮴의 축적 정도를 확인하기 위하여 사망 후 54시간 경과 시점인 1988년 6월 27일 부검이 시행되었다. 부검 진단은 '다발성 진구성 뇌경색증, 폐 감염증, 죽상동맥경화증 및 고혈압성 심비대, 전신성 근육위축, 욕창, 경미한 국소성 진구성 신우신염'이었으며, '심한 카드뮴 중독에서 예측할 수 있는 간질성 신염이나 세뇨관 위축 및 고환 위축 등은 관찰되지 않았고, 전자현미경을 이용한 에너지 스펙트럼 분석기(Energy Dispersive X-ray Analysis, EDXA)로 신조직 내에 유의한 카드뮴 원소의 에너지 파장을 관찰할 수 없었기 때문에 신조직 내의 카드뮴 축적은 '없음'이었다.

1988년 7월 22일 노동부에서 논란을 해결하기 위하여 처음으로 직업병판정심의위원회가 설립되고 개최되기에 이르렀다. 필자는 서울대학병원에서 전공의로 근무하고 있었으나 위원이 되어 참석할 수 있었다. 신장조직은 미국 전문기관으로 보내 조직 내 카드뮴 농도 검사를 의뢰하니 신장 피질 129.00, 속질 39.00ug/g wet tissue가 나왔다(미국 C

연구소 기준치 2.1~22.0ug/g wet tissue). 이 기준은 노출이 된 기준이었지만 역시 카드뮴 중독이 아니라고 결정되었다. 그러자 바로 위원들이 과로사에 의한 업무상 질병으로 인정하였다. 마치 각본이 짜인 것 같았다. 나는 그때 인정이 되어 다행이라고 생각하였으나 법정으로 가지 않게 된 것이 한편 아쉽기도 하였다.

1988년 8월 18일 『한겨레신문』 사회면에 이 사례가 작업 중 카드뮴 합금 용접봉을 두 차례 주조한 사실을 문서로 입증하여 중독이 확실하다고 기사화되었다. 회사에서 카드뮴을 다량으로 사용해온 것으로 밝혀져 숨진 사례는 카드뮴에 의한 업무상 질병이 거의 틀림없다고 언급하였다.

1988년 8월 23일 대한산업의학회 발기인 대회를 하기 전에 새로운 역학조사에 대한 발표가 B대학 예방의학교실에서 있었는데 발표 전 G실험실을 방문하여 다시 확인해 보니 피질과 속질의 농도가 1천 배가 높게 측정된 값이라는 것을 알게 되었다.

발표장에서 몇 명이 환자 사진 자체를 보기를 거절하여 당황스러웠다. 1988년 실시한 A의과대학 작업환경 측정결과와 함께 동일 작업장에서 9개월 내지 15년간 계속하여 근무하고 있는 근로자 22명과 비교군으로 타 부서 생산직 및 사무직 근로자 20명에 대해 실시한 혈중 및 요중 카드뮴 농도와 $\beta 2$-microglobulin을 측정한 결과 두 군간 유의한 차이를 발견할 수 없었다. 증상의 신뢰성이 부족하고, 치아 황색 착색은 산식증이 또 다른 원인이라는 것이다. 3명의 치아 흔적적 황색선 관찰은 조사가 필요하며, 다발성 진구성 뇌경색증, 폐 감염증, 죽상동맥경화증 및 고혈압성 심비대, 전신성 근육 위축, 욕창, 경미한 국소성 진구성 신우신염 소견으로, 심한 카드뮴 중독에서 예측할 수 있는 간질성 신염이나 세뇨관 위축 및 고환 위축 등은 관찰되지 않았다. 전자현미경을 이용한 에너지 스펙트럼 분석기(EDXA)로 신조직 내에 유의한 카드뮴 원소의 에너지 파장을 관찰할 수 없었으므로 "회사의 아연 용융도금 작업에서 카드뮴 노출 가능성은 입증되지 않았으며 따라서 사례가 아연 용융도금 작업과 관련되어 카드뮴에 노출되었을 가능성은 희박할 것으로 생각된다"고 언급하였다.

필자는 틀린 것은 정정하여야 한다고 생각하여 G실험실의 신장 측정치가 틀리다고 정정하였다. 그러나 부검 조직에 대한 G실험실의 측정값이 과대평가된 것으로 인정한다 하더라도 다른 기관의 측정값도 정상인의 값보다 높다는 사실을 무시한 점이 아쉬웠다. 또한 2016년 『산업보건』에 실린 산을 취급하는 근로자의 치아부식증과 비교해 보면 차이가 있어 산식증이 아닌 것을 알 수 있다.

새로 실시한 역학조사에서 여러 가지 편견과 오류로 인해 '관련이 없다'라는 결론을 내린 것은 성급한 결정이었으며, EDXA를 이용한 검사도 근거가 없는 것이었다.

즉 사례의 체내에는 카드뮴이 정상인보다 분명히 고농도로 축적되어 있었으나 당시 조사자들의 경험 부족 등으로 그 원인을 찾지 못했을 가능성이 높다.

환자를 직접 본 주치의들은 증상이나 징후는 고혈압이나 뇌출혈과 같은 순환기계 질환에 의한 증상과는 상당히 다르며, 카드뮴에 의한 것일 가능성이 있고, 측정한 사례의 혈중 카드뮴 농도는 정상인에 비해 높았으며, 부검에 의한 신장 피질과 수질의 카드뮴 축적 농도도 정상인에 비해 높았지만 직접적인 사망원인은 고혈압에 의한 뇌출혈이라고 할 수 있으며, 카드뮴의 축적은 병세의 악화 또는 방아쇠 역할(triggering factor)을 했을 가능성을 제기할 수 있다고 생각한다.

이 사례는 회사가 사용 여부를 숨기고자 하면 산업보건 전문측정가도 사용 유무를 밝혀내기 어렵다는 사실을 터득하게 해주었고 그 후에도 사업장에서 역학조사를 할 기회가 있을 때 회사 측에서 사용한 적이 없다고 부정할 경우 거래 전표 등을 확인해가면서 노출 여부를 판단하는 계기가 되었다. 생체시료 및 조직검사 결과 등 분석 결과를 무조건 믿지 말고 다양한 임상적 증상과 징후 등을 비교해가면서 판단하여야 할 것이다.

노동부에 1988년 신설된 직업병판정심의위원회는 그 후 한국산업안전공단 산업보건연구원 소속 위원회로 되었다가 2012년 고용노동부 역학조사평가위원회로 소속과 명칭이 변경되면서 계속되어 왔다. 필자는 2017년 8월 정년 때까지 3~4년을 제외하고 거의 25년간 위원으로 있으면서 초지일관 객관적인 판정을 내리기 위해 노력해왔다.

참고문헌

1. 김지용, 임현술, 조성일. 1988년 카드뮴 중독 추정 사건에 관한 직업병 판단의 문제점. 동국의학 2004;11(2):94-103.
2. 김헌, 조수헌. 한국인 체내 카드뮴 농도의 기하평균치와 참고치의 추정에 관한 연구. 대한산업의학회지 3(1):76-91,1991.
3. 조성일, 김지용, 임현술, 허봉렬, 조상균. 카드뮴 중독이 의심되는 임상증례 1례. 가정의학회지 9(10):55, 1988.
4. 조수헌, 김헌, 김선민. 아연 용융 도금 작업 근로자의 카드뮴 폭로 가능성에 관한 조사연구. 대한산업의학회지3(2):153-164, 1991.

만성외상성뇌병증(CTE)에 관한 소개

염증은 세균, 혹은 바이러스나 독소와 같은 외부 침입자에 대항하는 몸의 자연적 방어기전의 일부이지만, 너무 심한 염증은 해로울 수 있다. 염증이 심해지거나 잘못되면 면역계를 파괴하여 만성적 문제나 질병을 일으킬 수 있다. 어떤 염증은 퇴행성 질환과 관련이 있다. 서서히 진행되는 만성염증은 신체에 부정적으로 작용한다. 기관과 조직이 생물학적으로 녹스는 것이다. 밖에서는 주름과 늙은 모습을 나타내고 안으로는 혈관을 굳게 하고 세포막을 손상시키며, 중요한 내부 설계를 엉망진창으로 만든다.

어느 정도로 염증과 압력이 다양한 환경에서 손상을 입힐까? 미식축구선수를 예로 2006년 발표한 자료를 알아보자. 미국프로미식축구연맹(National Football League, NFL)에 속한 과체중의 선수는 50세 전에 사망할 가능성이 높았다. 1955년 이후 태어난 선수의 경우 69명 중 한 명이 사망했다. 22퍼센트는 심장병으로, 19퍼센트는 타살이나 자살로 사망하였다. 미식축구선수에게 발생한 조기 심장병의 유력한 사망원인은 과체중이라고 할 수 있다. 이들에게 심한 운동은 심장병의 위험을 줄일 수 없었을 뿐만 아니라 격렬한 운동에도 불구하고 과체중 선수는 건강이 악화되었다. 과체중은 보이지 않는 숨겨진 염증의 진행을 유발하므로 큰 손상을 입히는 것으로 생각되었다.

두부외상을 받는 고등학교 미식축구선수들의 헬멧에 부착된 센서 자료를 보면 지속된 충격은 100g의 힘이었다. 참고로 롤러코스터 탑승자는 겨우 5g의 힘을 받는다. 반복된 충격이나 유난히 강한 충격을 받은 선수 절반이 인지장애는 있었으나, 다른 증상은 없었다. 선수들은 심한 충격 후에도 아무런 증상 없이 경기에 나감으로써 그 이상의 두부 손상과 심각한 신경학적 손상 및 지적 장애를 일으킬 가능성이 있다는 것을 전혀 알지 못하였다.

미식축구선수들에게 과체중이 위험한지 다른 선수와 비일비재한 충돌이 더 위험한지 여부와 관계없이 이들에게 공통적인 위험요소는 염증이다.

2010년 봄, 펜실베이니아 대학의 라인맨인 21세의 오언 토머스가 캠퍼스 밖 아파트에서 목을 맸다. 친구와 가족은 그답지 않은 감정 허탈이라고 간주했다. 게다가 그는 우울증의 병력도 없었다. 뇌 부검 소견은 사망한 NFL 선수 20명 이상에서 발견된 것과 동일한 외상유도질환이었다. 이 병은 만성외상성뇌병증(CTE, Chronic Traumatic Encephalopathy)이라고 하며, 주로 NFL 선수에게서 볼 수 있고 우울증 및 충돌조절장애와 관련이 있다고 알려져 있다. 그는 뇌진탕으로 진단받은 적이 없으며, 두통조차도 호소한 적이 없었다. 그의 만성외상성뇌병증은 인지하지 못한 뇌진탕에 의하여 발생하였거나, 수년간에 걸친 뇌의 발육단계 과정에서 뇌진탕까지 유발하지 않았던 수천 번의 지속적인 충격에 의한 발생 가능성에 대한 논란이 제기되었다.

2012년 5월 뉴잉글랜드 패트리어츠의 미식축구선수 주니어 서가 자살했다. 수비수로 12차례 올스타에 뽑힌 슈퍼스타 서는 은퇴한 지 3년 만에 권총으로 스스로의 생을 마감했다. 미국 국립보건원(NIH)은 그의 뇌에서 만성외상성뇌병증의 징후를 발견했다고 밝힘으로써, NFL에서 만성외상성뇌병증 문제가 본격적으로 대두되기 시작했다.

2012년 12월 캔자스시티 치프스의 25세 미식축구선수 조반 벨처가 자신의 집에서 여자친구를 권총 9발로 살해하고 홈구장으로 와서 감독과 코치가 보는 앞에서 자살하는 엽기적 사건이 발생했는데, 그 역시 만성외상성뇌병증을 앓고 있었던 것으로 판명됐다. 2012년 한 해에만 4명의 미식축구선수가 자살했다. 그 이전에도 미식축구선수들의 자살이 여러 차례 있었다.

전문가들은 경기의 압박감, 공허함 등이 자살의 원인이라고 분석했지만 이와 유사한 감정에 시달리는 축구 및 야구선수 등과 같은 다른 운동선수들의 경우 자살이 많지 않다고 반박되었다. 병리학자 베넷 오말루는 미식축구선수들의 자살 원인은 뇌 문제라고 언급하였다. 조반 벨처의 부검 과정에 참여한 그는 전두엽과 측두엽이 일반인에 비해 축소

돼 있어 만성외상성뇌병증에 해당하고 이로 인하여 우울증과 정서장애를 일으켜 자살 충동이 일어난 결과라고 설명하였다. 2002년 9월 사망한 미식축구선수 마이크 웹스터의 뇌를 부검했을 당시에도 이런 징후를 발견했다고 설명하면서 '미식축구가 유독 신체 충돌이 잦은 스포츠'라고 자신의 주장을 뒷받침했다. 시속 56km로 달리던 자동차가 벽에 충돌했을 때의 충격과 선수들이 부딪히는 충격이 같다는 실험 결과도 나왔으며, 그러므로 머리에 잦은 충격을 받는 스포츠 선수들 역시 이 병에 걸릴 확률이 높다고 주장했다. 그러나 NFL 사무국은 사례가 2건에 불과하다며, 이를 반박했다.

미식축구선수들은 베넷 오말루의 주장이 사실인지 알고 싶어했으며, 사후 뇌기증 서명운동이 벌어졌다. 3년 뒤인 2015년 놀라운 사실이 밝혀졌다. 보스턴대학교 뇌손상센터에서 'CTE가 의심된다'는 이유로 본인이나 가족이 두뇌를 기증한 전직 미식축구선수 91명의 뇌를 부검했다. 그중 95.6퍼센트인 87명에게서 뇌진탕이나 두뇌외상 징후가 관찰되었다. 이로 인하여 미식축구선수들의 자살은 심리적 장애나 정신불안 때문이 아니라 외상에 의한 질병, 만성외상성뇌병증에 의해 발생한다는 사실을 알게 되었다. 미식축구선수들은 충격에 빠졌다. 은퇴한 5천여 명의 선수들은 '경기 중 뇌 손상 위험을 제대로 관리하지 못했다'며 NFL을 상대로 집단소송을 제기했다. 미국 연방법원은 은퇴 선수들에게 10억 달러, 한화 1조에 달하는 보상금을 배상하라고 판결했다. NFL은 이를 받아들이고 다양한 예방책을 실시하기로 약속했다.

지구상 가장 격렬한 스포츠로 꼽히는 미식축구는 때론 선수의 생명을 위협한다. 미식축구의 파괴력에 대해 케이블 채널인 폭스 스포츠가 진행한 실험이 있다. 93kg의 수비수가 5m가량을 달려와 보호 장구를 구비한 사람모형에 태클을 가하자 모형의 갈비뼈가 순간적으로 35mm

가량 밀렸다. 이는 시속 56km로 달리는 자동차가 벽에 충돌했을 때 운전자가 받는 충격과 비슷하다. 미식축구선수들은 경기 중 수십 번의 교통사고를 당하는 셈이다. NFL에선 젊은 선수들의 조기 은퇴 러시가 이어지고 있다. 25세에 은퇴를 선언한 크리스 보어밴드는 "내 건강을 위한 선택"이라며 "나는 뇌질환으로 다른 이들보다 먼저 죽고 싶지 않다"는 이유를 댔다.

메이저리그(Major League Baseball) 신시내티에서 뛰었던 라이언 프릴은 2010년 시즌을 마지막으로 은퇴한 뒤 36세인 2012년 12월 권총으로 스스로 생을 마감했다. 그는 내·외야를 모두 소화해내면서 펜스에 부딪히며 공을 잡거나 관중석에 뛰어들어 공을 잡는 일이 잦았으며 2007년에는 수비수에게 부딪혀 머리에 충격을 받았고, 2009년에는 투수 견제구에 머리를 맞기도 했다.

프릴은 선수 시절 9~10차례 뇌진탕을 겪은 것으로 전해졌으며, 사후 보스턴대학 뇌손상센터에서는 그가 사망 당시 2기 단계에 해당하는 만성외상성뇌병증을 앓고 있었다고 밝혔다. 그는 만성외상성뇌병증 판정을 받은 야구선수 중 첫 사례이다. 메이저리그는 2014년부터 포수충돌 금지규칙(Rule 7.13 Collisions at home plate)을 제정하였다.

만성외상성뇌병증은 1928년 복싱선수들에게 'dementia pugilistica', 'punch drunk' 증상으로 명명이 되기 시작한 복싱선수 치매와 동일한 장애로 추정된다. 성균관 의과대학 신경과 정진상 교수는 머리에 반복적으로 강한 외부충격이 이어질 경우 뇌가 흔들리면서 정보를 전달하는 신경에 영향을 미쳐 정보전달 속도가 느려지거나 정보를 잘못 전달하는 현상이 발생한다. 이는 정보를 전달하는 신경다발의 손상 때문이라고 언급하였다. 이는 반복적인 두부손상(뇌진탕 등)을 경험한 일부 은퇴한 미식축구선수들과 다른 운동선수들 및 전투 중에 폭발로 인한 두부손상(폭발 손상)을 경험한 군인들에게서 발생한다. 그런데 반복적인 두부손상을 경험한 사람에게서만 만성외상성뇌병증이 발생하는 이유와 이러한 장애를 유발하는데 필요한 손상 횟수 및 힘의 크기는 얼마인지 알지 못한다. 여러 번(명백하게 경미한 수준이라고 하더라도) 뇌진탕을 경험한 선수의 약 3퍼센트에서 발생하는 것으로 알려져 있으며, 유병률에 관해서는 정확히 모르지만 모두 질병으로 발현하지 않는다는 사실이다.

증상은 몇 가지 유형으로 나타나게 되는데, 기분 변화로 우울하고 짜증을 내며, 절망감을 느끼게 되고 이것이 자살 생각으로 이어질 수 있다. 행동 변화로는 충동적으로 또는 공격적으로 행동하거나 쉽게 화를 낸다는 점이다. 또한 정신기능의 변화로 잘 잊어버리거나 계획 및 체계화에 어려움을 겪고 혼돈을 겪는다. 근육을 천천히 움직이고 협응이 이루어지지 않거나, 말하는 데 신체적인 어려움이 있으며, 합병증으로 파킨슨병이나 알츠하이머병, 루게릭병으로 진행되기도 한다.

로욜라 대학 시카고 스트리치 의과대학의 과학자가 5백13명의 은퇴한 NFL 선수들을 대상으로 알츠하이머 증상에 대한 검사를 시행한 결과 35퍼센트가 치매를 표시하는 낮은 점수를 받았다. 점수가 낮은 41명을 임의로 선택하여 다른 인지검사를 시행한 결과 뇌기능이 경도인지장애로 진단된 환자와 비슷하였다. 경도인지장애는 기억상실, 착란, 집중 곤란 등 알츠하이머병의 가벼운 형태와 비슷하다. 경도인지장애로 진단된 모두가 알츠하이머병이 되지는 않지만 비슷한 괴로움을 겪는다. 헬멧은 이런 형태의 뇌 손상을 보호하지 못하며, 유일한 해결책은 경기에 참가하지 않는 것이지만, 헬멧은 직접적인 신체적 손상을 감소시킬 수 있으므로 반드시 착용하여야 한다.

진단은 여러 번 두부손상을 경험하거나 전형적인 증상을 보이면 의심할 수 있지만, 부검으로만 진단 가능하고 대뇌 피질 전두엽에서 비틀린 단백질 형태가 특징적으로 관찰된다. 특이한 치료 방법은 아직 없고 안전 및 지원 조치가 도움이 될 수 있다. 심리 상담과 항우울제와 기분안정제 투여가 도움이 될 수 있으며, 위험을 줄이기 위하여 뇌진탕을 경험한 사람은 일정 기간 동안 휴식을 취하고 운동 및 기타 활동을 삼가야 한다. 하지만 헬멧은 반복적인 손상으로부터 피해를 예방하지 못한다.

지금까지 살펴본 바에 의하면 신체적 장애로 인해 정신적 장애가 더불어 발생할 가능성이 있음을 알게 되었고, 자살이나 타살이 직접적인 신체적 장애로 인해 야기될 수 있으므로 이것들과 연관된 원인을 파악하기 위해 더욱 다양한 노력을 기울여야 할 것이다. 그리고 신체와 정신은 개별적으로 존재하기보다는 혼연일체로 기능한다는 사실을 새삼 생각해봐야 할 것이다.

국내 스포츠 선수에서 아직 만성외상성뇌병증 사례가 보고되지 않은 것은 발생이 없기 때문이라기보다 이를 의심하지 않았을 가능성이 높고 부검을 하지 않는 사회적 관행 때문일 수도 있다. 지금이라도 발생자를 찾기 위하여 노력하자. 자살을 한 사람을 부검할 때는 만성외상성뇌병증 등 뇌병변의 신체적 변화가 있는지 가능성을 열어놓고 이에 관한 확인을 하고 그 원인을 알기 위해서 노력하자.

대한직업환경의학회에서도 운동과 레크리에이션에 의한 손상과 질병에 대하여 보다 적극적인 관심을 가져야 할 것이다. 또한 운동선수들의 업무상 손상 및 질병에 대한 특수건강진단을 실시하는 방안도 검토되어야 할 것이다.

참고문헌

1. 데이비드 B. 아구스 저, 김영철 역. 질병의 종말-건강과 질병에 대한 새로운 통찰.

청림 Life, 서울시 강남구, 2012. 6.
2. MBC '신비한TV 서프라이즈'. 747회 그들은 왜…, 2017. 1. 8.

업무관련성이 인정된 만성경막하혈종 사례

앞에서 강한 외부 충격이 반복적으로 이어질 경우 뇌가 흔들리면서 정보를 전달하는 신경체계에 영향을 미쳐 신경다발의 손상을 유발하는 만성외상성뇌병변을 소개하였다. 이번에는 외부 충격이 이어지면서 발생하는 또 다른 두부손상인 만성경막하혈종 사례를 소개하고자 한다.

두부손상의 대표적인 합병증은 두개강 내 출혈에 의한 혈종의 형성이다. 이들 혈종은 발생 위치에 따라 경막외혈종(epidural hematoma), 경막하혈종(subdural hematoma), 뇌내혈종(intracerebral hematoma)으로 대별할 수 있고, 이들은 단독 또는 복합적으로 발생할 수 있다.

또한, 경막하혈종은 발생 시기에 따라 급성, 아급성, 만성으로 분류할 수 있다. 급성은 외상 후 48~72시간 이내, 아급성은 3~20일 사이에 경막하혈종의 증상이나 징후를 보일 때를 말한다. 급성경막하혈종은 대개 직·간접적인 두부 외상으로 인한 뇌의 이동 시 가·감속 손상으로 인한 대뇌피질에 분포하는 교정맥(bridging vein)의 파열에 기인하는 것으로 알려져 있다. 한 연구에 의하면 급성경막하혈종의 53.7퍼센트가 40세 이상에서 발생하였고, 이중 남자가 78.7퍼센트를 차지하였다고 하였으며, 이는 여자에 비해 남자의 사회적 활동량이 더 많은데 기인한다고 하였다. 1972년 외국의 논문에 의하면 외상성경막하혈종 5백53예에서 외상의 원인이 업무관련성인 경우는 전체의 30퍼센트를 차지한다고 보고하여, 그 빈도가 교통사고와 가사일 다음으로 많아 직업과 관련된 경막하혈종이 어느 정도 발생하고 있음을 알 수 있다.

만성경막하혈종(chronic subdural hematoma)은 두뇌손상을 받고 3주 이상 경과되어 두통, 의식장애, 반신마비 등의 증세가 나타나든지 또는 증세가 이미 나타나고 있었지만 경미하여 대증치료를 받아오다가 증상이 악화되어 정밀검사를 받거나 수술을 하여 혈종이 확인되었을 때를 말한다. 빈도는 매년 인구 10만 명당 1~2명에서 발생하고, 호발 연령은 50세 이상이며, 남자가 여자보다 대략 4배가량 더 많다. 이는 남자가 여자보다 더욱 활동적이고 사회생활이 많아 두부외상에 노출될 기회가 많은 사실에 기인한다. 대부분 외상으로 발생하지만, 절반의 경우 두부손상의 병력을 기억하지 못하거나 또는 아주 경미하여 자신이 두부손상을 받았다고 생각하지 않는 경우가 있다. 만성 알코올중독자나 간질환자에서 발생 빈도가 높고 비외상성으로 동정맥기형, 동맥류, 출혈성질환, 뇌종양, 감염질환 등에서 합병할 수 있다. 우리나라에서 만성경막하혈종에 관한 사례보고는 있으나 업무관련성을 밝힌 경우는 거의 없다.

이제 소개할 사례는 45세 남자로 평소 건강하였다. 1997년 4월 13일 경미한 두통이 발생하였으나, 특별한 치료를 하지 않았다. 5월 10일경 두통이 재발하여 그럭저럭 지내다가 두통이 심해져 5월 20일에 한방에서 약물치료를 하였으나 호전되지 않았다. 5월 31일 아침 출근 후 두통이 심해지면서 오심이 동반되어 조퇴하고 대학병원을 방문, 뇌단층촬영을 실시한 결과 만성경막하혈종으로 확진되어 입원, 수술을 받았다. 과거력으로는 1992년 치질수술을 한 적이 있고, 알코올성 간질환이나 혈액응고 장애, 간질 및 뇌질환을 앓은 적이 없었으며, 그 외 특별한 사고력도 없었다. 가족 중에 혈액응고장애, 간질, 뇌질환이나 유전성 질환 등의 가족력도 없었다.

환례는 1981년 29세에 군에서 제대한 후 2~3년간 농사를 짓다가,

1984년 제지회사에 입사하여 3년간 일하였다. 1987년부터 다시 사료회사에 사무직으로 6년간 근무하였으며, 1993년부터 현 회사에 입사하여 입원 당시 3년 11개월째 근무하던 중이었다.

한 달에 한 번 있는 사내 회식을 포함하여 한 달에 2~3번 정도 음주를 하고 있었으며, 그 양은 맥주 2~3병 정도였다. 지금까지 흡연을 한 적이 없으며, 특별한 취미생활도 없어서 직장 일을 마치고 회사 통근버스로 퇴근하면 정육점을 운영하는 부인을 도와주는 게 고작이었다. 정육점은 식당을 겸하고 있는, 식탁 2개 정도의 소규모였다.

내원 시 혈압은 100/60mmHg, 맥박수는 70회/분이었고 호흡수는 28회/분이었다. 내원 당시 약간 아파 보이는 것 외에 특이한 이상 소견은 관찰할 수 없었다. 혈액 검사상 백혈구 수는 9.3×103/uL , 헤모글로빈은 14.2g/dL이었으며, 헤마토크릿은 40.7퍼센트였다. 혈중 전해질 농도(Na-K-Cl)는 140-4.8-104mmol/L이었으며, 혈소판은 250×10^9/L로 모두 정상범위 내에 있었다. 출혈시간은 2분 30초, 프로트롬빈 시간은 11.5초, 활성부분트롬보플라스틴 시간(aPTT)은 36.1초였으며, 섬유소원(fibrinogen)은 403mg/dL로 혈액응고장애 등을 의심할 만한 이상소견을 보이지 않았다. 의식은 명료하였으며, 혼수 척도(Glasgow Coma Scale)도 15점으로 정상이었다. 동공 광반사는 즉각 반응이 있었으며, 양측 동공의 크기도 동일하였다. 안구 운동은 정상이었으며, 안면신경마비도 없었다. 근육 운동력은 우측이 5단계 중 4단계로 다소 감소하였으나, 감각신경도 정상이었고 심부건반사도 정상소견을 보였다. 병적 반응이나 뇌막자극소견도 보이지 않았으며, 소뇌반응도 정상이었다.

단순 두부 X-선 촬영소견에서 골절이나 함몰 등의 소견은 없었다. 뇌 전산화단층 촬영소견은 우측 전두-측두-두정부에 반달형태의 광범위한 고밀도와 저밀도의 복합음영소견과 이로 인한 우측 뇌실 압박 및 좌측으로 중심선 편위소견이 있었으며, 조영제 투여 후 2개 이상 혈종막의 조영이 증가되었다.

환례는 1997년 5월 31일 입원 후 바로 수술을 받았으며, 전신마취 하에 우측 전두-측두-두정부 두피 쪽으로 천두술(trephination)로 접근해 들어가서 검은 갈색의 액화된 혈종을 배액하였고, 우측 전두부에 형성된 또 다른 작은 경막하혈종은 추후 관찰을 위해 남겨두었다. 큰 합병증 없이 치료되어, 1997년 6월 21일 퇴원하였다. 1997년 7월 14일 다시 회사에 복직하여 후유증 없이 안정된 생활을 유지하고 있다.

만성경막하혈종의 원인을 파악하기 위하여 직업성 원인이 아닌 개인의 질병력, 가정생활이나 취미생활에서 기인한 것인지 등을 구분해내기 위하여 환례의 평소 생활을 추적하고 환례의 집을 방문하여 모든 가능성 있는 원인을 살펴보았다. 또한 작업장을 방문, 업무관련성에 대한 세밀한 조사도 병행하였다.

질병력 조사

환례의 과거 질병력을 조사하기 위하여 환례와 그 가족의 질병력을 문진하고, 이를 확인하기 위해 환례의 의료보험증을 조사하였다. 환례는 과거 혈액응고장애의 병력이나 항응고제의 복용력도 없었으며, 간질 병력이나 뇌질환의 병력, 그 외 유전성 질환 등의 질병력이 본인은 물론 가족에게도 없었다. 1993년 8월부터 급여 개시된 의료보험증 기록에서도 치과 진료기록 외에 병의원에서 특별한 치료를 받은 적이 없는 것으로 확인되었다.

가정생활 조사

이웃 주민들의 말에 의하면 환례는 원만한 부부생활을 해왔으며, 부부가 싸우는 모습을 목격한 적이 없었다고 한다. 집의 구조상 반복적인 두부외상을 일으킬 만한 곳이 있는지를 알아보기 위해 환례의 집을 방문하였다. 환례는 1987년부터 방 하나에 가게와 부엌이 딸린 동일한 집에 10년 동안 거주해 왔으며, 가게는 부인이 운영하는 정육점이었다. 문은 정육점 입구문과 방문, 부엌문, 화장실문, 대문이 전부였으며, 가옥 구조상 문틀의 높이가 환례의 키보다 높았고 돌출부위 등 두부외상을 일으킬 가능성이 있는 곳을 찾기가 힘들었다.

사회생활 조사

환례는 회사 통근버스를 이용하여 출퇴근하며, 교대근무의 특성 때문에 다음 출근 시까지 충분한 휴식을 위하여 퇴근 후 특별히 들르는 곳은 없다고 응답하였다. 퇴근 후에는 주로 작은 식육점을 하는 부인의 일을 돕고 있었다. 음주도 사내회식이 있을 때만 한 달에 2~3번 맥주를 2~3병 마시며, 흡연은 하지 않는다고 하여 환례가 알코올 중독자가 아님을 확인할 수 있었다.

직장생활 조사

환례가 근무한 회사는 1986년 1월에 설립되어 자동차 엔진부속품의 일종인 Flywheel ball joint를 제조하는 곳으로 전체 근로자 수는 1백 97명이고 이중 여자 9명을 제외한 전원이 남자 근로자이다.

환례는 3년 11개월간 Ring/Gear 라인의 4백 톤 프레스 부서에서 계속적으로 근무해왔다. 환례의 두부외상의 원인은 작업 종료 후 매일 작업환경을 정돈하는 과정에서 프레스기에 동작유를 주입하기 위해 이동할 때, 동작유 주입기 뒤쪽 두부높이(지면으로부터 약 160cm)에 설치된 냉각수 파이프에 두부를 부딪치는 일이 한 달에 평균 한두 번씩 발생하면서, 반복적인 두부외상이 가해진 것으로 추정된다. 두부외상 부위는 특정한 부분이 아닌 전두엽 및 후두엽을 포함한 여러 곳이었으나 주로 전두엽 쪽의 빈도가 많았다. 환례의 진술에 의하면 파이프에 머리를 부딪히면 잠시 심한 통증과 함께 어지러운 상태가 수 분간 지속되어 일어설 수가 없었으며, 한동안 앉아서 휴식하면 증세가 나아졌고, 의식을 잃는 경우는 없었다고 하였다. 동일 생산라인의 근로자는 조장 한 명을 포함하여 총 11명이었으며 이중 조장을 제외한 10명이 12시간씩 교대로 근무하고 있었다. 하지만 문제가 된 4백 톤 프레스기는 환례 외 한 명의 근로자만 교대로 작업하고 있었으며, 그 외 다른 근로자들은 각기 자신들의 기계 앞에서 근무하여 동일한 두부외상이 발생했을 기회는 없었다. 환례의 키가 174cm인데 반해 같이 근무하는 동료 근로자의 키는 160cm여서 동료 근로자 역시 냉각수 파이프에 부딪치는 일이 발생하기는 하였으나 그 정도는 경미한 편이고, 빈도도 일 년에 한두 번 정도였다. 환례가 한 달에 한두 번씩 파이프라인에 머리를 부딪히는 것을 조장이 본 적이 있다고 하였으며 동료 근로자 역시 교대를 위해 준비하는 과정에서 환례가 머리를 부딪히고 주저앉아 있는 것을 여러 번 보았다고 증언하였다.

연구자들이 역학조사를 위하여 직접 공장을 방문했을 때는 환례가 입원한 이후, 곧바로 회사 측에 의해 동료 근로자들이 동일한 두부외상을 당하지 않게끔 파이프라인이 스티로폼에 의해 이미 둘러진 상태였다. 복직 후 근무 중에는 보호구로 안전모를 꼭 착용하게끔 조치하였다. 동일 작업장 근로자에게는 안전모가 지급되지 않아 안전모를 사용한 적은 없고 일반 창모자를 쓰고 작업하는 일은 있었다고 한다.

환례는 초진 시에 심한 두부외상이나 교통사고를 당한 적이 없다고 응답하여, 냉각수 파이프에 자주 부딪힘이 만성경막하혈종으로까지 진행될 수 있다고 연계시키지 못하였다가 두부외상의 원인을 찾는 과정에서 냉각수 파이프에 의한 반복적인 외상이 있었음을 기억해 내었다. 혈종의 위치도 우측 전두-측두-두정부에서 발견되어, 환례가 작업을 마친 후 기계 동작유를 교환하기 위해 돌아서다가 주로 전두부 쪽에 외상을 입었다고 증언한 점을 감안하면 외상부위와 혈종의 위치가 거의 일치하는 것을 알 수 있었다. 또한, 광범위한 고밀도와 저밀도 복합음영 소견과 조영제 투여 후 2개 이상의 혈종막의 조영이 증가된 소견은 시간을 두고 반복된 두부외상으로 인한 만성경막하혈종이라는 추론을 충분히 가능케 한다. 그러므로 환례의 혈종의 원인은 반복적인 두부외상에 기인한 것이라고 추정할 수 있었다.

만성경막하혈종의 원인은 대부분 외상이지만, 다른 유발인자를 항상 살펴보아야 한다. 약물 또는 질병으로 뇌 탈수현상이 있든지, 뇌 척수액 누공, 뇌실 도관술 등으로 뇌압 감소현상이 유발되면 교정맥이 울혈, 확장되고 이 혈관의 과도한 신전은 출혈의 원인이 된다. 또한 노령 층이나 만성 알코올 중독자에게서는 생리적 뇌 위축 현상이 진행되어 뇌 용적이 감소되고 상대적으로 두개강 내공간이 생겨 혈종이 쉽게 형성될 수 있으며, 두개강 내압이 저하되어 혈종이 상당한 크기에 이를 때까지 뇌압 증가나 국소 뇌압박 증상이 나타나지 않는 경우가 많고 고령에 따른 정맥 자체의 취약성 때문에 경한 두부 손상으로도 쉽게 파열되어 혈종을 형성하게 된다. 만성경막하혈종은 대개 교정맥의 파열에 의한 정맥성 출혈에 기인하는 것으로 알려져 왔으나 뇌경막에 부착되어 있는 동맥이나 그 분지가 외상 순간 뇌의 이동에 따라 생겨나기도 하고, 외상 뿐 아니라 대뇌 피질부에 분포하는 동정맥기형이나 뇌동맥류 등과 같은 뇌혈관 질환, 혈우병, 혈소판 기능장애, 간 기능장애 같은 혈액 응고 장애, 항응고제 사용 등에 의해 유발될 수도 있다. 환례는 여러 유발인자와 질병에 대하여 심도 있는 검사를 수행하였으나 모두 음성이었다. 환례의 키가 174cm인데 반해 같이 근무하는 동료 근로자의 키는 160cm여서 동료 근로자 역시 냉각수 파이프에 부딪치는 일이 발생하기는 하였으나 그 상태는 경미한 정도이고 빈도도 일 년에 한두 번 정도였다. 그러므로 업무관련성이 있다고 판단하는 데 큰 무리가 없었다.

두통을 호소하는 환자는 보다 정밀하게 관찰하고, 두부외상 등의 정확한 문진을 통하여 만성혈종을 진단하는 데 신중을 기하여야 한다. 그리고 만성경막하혈종이 발견되면 그 원인 추적에 있어서 반드시 업무관련성 여부를 의심해봐야 할 것이며, 이를 검증하기 위해 다양한 역학조사를 통한 구체적인 원인조사가 이루어져야 할 것이다. 또한 작업장 내 두부외상을 야기할 수 있는 환경에 대하여는 작업환경을 개선하도록 하며, 작업 시는 반드시 안전모를 착용하도록 하여야 한다.

참고문헌

1. 임현술, 정철, 김두희, 김수근, 이규춘. 반복적인 두부외상에 의한 만성경막하혈종 증례. 대한산업의학회지

불산 화상과 불산 가스 누출 사고 경험

불소(플루오린, fluorine) 원소는 수소와 화합하여 자극적인 냄새가 나는 기체인 불화수소(hydrogen fluoride)가 되고 불화수소가 물에 녹아 불산(불화수소산, hydrofluoric acid)이 된다.

2012년 9월 27일 구미시 (주)휴브글로벌에서 불산 가스 누출 사고가 발생하여 화학사고 시 주변지역 주민의 환경영향평가의 중요성이 부각되었다. 이제 3년이 되는 시점에서 불산 화상을 치료한 경험과 불산 가스 누출 사고가 발생한 지역을 방문하여 경험한 내용을 소개하고자 한

다.

 1990년 6월경 동국대학교 포항병원 산업의학과에서 근무하던 중 불산 제조업체로부터 불산 관리를 위하여 의사의 서명이 필요하다고 요청을 받았다. 외국 모회사에서 불산은 특별 관리가 필요하므로 의사의 서명이 있어야 공장을 가동할 수 있다는 것이었다. 생각할 시간을 달라고 하고 불산에 대하여 파악하였다. 강산이며, 침투력이 있는 화학물질이었다. 치료가 일반 화상과 달랐다. 해독제로 칼슘 연고 및 주사를 사용한다고 되어 있었다. 안전 관리는 하기 어렵고 외국 모회사에 연락하여 최신 치료제를 가져오면 치료만 책임지고 서명을 해 주겠다고 하였다.

 회사에서 나중에 치료제를 외국에서 구입해 왔다. 치료제를 불산연고와 글루콘산칼슘(calcium gluconate) 주사액, Lido-Hyal® {hyaluronidase(히알루로니다아제) 25IU 2퍼센트 lidocaine(리도카인) 혼합액} 주사액이었다. 불산연고에는 칼슘이 포함되어 있어 불산과 칼슘이 결합하여 더 이상 피부에 침투하지 못하게 하는 불산 해독제였고 히알루로니다아제 주사액은 글루콘산칼슘을 주사 시 이로 인한 조사 괴사 방지용으로, 리도카인은 마취효과로 동통을 감소시킬 목적으로 사용하는 치료제였다.

 작업 중 또는 작업 후 불산 화상이 발생할 경우 현장에서 즉시 흐르는 물로 10분 이상 세척한 후 2.5퍼센트 칼슘연고를 여러 차례 국소 도포하여 이상이 없으면 회사에서 치료를 끝마친다. 반면 얼굴 및 눈의 화상과 사지의 화상 중 2시간 경과 후 보건담당자가 확인하여 피부가 백색으로 변색하거나 물집이 형성된 경우에 한하여 Lido-Hyal® 주사액을 지참하여 대학병원으로 후송하도록 하였다. 본원을 방문하면 불산연고를 도포하고 필요 시 Lido-Hyal®을 병변 내 주사 후 Lido-Hyal® 용량의 2배에 해당하는 4퍼센트 리도카인과 20퍼센트 글루콘산칼슘 용액을 병변 내 주사하고 화상처치를 받도록 조치하였다. 본원을 방문한 대부분 환자가 위와 같은 치료를 받았고 회복 후 기능적인 장애가 없었으며, 단지 2명에게서 경미한 화상반흔이 남아 치료효과가 큰 것으로 생각되었으나 다른 치료와 비교하지 못하여 치료효율은 파악하지 못하였다.

1993년 7월경 치료제를 공급하지 못하겠다는 연락을 회사로부터 받았다. 그 이유는 이제 의사의 서명은 필요없는데 경비가 많이 소요된다는 것이었다. 그 동안 치료한 불산 화상을 논문으로 작성하고 할 수 없이 일반 화상 치료를 수행하였다. 아래는 불산 화상에 대한 논문 요약이다.

1990년 9월 1일부터 불산을 생산하기 시작한 불산 제조업체의 생산 초기부터 1993년 6월 30일까지 2년 10개월간 대학부속병원을 방문하여 불산 화상을 치료한 환자를 대상으로 그들의 의무기록을 통해 불산 화상의 특성에 관하여 조사하였다. 불산 제조업체에 근무하였거나 현재 근무하면서 불산 화상을 입은 환자는 19명(22건)이었고 이들에 대하여 불산 화상의 발생밀도를 살펴보면 100인년 당 17.8명(20.6건)이었고 남자 근로자는 19.0명(22.0건)이었으며, 여자 근로자 발생은 없었다. 생산직은 100인년 당 32.9명(38.3건), 사무직도 1.9명(1.9건)의 발생밀도를 보여 생산직의 발생이 유의하게 높았다. 불산 제조업체에 근무하였거나 현재 근무하면서 불산 화상을 입은 환자와 불산업체의 일을 도와주다가 불산 화상을 입은 32명(36건)에 대해 살펴보면 20대와 30대가 81.2퍼센트를 차지하였고, 발생 시기는 낮 12시부터 오후 5시 사이가 15건(41.7퍼센트)으로 가장 많았으며, 발생원인은 불산이 튀어서 생긴 경우가 8건(22.2퍼센트)으로 가장 많았고 화상부위는 손가락이 많았으며 증상은 동통이 가장 많았다. 불산 화상은 대부분 불산 해독제를 국소 주사하여 치료하였으며 회복상태는 매우 양호하였다.

해독제가 있는데 일반 화상 치료제를 사용하는 것이 마음에 걸려 제약회사에 근무하는 친구에게 치료제를 생산하는 것에 대하여 논의하였으나 사고로 인한 해독제는 제조하지 않는다고 일언지하로 거절하였다. 같이 근무하는 동료가 이를 자체적으로 조제하자고 하였다. 450g 친수성 염기에서 100g 정도를 제기하여 350g으로 한 후 10퍼센트 글루콘산칼슘 5.5앰풀을 혼합하여 불산 해독제인 2.5퍼센트 글루콘산칼슘 연고를 조제하여 거의 실비만 받았다. 이렇게 사용하여도 치료 효과는 좋았고 이러한 이야기가 퍼져 전국적으로 이 제조 방법을 알려고 왔고 또한 알려 주었다.

불산의 노출실태를 파악하고 만성 노출로 인한 영향을 파악하고자 불산 제조업체에 종사하는 근로자 39명 전원을 대상으로 설문조사, 요중 불소 농도 측정, 골반 전후 방사선 촬영을 한 결과 생산직 근로자들은 요중 불소 농도치가 높았으며, 유의한 골밀도의 변화를 보이고 있었다. 그러나 골관절 계통의 증상 호소에 있어서는 차이를 보이지 않았다. 결국 만성적으로 노출은 되고 있지만 이로 인한 증상 및 걸을 때 장애 등의 징후는 관찰하지 못하였다.

경북 구미시 공장에서 2012년 9월 27일(목) 오후 3시 43분 무수불산 8톤이 가스 상태로 누출사고가 발생하였고 근로자 5명이 사망하였다는 소식을 접하고 바로 현장을 방문하여야 하는지 망설였다. 학교에서 보직을 하고 있고 바로 가서 내가 할 일이 마땅치 않아 무조건 간다는 것이 어렵다고 생각하여 가지 않았다.

10월 4일(목) 연락을 받고 오전 11시경 구미시청을 방문하여 환경부 환경보건정책관 등과 지역주민의 피해 현황 파악과 대책 수립에 나서게 되었다. 사고는 옥외 탱크 컨테이너에서 100퍼센트 불화수소를 공급받아 물과 희석하여 50퍼센트로 불산을 제조하던 중 발생하였다. 근로자 일부가 1호 탱크 배관제거 작업을 하고 일부는 2호 맹판 제거작업 중, 펌프 수리업체 직원이 방문하여 저장탱크 2호 위에 있던 작업자 중 1인이 저장탱크 옆으로 내려와 수리업체 직원과 수리에 관하여 이야기를 나누던 중 탱크 컨테이너 2호에서 '픽' 소리와 함께 앞을 볼 수 없을 정도로 운무가 발생하였다고 한다. 불산 이송밸브와 공기 공급밸브는 모두 볼밸브이며, 레버를 젖히면 쉽게 열리게 되어 있었다. 작업자가 작업중 몸의 불균형으로 미끄러지면서 레버로 된 밸브 손잡이가 젖혀지고 밸브가 개방되어 불산이 공기 중으로 누출되면서 기화된 것이다. 보호구를 착용하지 않고 작업하던 5명(수리업체 직원 1명 포함)이 사망하였다.

구미시를 방문한 때는 누출 후 6일 이상이 지나 인체 내에 있는 불산이 모두 조직 파괴가 끝나고 남아 있지 않아 급성 위해는 거의 없고 후유증 발생 가능성은 있으며 이차 발생과 만성 노출만 방지하면 의료 문제는 크게 문제가 되지 않을 것으로 생각하였다. 단지, 농업 생산물과 생태계 파괴가 문제라고 생각하여 구미시를 방문하기 전에 미국 독성물질질병등록국(ATSDR)에 근무하는 지인에게 질문을 하였지만 끝까지 응답을 받지 못하였다. 고사된 식물과 나뭇잎을 처리하는 방안을 고민하였지만 수거하여 땅에 묻으면 된다는 의견에 동의하였다. 지역 생산물인 곡류, 과일류, 가축류 처리 방안은 몇 가지 의논하였으나 결론은 내지 못하고 이러한 분야에 대한 전문가 의견이 필요하다고 언급하였다. 피해를 본 현장을 방문하였다. 대부분의 식물과 나뭇잎, 곡류가 노란색으로 변색되어 있었다. 이렇게 많은 양을 수거하면 안전사고 및 불산 접촉에 의한 이차 피해가 증가하므로 비로 인한 자연 정화에 의존하면서 토양, 지하수, 담수, 해수를 철저히 모니터링하여야 한다고 조언하였다.

특별재난지역으로 선포되지 않으면 중앙정부에서 지원이 되지 않는다는 것을 알게 되었다. 가해자가 확실하므로 가해자가 해결하여야지 중앙정부가 재정 지원에 나설 수 없다는 것이었다. 가해자가 영세 회사이므로 말도 되지 않는다고 생각하였으나 그것이 법이라고 하니 할 말이 없었다.

피해를 입은 마을에서 과일을 먹고 증상이 발현하였다는 주민을 만났다. 그는 사고 이후 감 껍질을 먹지 않고 속만 먹었는데 혀끝에 저린 증상이 있었고, 대추를 먹은 주민에게서 구강 통증 증상이 나타났다고 한다. 과일은 껍질의 상태에 따라 불산이 껍질 안에 침투할 수도 있고 표면에만 존재할 수도 있으나 이를 구별할 수 없으므로 섭취하지 않도록 하여야 한다고 조언하였다.

주민들이 모여 있어 불산의 인체 피해를 설명하고 만성 피해는 없을 것이니 너무 염려하지 말라고 안심을 시켰다. 곡류와 과일류는 당분간 먹지 말고 농사일도 되도록 하지 말고 피치못해 일을 해야 할 때는 불산에 노출될 가능성이 있으므로 마스크와 장갑을 착용하도록 설명하였다. 설명이 끝나자 외부에서 온 시민단체 회원이 불산은 늦게 증상이 발현되는 경우가 있고 만성으로 뼈가 녹고 신경 장해가 발생한다며 최악의 상황을 언급하였다. 나는 당황스러웠지만 증상이 늦게 나타나는 것은 경한 화상 시 모르고 지날 수가 있는 이치와 같아 심한 화상이 아니어서 별 문제가 안 되고 불산 제조업체에서 일한 근로자에서도 발생하지 않은 심한 만성 장해는 발생할 가능성이 거의 없다고 재차 이야기하였지만 이미 내 말을 신뢰하지 않는 것 같았다. 나중에 주민이 나를 믿을 수 없는 사람이라고 비난한다는 이야기도 들었다. 급성과 만성 불산 장해에 관한 논문을 발표한 유일한 학자인데 이렇게 취급받게 되니 기가 막히지만 웃어넘길 수밖에 없었다.

경상북도 보건정책과 과장과 오후 1시에 약속이 되어 있었는데 왜 아직 오지 않느냐고 연락이 와서 피해 지역을 떠나 구미시 보건소로 향하였다. 구미시 보건소에서 소방관의 발진을 보고 불산에 의할 가능성은 적고 화재 진압 과정 중 노출된 유해물질에 의하여 발생하였을 가능성이 높다고 언급하였다. 지역주민 건강영향평가에 관한 연구는 순천향대학교 구미병원에 피해 주민이 많이 방문하므로 구미병원에 근무하는 교수가 책임을 지고 연구를 하고 나는 연구원으로 돕겠다고 하였다. 불산의 건강영향에 대한 글 작성을 요청받아 경주에 복귀하여 작성 후 보건정책과에 보냈고 여러 지방지와 방송으로 보도되었다.

이 날 이후 조금이라도 이상이 있는 피해 지역 주민들은 건강진단을 받기 위하여 의료기관을 방문하고 매일 통계치가 발표되면서 각종 자료가 언론에 보도되었다. 대부분의 발표가 몇 건인데 몇 명으로 발표되고 누렇게 변색된 농작물 화면과 과거부터 다리를 절던 개만 계속 나왔다. 환자 인터뷰는 거의 없었는데 특별한 징후를 가진 환자가 거의 없었기 때문이라고 생각하였다. 특별재난구역으로 정해지고 보상이 되면서 점차 언론 발표가 감소하기 시작하였다.

매뉴얼에 대하여 들은 바를 언급하고자 한다. 불산 매뉴얼을 찾지 못하였는데 이는 불산, 불화수소 대신 플루오린화수소산(Hydrofluoric acid)으로 되어 있어 찾지 못하였다고 한다. 너무나 어처구니없었다. 화학물질은 이름이 다양하므로 잘 찾을 수 있는 체계를 구축하여야 할 것이다. 가축은 다른 곳으로 이동하여 사육하게 되어 있다고 한다. 옮겨갈 다른 곳도 없고 그렇게 하면 구미시 전체 축산업에 타격을 입을 것이므로 폐기하여야 하였다. 이장이 자체적으로 판단하여 대피하였다고 하였다. 잘 한 일이다.

이때 현장 통제가 잘 되지 못하여 대피하려던 주민이 교통사고로 사망하는 일이 벌어졌다. 어처구니없는 일이라고 생각하였으나 이 사건은 별로 주목을 끌지 못하였다. 시청 관계자는 환경 농도가 기준치 이하라고 주민들을 복귀시켰다. 기준치 이하여서 복귀한 것은 타당할지 모르지만 주민의 입장에서 보면, 농사일도 못하고, 곡류, 가축류도 먹지 못한다면 어떻게 식재료를 구할 수 있을까? 결국 또 다시 장기간 대피하게 된 것은 당연하다고 생각하였다. 식사를 가정에서 자체적으로 해결할 수 있을 때 복귀하는 것이 올바르다고 판단하였다. 매뉴얼은 사전에 준비하여야 하겠지만 발생 후 현장 상황에 부합되도록 융통성 있게 운영되어야 할 것이다. 사고 발생 시 도착하는 현장팀에 소방관, 경찰관, 응급구조사, 의료진은 당연히 포함되어야 하겠지만 환경보건 및 역학조사 전문가도 포함되어야 할 것이다. 인터넷, 카카오톡, 밴드 등에서 최악 상황 및 각종 설이 난무하였으나 특별한 대처가 없었다. 각종 유언비어는 위기감을 조성하므로 적극적으로 대처하기 위하여 노력하여야 할 것이다.

    결론적으로 고사된 식물과 나뭇잎은 비로 자연 정화가 되도록 하면서 토양 및 수질을 철저히 모니터링하고 가축, 과일 같은 농산물은 전부 폐기하여야 할 것이다.

    이는 지역 생산물의 대국민 신뢰를 위하여 당연하다. 폐기시키지 않는다면 지역의 모든 생산물 판매가 급감하였을 것이다.

참고문헌

1. 임현술, 정해관, 김지용, 불산 제조업체에서 발생한 불산 화상에 관한 조사 연구, 예방의학회지 1993;(4):587-598.
2. 김지용, 임현술, 정회경, 이현경, 강흥식, 불산 제조업체 근로자의 골밀도 변화에 관한 연구. 대한산업의학회지 1995;7(1):120-127.
3. 임현술. 우리나라의 재해 발생 현황과 대책. 한국역학회지 2003;25(2)47-61.
4. 김순순, 우극현, 윤성용, 임현술, 김근배, 유승도, 조용성, 이석수, 이현수, 양원호, 불산 노출사고에 따른 지역사회 구성원들의 노출평가. 한국환경보건학회지 2015;41(1):1-10.

니트로글리세린에 의한 급성 심근경색증 법적 인정

동국대학 포항병원에 근무하면서 근로복지공단 포항지사 자문의로 활동하고 있을 때였다. 1995년 12월 방위산업 회사에 근무하던 근로자가 급성 심근경색증으로 산업재해 신청을 하였다. 그 업체는 화약을 제조하므로 당연히 니트로글리세린을 취급할 것이고 이로 인한 심근경색증일 가능성이 높다고 생각하였다.

니트로글리세린은 폭발성질이 있는 화학물질로 화약을 만드는 경우 꼭 필요한 성분이다. 이탈리아 화학자가 1847년 처음 합성하였으며, 노벨이 1867년 니트로글리세린으로 다이너마이트를 발명하였고, 협심증 환자의 치료에 1879년부터 사용되기 시작하였다. 니트로글리세린은 전신의 정맥을 확장시켜 심근의 산소 요구량을 감소시키고 관상동맥을 확장시켜 심근의 산소 공급을 증가시켜 관상동맥질환자의 치료에 보편적으로 사용된다. 그러나 역으로 니트로글리세린에 장기간 노출되면 관상동맥질환이 발생할 수 있다. 인체 내 흡수는 피부접촉이나 흡입에 의하여 이루어지며, 노출 시 급성증상으로 혈관확장, 동맥혈압 감소, 우심방 혈액 유입 감소, 빈맥, 두통, 구토, 위통, 기립성 저혈압 등이 있고 술을 마시게 되면 더 악화될 수 있다.

회사 간호사가 산업안전보건연구원에 의뢰하지 않았으면 좋겠다고 부탁하였다. 간호사는 산업간호사회 지회 회장을 한 적도 있고 서로 잘 알고 신뢰하고 있었으며, 저자가 연구할 때 여러 도움을 받은 적이 있었다. 그 회사는 특수검진을 하러 갈 때도 일일이 신분을 확인하고 출입하여야 하므로 외부인의 출입을 좋아하지 않아 산업안전보건연구원에서 관여하는 것을 원하지 않을 것이라고 이해를 하였다. 이것은 니트로글리세린을 사용한 사실만 파악하면 되므로 저자가 조사하여도 충분하다고 생각하였다.

그러나 간호사를 만나 물어보니 피재자는 니트로글리세린에 전혀 노출되지 않았다고 응답하였다. 회사 직원 및 동료 등 다른 루트를 통하여 알아보았을 때도 피재자는 니트로글리세린을 사용하지 않았다고 진술하였다. 또한 환자를 진단한 동국대학 경주병원에 근무하고 있던 심장내과 교수와 의견을 나누었는데 니트로글리세린에 의한 심근경색증과 전혀 다르다는 것이었다. 관련성이 있다고 판정할 근거가 없었다. 저자는 "청구인이 공장에 근무하면서 황산, 질산 및 그에 의한 염에 노출된 산은 심근경색증의 유발요인이 될 수 없으며, 취급한 산은 방향족 및 지방족화합물의 니트로 또는 아미노유도체로 인정될 수 없어 심근경색증과 무관하고 달리 객관적, 의학적으로 업무와 원고가 입은 위 재해 사이에 상당한 인과관계가 있다고 인정하기 어려워 업무 외 재해로 판정한다"고 기술하였다.

나는 객관적 근거가 부족하지만 법적 소송을 하면 인정될 가능성이 있다고 주위에 언급하였다.

청구인은 불복하고 "청구인이 주로 하는 작업 중에는 질산탱크, 황산탱크, 혼산탱크, 폐산탱크 등의 탱크 청소가 있는데 탱크 청소 시 산을 배출하고 물로 씻어 낸 후 탱크 안에 직접 들어가서 솔이나 빗자루로 쓸어내는 방법으로 작업하게 된다. 그러한 작업 시 질산가스, 황산가스, 질산, 황산, 니트로실, 니트로셀룰로이드에 노출되며, 이러한 질산제제에 노출되면 초기에는 두통, 안면홍조, 기립성 저혈압, 실신 등의 증상이 나타난다. 장기간 노출되면 내성이 생겨서 그러한 증상이 사라지고 질산염에 의존성이 생기게 되며, 그러한 상태에서 노출이 중단되면 급성 증상으로 급성 심근경색증이 발병할 수도 있다"고 법원에 판정을 요청하였다. 법원은 청구인의 질병에 대해 의학적, 자연과학적인 인과관계를 명백히 입증할 수는 없으나 27세의 젊은 남성으로서 심근경색의 흔한 원인인 동맥경화증의 위험인자가 담배를 제외하고 거의 없으며, 평소 건강하던 중 혼산탱크를 청소한 후 이틀 뒤 가슴에 통증을 느꼈고 발생 원인이 되는 물질이 사업장에 있는 등 제반 사항을 고려할 때 업무와 상당한 인과관계가 있다고 추단되므로 업무상 질병으로 인정한다고 판정하였다.

판결문을 읽고 이것이 법정에서 산업재해로 인정된 것이 다행이라고 생각하였다.

객관적으로 직업병 유무를 판정하기 위하여 나름대로 노력하였는데 당황스러운 일이 벌어진 것이었다. 회사 간호사와 근무자들, 동료들이 거짓말을 하면 어떻게 할 수 없는 것이었다. 방문하여 작업 환경을 측정하지 않은 것이 화근이었다. 측정을 하기 위하여 도움을 받아야 하는데 그런 교섭을 하기 싫었을지도 모른다. 임상 전문의에 대하여는 불신을 가지고 있었고 직업병 판정 시 임상 전문의와 의견이 다르면 다른 전문의와 상담을 하였는데 후배이며, 동료이고 주치의인데 그 말을 무시하기 어려웠을까? 피재자의 연령만 보아도 알 수 있었는데 모든 것이 저자의 잘못이라고 다시 한 번 반성하였다.

그 뒤는 이런 실수를 저지르지 않기 위하여 부단히 노력하였다. 그런 사례가 기억나지는 않지만 내가 모르는 실수가 있었을 가능성은 있다. 법정에서 판결한 사례에 대하여 간혹 부당하다고 생각하지만 이 판결은 저자를 도와준 판결로 감사하고 있다.

법석으로 인정을 받은 후 문헌 고찰을 통하여 니트로글리세린에 의한 심근경색증이라는 확신이 들었다. 관련이 없다고 주장한 심장내과 교수를 제1 저자로 하여 논문을 작성하고 그에게 보여주니 그때는 니트로글리세린에 의한 심근경색증이 확실하다고 응답하였다. 10여 년 후 회사 간호사가 회사를 이직하여 니트로글리세린 노출 유무를 물어 보았다. 웃으며 니트로글리세린이 없는 곳이 어디 있겠느냐고 응답하는 것이었다. 회사가 방위산업을 하므로 외부인이 출입을 하는 것을 원하지 않고 언론에 노출되는 것을 싫어하여 자신이 적극적으로 거짓말을 할 수밖에 없었다고 변명하였다. 그래도 법적으로 인정되어 다행이라고 위로하면서 대화를 끝냈다.

사례를 살펴보면 업무와 관련이 있다는 것을 쉽게 알 수 있다. 병원의 최대 고객이었기 때문이었을까? 너무 바빠서였을까? 왜 현장을 방문하지 않고 판단하였을까? 그때는 눈에 무언가 낀 것이라고 판단할 수밖에 없다.

이 사례의 피해 근로자는 28세 남자로 전방 흉부 통증으로 입원하였다. 화학제조원으로 9년을 근무하던 중 1995년 8월 13일 일요일 계원 10명과 11시부터 1시간 동안 족구를 한 후 그늘에서 돼지고기를 구워 먹으면서 카드놀이를 즐기던 중 10분이 지나서 가슴이 답답하고 통증이 계속되어 동국대학 경주병원으로 후송되었다. 심전도검사, 심효소치검사 및 심장초음파 검사 등을 실시하여 심근경색증으로 확진되었다. 1987년부터 근로자 건강진단을 계속 받았으며, 1994년 치과질환을 제외하고 모든 검사가 정상범위에 속하였다.

고혈압, 당뇨, 고지혈증, 간질환, 신장질환이 없었으며, 고혈압, 심장질환, 결핵, 당뇨병, 알레르기성질환, 결체조직질환 등의 가족력도 없었다. 하루에 1갑 정도 8년간 흡연하였다. 술은 거의 마시지 않았다.

직업력은 19살에 공업고등학교 화공과를 졸업하고 병역 특례로 1986년 6월 10일 현재의 공장에 입사하여 1995년 9월 20일 퇴직 시까지 9년 3개월간 동일한 공장의 301제조부에서 대부분 근무하였다. 작업환경은 화약을 제조하는 공정 중에서 초화공정은 니트로셀룰로스 초화공정과 니트로글리세린 초화공정으로 대별된다. 사례는 주로 301제조부 산원료담당 2반에 근무하였으며, 근무 형태는 2교대로 1주일은 7시부터 15시까지, 1주일은 15시부터 23시까지 반장과 둘이서 맞교대로 일하였다. 301제조부는 니트로셀룰로스 초화공정으로 황산, 질산 등을 탱크에 저장하였다가 일정 비율로 교반·혼산시켜 셀룰로스로 초화하는 공정이다. 사례는 산 이동을 위한 배관 라인의 공급펌프 스위치 조작과 밸브개폐, 조정실에서 판넬박스의 산계량 스위치를 조작하는 기기조작과 탱크와 배관의 청소 및 보수를 주로 실시하였다. 탱크 청소 시에는 탱크 내에 붙어있는 물질을 망치로 쳐서 뗀 후 물로 씻어내는 작업을 한다. 이때 니트로셀룰로스 니트로실에 노출된다. 니트로셀룰로스는 혼산과 폐산에 함유된 것으로 탱크 속에 겔 상태로 존재한다. 이 작업은 마스크를 착용하고 실시하지만 마스크를 통해서도 지독한 냄새를 맡을 수 있다. 입원치료를 13일간 받고 서울 중앙병원으로 전원 후 3차례 심장마비를 일으켜 전기충격요법을 실시하여 소생되었으며, 합병증으로 심부전증, 부정맥, 뇌경색 등이 발생하였다.

심근경색증은 관상동맥의 내강이 좁아지거나 연축으로 인하여 심근의 허혈이 초래되어 심근이 괴사되는 질환이다. 이러한 심근경색증의 위험요인으로는 흡연, 고혈압, 고지혈증, 비만, 당뇨병, 음주, 운동부족, 스트레스, A형 성격 등이 보고되고 있다. 허혈성 심장질환은 위에 설명한 위험요인 외에 직업적으로 니트로글리세린에 장기간 노출되어 발생할 수 있다. 대부분 군수품 공장에서 근무하는 근로자에서 보고되었는데 다이너마이트나 폭약 제조 시 니트로글리세린에 노출되기 때문이다. 1952년에 다이너마이트 생산에 근무한 3명의 남자 근로자가 월요일과 화요일에 급사한 사례 보고를 필두로 니트로글리세린에 장기간 노출된 근로자에게서 심근경색증의 발병에 관한 보고가 계속되고 있다.

니트로글리세린에 장기간 노출되었다가 노출을 멈추었을 때 발생하는 허혈성 심장질환에 대한 보고를 종합해 볼 때 몇 가지 공통점이 있다. 첫째, 만성 중독 증상으로 이완기 혈압의 증가와 수축기 혈압의 감소, 맥압의 감소 소견을 보인다는 것이다. 둘째, 니트로글리세린의 노출을 멈추고 나서 48시간에서 72시간 정도가 지난 후 발병한다. 이탈리아 화약공장에서 근무하는 근로자 중 14명에게서 노출을 멈춘 후 48~60시간 내에 허혈성 심장질환이 발생하여 '월요일 아침 협심증'이라고 명명되기도 하였다. 셋째, 허혈성 심장질환의 급성기가 지난 후 관상동맥조영술을 실시하였을 때 혈관의 협착소견을 찾아볼 수 없다. 심한 관상동맥의 협착 없이 관상동맥의 강력한 수축만으로 급성 심근경색증을 유발할 수 있다. 넷째, 대부분 허혈성 심장질환을 일으킬 만한 위험요인을 찾을 수 없었다.

　　사례는 29세의 젊은 나이에 군수품 생산 공장에 입사하여 9년 이상 화약 제조 공정에 근무한 사실이 확인되고 급성 심근경색을 일으킬 만한 위험요인으로는 8년간 하루에 한 갑 정도 흡연을 한 것을 제외하고는 없었다. 또한 증상 발현이 일요일에 발생하여 작업과 관련되어 심근경색증이 발병하였을 것이다.

　　그 회사에서 관상동맥질환자가 발생하면 역학조사를 잘 해야겠다고 다짐하였으나 그 기회가 더 이상 오지 않았다.

참고문헌

1. 이동철, 임현술. 업무상 질병으로 추정되는 화약제조원에서 발생한 급성 심근경색증 1례. 동국논집 1993;18:367-378

코크스로 방출물에 의한 폐암

1990년 3월 동국대학교 의과대학 포항병원에 발령이 나고 얼마 되지 않아 국내 최초로 노사합의에 의하여 제철업 근로자들의 작업환경과 건강조사가 ○○대학교 ○○대학원에 의뢰하여 이루어졌다.

연구는 작업환경과 건강조사의 2개 부분으로 이루어져 진행되었다. 연구를 수행하면서 건강조사 연구 선임연구원이 1차 검진에서 소음에 의한 청력소실이 의심되는 근로자들의 2차 청력검사를 요청하였다. 청력검사는 방음이 잘된 장소에서 측정하여야 하므로 지역에서 도와주는 것이 당연하다고 생각해 협력하기로 하고 의심자에 대하여 청력정밀검사를 실시하였다. 청력정밀검사를 실시한 대부분 근로자들의 검사 결과는 정상 범위에 속하였다. 그 결과를 전해 주었다.

어느 날 포항에서 제철업 근로자들의 투쟁이 시작되었다. 발암물질 {코크스로 방출물(Coke Oven Emissions, COEs)}의 기준치가 최고 20배 검출되고, 근로자들의 10퍼센트가 직업성 질환을 앓고 있으므로 작업환경을 개선하고 직업성질환을 보상하라는 시위였다. 연일 계속되는 시위에 당황스러웠다. 발암물질의 초과는 전공이 아니어서 판단하기 어려웠다. 그러나 근로자들의 10퍼센트가 직업성 질환을 앓고 있다는 것은 이상하였다. 포항병원에서 실시한 청력 소실치를 확인하니 그런 수치에 해당되는 근로자가 없어 가능하다고 생각하지 않았다. 그리고 용역보고서를 보게 되었다.

"조사 대상 4백98명을 개인별 진단에 의하여 직업관련성질환으로 추정되거나 초기 증상이기 때문에 예방적 산업보건관리의 원칙상 작업환경에 대하여 적절한 조치를 취하거나 근로자를 정기적으로 주의 관찰, 추적 관리하여야 하는 요주의자들이 50명으로 조사대상 10.0퍼센트에 해당한다. 이들을 내용별로 보면, 소음성난청 관련(28건), 일산화탄소 중독 관련(16건), 소음성 난청 및 일산화탄소 중독 동시 관련(2건), 업무에 기인한 근골격계질환 관련(2건), 일산화탄소 중독 및 근골격계질환 동시 관련(1건) 및 산재 후 장해관련(1건) 등이다."

포항병원에서 청력검사를 실시한 검사 결과는 언급하지도 않고 1차 검사만으로 요주의자로 판정한 것도 당황스럽고 이를 근거로 근로자들이 직업성질환을 앓고 있다고 시위를 하는 것도 당황스러웠다. 이에 대하여 일부 연구진에게 항의를 하였고 서울에 가서 관심이 있는 사람 앞에서 이러한 사실을 언급하였다. 대부분 관련자들이 내 의견을 인정해 주었다. 그런데 누군가 코크스로 방출물의 측정에 대하여 어떻게 생각하는지 물었다. 지금까지 측정을 하지 않은 것을 측정한 것은 가치가 있고 그 분야 전문가가 측정을 하였기 때문에 결과가 맞을 것으로 생각한다고 의견을 피력하였다. 그리고 코크스로 방출물에 대하여 관심을 가지고 관련 암을 발견하기 위하여 노력하겠다고 언급하였다. 그 후 포항에서 시위는 점차 감소하였고 노조위원장은 다른 회사의 간부급으로 옮겨 가고 노동조합은 와해된 것으로 알고 있다.

코크스는 용광로에서 쇠를 녹이는데 필수적인 물질로 유연탄을 이용하여 공기를 차단한 상태로 1,100~1,200°C에서 17~18시간 건류하여 생성한다. 건류하는 과정에서 유연탄의 25퍼센트 정도가 코크스로 방출물이라고 불리는 가스로 변화한다. 처음에는 연한 노란 색깔의 코크스로 방출물이 발생하다가 4~5시간이 지나면 회색 또는 하얀색의 가스가 발생한다. 이러한 코크스 제조과정에서 발생하는 코크스로 방출물에는 발암성물질이 포함되어 있으며, 대표적인 물질이 다환방향족탄화수소(polynuclear aromatic hydrocarbons, PAHs)이다. 코크스로 방출물은 폐암, 비뇨생식계암 및 신장암 등을 유발하는 발암물질이다.

가끔 코크스로 방출물을 취급하고 폐암에 걸린 근로자를 파악하고자 하였으나 쉽지 않았다. 1999년 8월 16일이었다. 보건관리대행을 담당하고 있어 포항병원에서 출장을 떠났다. 날씨도 좋아 좋은 일이 생길 것 같은 예감이 들어 간호사에게 좋은 일이 생길 것 같다고 언급하고 어떤 회사에 보건관리대행을 갔다.

일을 마치고 쉬고 있는데 안전관리자가 폐암의 치료법을 물었다. 나는 산업의학전문의이므로 치료법은 잘 모른다고 응답하고 왜 알려고 하느냐고 물었다. 자기 아버지가 폐암에 걸려 서울 소재 병원에서 치료 중이라는 것이었다. 아버지가 제철업에 근무한 적이 있느냐고 물었더니 그렇다고 하였다. 코크스로 방출물을 취급한 적이 있느냐고 물었더니 모른다고 응답하였다. 아버님이 집에 계신다고 하여 전화를 걸어 코크스로 방출물을 취급하였냐고 물으니 거기서 20여 년간 근무하였다고 한다. 아! 코크스로 방출물에 의한 폐암을 드디어 찾았구나! 그 길로 집을 방문하여 폐암 진단서를 확인하고 흡연력을 묻고 아들에게 오후 4시경 병원으로 찾아오라고 하였다.

그는 56세 남자로 평소 건강하게 지내다가 퇴직 후 7개월이 지난 1999년 3월경 집에서 벽돌보수를 하는데 몸살과 감기증세가 발생하여 개인의원에서 간단한 약만 복용하였으나 기침이 잦아지고 흉통과 호흡곤란이 동반되었다. 6월 말 내과의원에서 흉막염으로 진단받았다. 흉막염에 대한 치료를 하는 중 증세가 악화되어 포항의 종합병원에서 흉부 컴퓨터단층촬영을 실시하여 폐암으로 진단을 받았다. 이에 서울소재 대학병원을 방문하였고, 기관지내시경을 이용한 조직검사 및 세포검사 등을 통하여 소세포성 폐암으로 확진되었다.

코크스 제조공장에 입사하기 전에 특별한 직업은 없었으며, 육군에서 3년 동안 운전 보조 역할을 하였다. 33세인 1977년 11월 코크스 제조공장의 협력업체인 P로재에 입사하여 21년간 근무하고 1998년 2차 협력업체인 K업체에서 정년퇴직하였다. 그동안 이 회사는 상호와 사업주가 3번 바뀌었으나 직업은 동일하였고 사례의 작업도 동일하였다. 1996년경 식욕이 감퇴하고 기침이 많아 천식을 의심하였으며, 가끔 가슴의 중앙 또는 좌측을 조이고 압박하는 통증이 있었다. 부모는 어려서 돌아가셔서 사망원인은 모르고 형제와 자매는 고혈압의 가족력이 있으나 암에 대한 가족력은 없었다. 흡연은 25세부터 시작하여 폐암이 발견되기까지 30년간 하루 반 갑에서 한 갑까지 피웠다.

다른 회사를 방문하여 보건관리대행 업무를 마치고 오후 4시에 포항병원에서 부자를 대면하였다. 직업성 폐암 의심으로 진단서를 작성해 주고 산업재해 요양을 신청하라고 알려 주었다. 요양이 신청되어 산업안전보건연구원과 협력하여 역학조사를 실시하였다.

사례는 1977년 입사 때부터 1998년 퇴직 때까지 오전 9시부터 오후 6시까지 작업하였으며, 코크스로의 상부작업 30퍼센트, 하부작업 60퍼센트, 지하실작업 10퍼센트를 수행하였다. 1977년부터 1992년까지 P로재에서는 코크스로의 보수작업과 축조작업 및 해체작업을 하였다. 1993년부터 1998년까지 K업체에서는 주로 코크스로 문의 가스누출 밀봉 작업을 하였다. 그 외에도 사례의 작업은 다양하였으며, 상승관의 가스누출 밀봉작업과 철거 및 교체작업, 장입구의 카본 제거작업, 코크스로의 문과 상승관 연와의 해체 및 축조작업, 코크스로의 문 카본 제거작업, 작업장의 청소작업 등을 하였다.

1977년부터 1993년까지 방독마스크는 사용하지 않고, 약국 등에서 판매하는 일반적인 인조가죽 또는 비닐 마스크 안쪽 면에 헝겊이나 거즈 등을 대어 사용하였다고 한다. 1993년경, 노동조합이 설립되고 코크스로에서 발생하는 가스와 석면 등이 유해성이 있다고 문제가 제기되면서 방독마스크를 착용하기 시작하였으나 방독마스크보다 일반 마스크를 착용하는 경우가 많았다고 한다.

산업안전보건연구원에서 2차에 걸쳐 임상적 건강조사와 동시에 작업환경측정을 실시하였다. 직업환경측정은 모든 근로자를 대상으로 2회 반복 측정하였다. 측정시간은 근로자의 작업시간 전체를 포함한 1일 8시간으로 하였다. 작업환경을 측정한 결과는 노동부에서 설정한 휘발성콜타르피치의 노출기준인 $0.2mg/m^3$를 적용할 때 전체 측정 건수 1백36건 중 45건(33.3퍼센트)이 노출기준을 초과하는 것으로 조사되었다. 이는 측정 당일 풍속이 2.2~8.0m/sec로 기류가 빨라 노출수준이 전체적으로 과소평가 되었을 가능성을 배제할 수 없었다. 코크스로 방출물은 원료와 건류시간에 따라 나오는 양이 다르다. 원료에 따라 방출량이 다르고 건류 3~4시간 후에 많이 나오고 18시간이 지나면 적게 나와 노출수준을 정확히 반영하는 데 한계가 있다.

코크스로 방출물의 노출정도를 평가하기 위하여 충북대학교 의과대학 예방의학교실에서 다환방향족탄화수소의 대사산물인 1-hydroxypyrene(1-OHP)과 2-naphthol을 소변에서 분석하였다. 대조군은 직업적으로 노출된 적이 없는 1백28명의 대학생을 사용하였다. 기하평균을 이용할 때 1-OHP는 K업체 3.76umol/mol Cr, S업체 3.13 umol/mol Cr, 대조군은 0.04umol/mol Cr로 대조군에 비하여 유의하게 높았다. 2-naphthol은 K업체 8.92umol/mol Cr, S업체 6.82umol/mol Cr, 대조군은 2.09umol/mol Crfh로 대조군에 비하여 유의하게 높았다.

역학조사 결과를 종합하여 1999년 12월 산업안전보건연구원 직업병심의위원회에서 직업성 암으로 판정하였다. 그 근거는 21년간 코크스 제조공정에서 코크스로 방출물에 노출되었으며, 현재 작업환경측정 결과로 판단할 때 노출기준을 초과하여 노출되는 경우도 있었고, 과거에는 현재보다 더 높은 농도에 노출되었을 것이라는 점이었다.

근무기간과 암의 잠복기를 고려할 때 의학적으로 타당하며, 흡연을 하였으나 발암물질과 동시에 노출되는 경우 암 유발에 상승작용이 있으므로, 흡연과 코크스로 방출물이 폐암 발생을 가중시키는 요인으로 작용하였다고 판단하였기 때문이다.

1999년 7월 서울 J병원에서 항암치료를 6회 하였다. 대구 D병원에서 항암요법 6회 및 방사선 치료 1회 시행 후 경련이 발생하고 뇌공명자기영상에서 뇌전이가 확인되어 뇌에 방사선 치료를 1회 실시하였다. 2000년 12월 12일 포항 D병원에 입원하여 보존적 치료를 받다가 2001년 1월 4일 사망하였다. 폐암의 원인을 조직검사로 밝히는 날이 올 수도 있다고 생각하여 보호자의 동의를 받아 사망 후 폐 조직의 일부를 얻어 현재까지 보관하고 있다.

같은 회사에서 2000년 3월부터 7월까지 백혈병, 비호지킨림프종, 위암으로 산업재해 신청이 접수되어 2001년 12월 백혈병과 비호지킨림프종은 업무관련성이 인정되었다. 이후 이 회사는 근로자의 건강증진에 노력하여 타 회사의 모범이 되었기에 더욱 보람을 느낀다.

참고문헌

1. 임현술, 최정근, 권은혜, 김헌. 코크스로의 방출물에 노출된 근로자에서 발생한 폐암 증례. 대한산업의학회지 2002;14(1):97-106.
2. 김헌, 임현술, 강종원, 이호익, 김용대, 남홍매, 이철호. 직업과 생활 습관, 그리고 CYP1A1, GSTM1, GSTT1 유전자 다형성이 요중 1-Hydroxypyrene과 2-naphthol 농도에 미치는 영향. 대한산업의학회지 1999;11(4):546-556.

규조토폐증에 관한 연구

1990년 3월 동국의대에 처음 발령을 받고 포항병원 산업의학과에서 근무하고 있을 때였다. 6월 어느 날 방사선과(현 영상의학과) 교수로부터 검진을 받은 근로자가 진폐증이 의심된다고 연락을 해왔다. 발령 후 산업의학과에서 촬영한 방사선 소견에서 이상이 발견되면 연락하여 달라고 부탁하였더니 연락이 온 것이었다. 확인해 보니 규조토 가공업소에 근무하고 있었고 규조토(diatomaceous earth, diatomite)는 소성을 하면 진폐증의 발생이 가능한 물질이었다.

진폐증은 히포크라테스 시대부터 알려진 가장 오래된 직업병 중의 하나로 주로 광산근로자에게 발생하여 왔다. 1867년 젠커(Zenker)에 의하여 진폐증(Pneumoconiosis)으로 명명되었다. 우리나라에서는 1954년 최영태 박사에 의하여 탄광근로자에 대한 진폐증 유병률이 처음으로 조사되었다. 산업의 발달과 진폐증에 대한 관심의 증가로 이전에는 주로 탄광근로자의 직업병으로만 알려져 왔던 진폐증이 근래에는 탄광뿐만 아니라 각종 토목사업, 유리제조업, 요업, 연탄제조업 및 조선업에 종사하는 근로자 등 많은 종류의 작업장에서 발생하고 있다. 근로자 특수건강진단 결과에 의하면 1986년 이전까지는 광업에서만 매년 5천여 명의 진폐증 환자가 발생하였으나 1987년부터는 광업 이외 기타 산업에서도 발견되었고 이들은 1987년 이후 점차 증가하고 있다.

규조토는 수백만 년 전에 규조라고 불리는 단세포식물인 플랑크톤 조류가 사멸하여 축적되어 생성된 것으로 그 구조는 다공질각벽으로 형성되어 있으며, 형태는 매우 다양하고 색깔은 백색, 회색, 황색 등이 있다. 성분은 오팔 실리카(opaline silica, SiO_2)로 구성되어 있다. 화석 규조의 크기는 극히 작아 평균 20um이며, 시멘트 혼합재, 흡수제, 여과보조제 등 광범위하게 사용되고 있다. 규조토는 자연 상태에서는 비결정형이나 가열하여 구우면 소성(calcination)에 의해 결정형 유리규산인 크리스토발라이트(cristobalite)가 형성되며, 진폐증인 규폐증의 발생이 가능하다.

자연 상태에서는 크리스토발라이트가 1퍼센트 정도 함유되어 있어 진폐증의 발생이 가능한지에 대해 의견이 다양하나 오랜 기간 노출되면 경한 진폐증을 일으킬 수 있다고 알려져 있다. 우리나라에서 규조토는 신생대 제3기 지층이 분포하는 경북 포항 등지에서 많이 산출된다.

규조토폐증이 발생한 규조토 가공업소는 경주시에 위치하고 있으며, 근로자들은 1990년 이전에는 일반건강진단을 실시하다가 진폐증 발생이 가능한 업소로 생각되어 1990년 6월, 11명의 근로자가 임시건강검진을 실시하여 진폐증을 의심하게 된 것이었다. 규조토에 의한 진폐증은 포항지역에 근무하고 있어 발견할 수 있었으므로 이를 잘 연구하여야 한다고 생각하였다.

임시건강진단을 실시한 11명을 포함한 남자 근로자 35명 전부를 대상으로 1991년 1월 진폐증 건강진단을 실시하였고, 이들의 흉부사진은 진폐증 전문가인 가톨릭 의대 윤임중 교수와 포항병원 방사선과 교수 각 1명이 교차 판독하였다. 소견이 다를 경우는 합의에 따라 조정하였으며, 진폐증의 분류는 흉부사진에 대한 진폐증의 국제 분류법(ILO, 1980)에 준하였고 다음과 같은 결과를 얻었다.

남자 근로자 35명 중 24명(68.6퍼센트)은 규조토 분진에 노출되었고, 규조토폐증은 7예로 규조토폐증 유병률은 20.0퍼센트였다. 7예의 규조토폐증 중 2예는 의사규조토폐증, 3예는 1형, 2예는 B형의 대음영으로 진단하였다. 이들 중 폐결핵이 3예(42.8퍼센트)에서 합병되어 있었다. 우리나라에서 처음으로 규조토 가공업소에서 규조토폐증이 발생한다는 사실을 확인한 것이다.

조사대상인 규조토 가공업소는 1965년 1월 22일 창립됐고 1968년 2월 경주공장이 건립되어 작업을 진행해 왔다. 작업공정은 규조토 원광에서 채석된 규조토가 입고되면 일광 건조 후 1차 분쇄를 하고 건조시킨 후 2차 분쇄를 한 다음 800~1000°C로 가열한 후 포집하여 포장하는 공정이다. 작업환경 내 규조토 분진농도는 1988년 5월, 6회 측정하였는데 4회에서 제1종 분진 허용기준인 $2mg/m^3$보다 높았다. 1988년 11월, 6회 측정에서는 3회가 허용기준을 초과하였다. 1989년부터는 규조토 분진은 제3종 분진으로 분류되었고 규조토 분진의 허용농도는 $10mg/m^3$로 정해지면서 호흡성 분진인 크리스토발라이트의 허용농도가 $0.05mg/m^3$로 추가되었다. 그러나 작업환경 측정에서 크리스토발라이트는 측정하지 않고 분진만을 측정하였고 1990년 11월 6회 측정은 모두 허용범위 내에 있었다. 허용기준이 변경되고 크리스토발라이트는 측정하지 못하여 적합한 작업장으로 평가받게 된 것이었다. 회사가 설립될 때부터 방진마스크가 지급되었으나 근로자들이 거의 착용해 오지 않은 상태이었고 집진장치는 1989년 중반기에 설치되었다. 규조토 분진 노출사업장에 대하여 환경대책이 이루어지고 근로자에게도 진폐증에 대한 보건교육 및 건강관리가 필요하다고 생각하였다.

유병률을 산출하니 발생률을 파악하고 싶었다. 1990년 9월 2명의 규조토폐증 환자가 발견된 적이 있는 다른 규조토 가공업소에 대하여 규조토폐증의 발생밀도 및 진행과정을 파악하고자 1988년부터 1992년까지의 4년간 24명 53건의 흉부직접촬영 필름을 추적 조사하였다. 규조토폐증의 발생밀도는 6.26명/100인년, 노출군 중에서 발생밀도는 9.11명/100인년, 남성근로자 중에서 발생밀도는 7.33명/100인년이었고 규조토 분진에 노출된 남자 중에서 발생밀도는 19.75명/100인년이었다.

규조토폐증의 진행정도는 사례 1은 1988년 0/1 의 소견을 보이다가 1989년 1/1(p/p), 1990년 3/2(p/q), 1991년 A범주가 관찰되었다. 사례 2는 1988년 정상소견, 1989년 1/0(p/p), 1990년 3/3(p/q), 1991년 C범주로 진행되었다. 사례 3은 1988년, 1989년, 1990년 0/1의 소견을 보이다가 1991년, 1992년 1/0 범주로 진행되었고 사례 4는 1989년 정상소견이었으나 1991년, 1992년 0/1로 진행되었다.

이러한 결과를 보더니 윤임중 교수가 규조토폐증을 1시간 동안 중앙방송에서 방송하자고 하였다. 그런데 우리 관내에 4개의 규조토 가공업소가 있는데 대개 영세업소였다. 중앙에 방송이 된다면 영세업소이므로 폐업을 할지도 모른다고 생각하여 이를 거절하였다. 다행이었다. 나중에 3개의 가공 업소가 문을 닫았고 가장 큰 한 개 업소는 다른 사업을 확장하다가 부도가 나서 법정 관리를 받게 되었다. 방송이 나갔다면 이 모든 책임의 일부가 나에게도 있다는 자괴감에 빠질 수도 있다고 생각하였다. 이를 계기로 방송을 하는 것이 무조건 좋다는 생각에서 벗어나 여러 가지를 파악하고 하여야 근로자에게 유리할 수 있음을 알게 되었다.

다음은 노출 정도를 정확히 파악하는 일이었다. 한 규조토 제조업소에 대하여 작업환경측정을 실시하였다. 총분진과 호흡성분진을 분석한 결과 규조토 가공공정 중 옥내 작업공정으로 이루어지는 분체 제조공정, 단열벽돌 제조공정 중에서 연마 및 포장작업 그리고 세라믹원료 포장작업이 총분진의 허용기준을 초과하는 유해한 작업공정으로 확인되었다. 또한 직경 분석 및 결정형 유리규산 분석을 통해서 작업환경 중 존재하는 규조토 분진이 호흡성 분진에 해당하며 결정형 유리규산이 최소한 1퍼센트 이상 함유되어 있는 것으로 추정되었다.

결정형 유리규산을 정밀하게 측정할 필요가 있어 추가적으로 수행하고 측정 결과를 비교할 필요가 있었다. 다중 회절분석법에 의한 직경 분포의 측정결과 전체 공정에 대해 직경의 기하평균값이 6.59um(범위 1.10-60.0)이고 기하표준편차가 3.32um으로 나타나 기관지 침착성분진과 호흡성분진에 해당한다고 볼 수 있었다. 직경 분립포집기를 이용하여 측정한 결과와 다른 분포를 보여주고 있었다. 이것은 규조토 총분진 시료에 있는 규조토 분진의 실질적인 직경 분포를 나타내고 있으므로 ACGIH의 정의에 따라 각 분진의 크기별 허용기준과 직접적인 비교 평가에는 불충분한 점이 있었다.

X선 회절분석법(X-ray Diffraction, XRD)으로 분석한 호흡성분진 중의 결정형 유리규산인 석영의 공기 중 농도는 기하평균이 $0.15mg/m^3$, 기하표준편차 $1.71mg/m^3$의 분포를 보여 석영에 대한 허용 기준을 초과하지 않았다. 총분진 중의 결정형 유리규산의 농도는 X선 회절분석에서 기하평균 $0.76mg/m^3$, 기하표준편차 $1.40mg/m^3$이었고 퓨리에변환 적외선분광분석법(Fourier Transform Infrared Spectrometer, FT-IR)으로 분석한 결과 기하평균 $0.47mg/m^3$, 기하표준편차 $2.33mg/m^3$으로 나타나 차이를 보였으나, 각 총분진 시료의 농도 중 결정형 유리규산의 농도 백분율은 X선 회절분석에서 평균 10.5퍼센트, 퓨리에변환 적외선분광분석법에서 10.3퍼센트로 나타나 분석 방법에 따른 각 총분진 시료 중 석영의 함유 농도는 유의한 차이를 보이지 않았다.

결정형 유리규산을 분석하는 방법으로 X선 회절 분석법과 퓨리에변환 적외선분광분석법은 서로 잘 일치하지만 방해물질의 존재와 석영의 입자 크기에 따라 X선 회절 분석과 퓨리에변환 적외선분광분석법에 오차를 발생시키므로 광물성 분진 중에서 결정형 유리규산을 분석할 때 각 분진의 종류 및 결정 구조에 따른 X선 회절 분석법과 퓨리에변환 적외선분광분석법의 장단점 및 적합성에 대한 비교 연구가 이루어져야 한다고 추론하였다.

우리나라에서 처음으로 규조토폐증의 유병률을 보고한 후 발생률을 파악하기 위하여 노력하였고 노출 평가를 위하여 작업환경측정을 제대로 하고 미흡한 부분은 연구하여 가면서 규조토 분진 측정 및 분석 방법을 비교하면서 노출 평가를 객관적으로 하고자 하였다.

산업보건의 꽃은 적절한 공학적 관리대책을 수립하여 노출을 최소화하고 더 이상 발생을 막는 것이라고 생각하여 이를 위하여 노력하였다. 그러나 업소의 관심 부족, 기술 부족 및 경제적인 한계가 있었다. 앞으로 공학적 관리대책을 수립하고 노출량을 최소화하여 근로자의 건강을 지키기 위한 노력이 여러 분야에서 노사 협조로 이루어지기를 기대해 본다.

이를 계기로 포항과 경주에서 건강검진을 실시하고 있는 사업장과 유해물질을 어느 정도 파악하여 발생 가능한 직업병을 파악하고 첫 사례를 보고하기 위하여 노력하여 여러 첫 사례를 보고할 수 있었다. 벤토나이트(bentonite) 광산도 신생대 제3기층이 주로 분포하고 있는 경주와 포항 지역에 집중되어 있어 벤토나이트에 의한 진폐증을 처음으로 보고하기 위하여 노력하였으나 아직도 보고하지 못하였다.

참고문헌

1. 임현술, 임원재, 윤임중. 규조토 가공업소에서 발생한 규조토폐증에 대한 조사. 대한산업의학회지 1992;4(1):61-69
2. 임현술, 김지용, 이원재, 윤임중. 규조토 가공업체에서 발생한 규조토폐증의 진행에 관한 축적조사. 대한산업의학회지 1993;5(2):195-204
3. 정회경, 김지용, 정해관, 임현술. 모 규조토 가공업체의 규조토분진 폭로 평가 및 개선방향에 관한 연구. 한국산업위생학회지 1994;(1):81-95
4. 임현술, 김성순, 이원재. 모 규조토 가공 업체의 규조토 분진 폭로에 의한 규조토폐증 유병에 관한 조사. 예방의학회지 1995;28(1):1-12
5. 임현술, 김지용, 정회경. 규조토 분진 측정 및 분석 방법의 비교에 관한 연구. 한국산업위생학회지 1995;5(2):212-226
6. Phibbs BP, Sundin RE, Mitchell RS. Silicosis in Wyoming bentonite workers. Am Rev Respir Dis 1971;103(1):1-17

군인의 청력을 보호하자

 소음의 정의는 개인의 주관적인 입장에서는 자신이 원치 않는 소리이며, 물리적인 면에서는 불규칙음, 비주기적이고 고주파 음역의 특성을 나타내는 음이라고 할 수 있다. 소음으로 의한 건강 문제는 청력손실, 심리적 영향, 생리적 영향, 사회적 영향 등 크게 4가지로 나눌 수 있다. 이중 군복무 중 발생하는 청력손실과 관련하여 살펴보고자 한다.

 미국에서는 군복무 관련 질병(Direct Service Connection)을 과거부터 보상해온 기록이 있다. 군복무 중에 발생하거나 악화된 부상과 질병에 대하여 불명에 제대를 하지 않고 10퍼센트 이상 장애가 발생하면, 평생 매달 일정액을 지원받는다. 장애보상이 되는 질병은 소음성난청을 비롯하여 고혈압, 당뇨, 빈혈, 동맥경화증, 관절염, 뇌출혈, 뇌경색, 기관지확장증, 결석, 간경화, 심장염, 간질, 나병, 암, 신장염, 정신병, 활동성 결핵, 위궤양 등 거의 모든 질병이 포함된다. 군복무 중에 발생했거나 악화되었다는 증거가 없고, 퇴역 후 일정기간 내 발생하여도 '추정 군복무관련질병(Presumptive Service Connection)'으로 장애보상 혜택을 받는다. 만성 질병, 열대 질병, 전쟁포로 관련 질병, 머스타드가스 관련 질병, 방사선 관련 질병, 한랭손상, 고엽제 관련 질병 및 걸프전증후군 등이 이에 속한다. 군복무 관련 질병에 대한 보상 통계에 의하면 소음성난청이 가장 많다. 군복무 중 사격 및 포격 소음을 비롯하여 다양한 소음에 노출되기 때문이다.

 우리나라에서도 군인 시절 소음 노출로 건강장애가 발생하였다면 군복무 관련 질병으로 인정받고 있다. 최근 법원의 판결로 인정되는 사례를 뉴스를 통하여 접하게 된다. '포성 노출 난청과 이명 인정', '동원 예비군 사격 이명 및 난청 인정', '청각장애 40년 후 유공자 인정' 등이 과거 소음 노출과 관련하여 최근에 인정된 사례들이다. 이는 당연한 결과이다. 군인은 소음에 가장 많이 노출되지만 이에 대한 예방 조치가 가장 취약한 집단이기 때문이다.

총과 대포소리는 강렬한 충격음이다. 총소리에 대한 소음 정도가 M-1 소총 사격음은 75~90dB, 카빈소총의 사격음은 75dB이라는 보고도 있으나, M-1 소총 사격음의 소음 수준은 거리별로 144~155dB이라고 보고하였다. 야포는 180dB, M-16 소총 사격음은 170dB 정도의 소음을 유발하므로 이러한 사격 및 포격에 의한 소음으로 소음성난청과 이로 인한 이명이 발생할 수 있을 것이다. 젊은 나이에 군인으로 징집되어 2~3년간 국가를 위하여 헌신적으로 복역하고 청력손실이 된다면 이는 참 애석한 일이다. 더구나 젊은 나이여서 청력손실이 된 사실을 제대로 인지하지 못하는 것이 더 큰 문제이다.

우리나라의 남자 대학생 2백28명을 대상으로 순음청력검사를 시행하고 그들의 4분법에 의한 평균 청력 손실치와 4,000Hz에서 청력역치를 구하고, 이를 군복무 여부와 사격 및 포격 소음 노출 여부로 나누어 비교하였을 때 군복무 시 사격 및 포격 훈련에 의하여 청력손실이 생길 수 있다는 보고가 있었다. 이들은 군대 제대 후에도 소음성난청이 있다는 사실을 대부분 알지 못한다. 그런데 이들에게 사회는 또 다른 희생을 강요한다. 소음 부서에 입사하고자 하는 경우이다. 대개 건실한 기업일수록 채용 신체검사에서 배치 전 건강검진의 일환으로 정밀 청력검사를 실시하여 어느 정도 난청 소견을 보이면 입사를 시키지 않는다.

서비스업 사업장의 60퍼센트(3/5), 제조업 사업장의 82퍼센트(9/11)가 청력검사를 실시하고 있는 것과 같이 대부분 사업장이 청력검사를 실시하여 청력소실치가 기준 이상일 경우에는 취업을 시키지 않고 있다. 국가를 위하여 군복무하다 난청이 발생하였는데 이로 인하여 좋은 직장에 취직도 못한다면 이보다 더 기막힌 일이 어디 있겠는가? 그것도 자신이 인지하지 못하는 사이에 국가를 위한 희생이 오히려 불이익으로 되돌아오는 셈이다. 군대에서 약간의 난청이 생긴 사람이 소음에 더 노출되는 열악한 조건의 사업체에 취직하여 장기간의 소음 노출로 결국에는 심한 소음성난청으로 진행되는 것이다.

이러한 난청자가 취업이 안 되는 것은 기업의 산업재해(또는 직업병) 발생에 대한 과민 반응으로 일종의 배치 전 건강검진을 악용하는 사례이다. 소음 작업장에 난청 발생의 가능성이 높은 사람을 발생하거나 않도록 하는 것이 건강검진의 취지이다. 대다수의 중소기업이 배치 전 건강검진도 안하고 있는 실정을 고려하면 건실한 기업이 법을 준수하여 이러한 문제가 발생하는 아이러니한 상황인 셈이다.

일반적으로 소음 작업장에서 귀마개를 사용하면 청력손실을 예방할 수 있어, 소음성난청이 발생할 가능성이 낮다. 그럼에도 불구하고 기업이 이렇게 채용하는 이유는 같은 노출 조건이라고 가정하면, 정상인보다는 청력손실이 있는 근로자에게서 난청 발생의 가능성이 높다는 사실과 직업병이 발생할 경우 기업이 감당해야 할 규제 또는 재정적 부담 때문인데, 이렇다면 난청이 있는 사람을 채용하기는 쉽지 않을 것이다. 결국 군복무로 인한 청력 손실자의 취업 문제는 기업이 해결할 수 있는 일이라기보다는 국가의 중재가 필요한 부분이다. 군복무 기간에는 철저히 소음성난청 예방을 위한 활동을 하여야 하고, 난청이 발생하였을 경우 보상하여야 하며, 제대 후 취업에 불이익을 받지 않도록 국가가 보증해주어야 한다.

소음성난청을 예방하기 위한 공학적 대책은 소음원을 제거하거나 줄이기 위한 노력이다.

군대의 여건상 쉽지는 않겠지만 소음원 자체를 줄이기 위한 노력을 지속적으로 기울여야 할 것이다. 소음 노출이 불가피한 경우 귀마개나 귀덮개를 적극 활용하여야 한다. 이러한 방음보호구는 군대에서 항시 착용할 수 없을지라도 사격 및 포격 훈련을 할 때만은 반드시 착용하도록 관리, 감독을 철저히 하여야 한다. 최근 예비군 사격 훈련 시 귀마개를 착용하게 한 일은, 국가가 이제야 소음성난청의 심각성을 인지하였다는 데 의의가 있다. 이런 보호구 착용에 대한 교육은 후에 사회에서도 작업 시 보호구 착용을 철저히 하게 하는 효과가 있을 것이다.

군 입대 시 정밀 청력검사를 실시하여 소음 소실치에 준하여 자대 배치를 하고 제대할 때도 정밀 청력검사를 실시하여 필요 시 보상을 하여야 나중에 소음성난청과 관련한 보상 청구가 줄어들 것이다. 군대에서도 청력보존 프로그램의 도입이 필요하며, 올바른 사후관리를 위해 소음성난청과 관련된 제도 개선이 마련되어야 한다. 군에서 청력 및 이명 관리를 철저히 하여 더 이상 국가를 위하여 일한 군인들이 제대 후에 더 나은 조건에서 근무하기는 커녕 군복무에 의한 소음성난청 등 장애로 인하여 더 열악한 조건에서 일하게 되어 소음성난청이 더 악화되는 것을 막아야 할 것이다.

참고문헌

1. 김헌, 조수헌, 임현술. 군복무시 사격 및 포격훈련에 의한 소음 폭로력이 청력에 미치는 영향. 예방의학회지 1991;24(1):86-92
2. 임현술, 김헌, 정해관. 철강공장 근로자 중 난청 유소견자의 관리 실태에 관한 조사. 대한산업의학회지 1992;4(2):190-198
3. 임현술. 미국 퇴역군인과 군복무관련 질환. 동국의학 2002;9(1):71-101
4. 정해관, 임현술. 채용 시 건강진단 운영 현황에 대한 조사. 대한산업의학회지 1995;7(2):332-346

역학조사에 관한 감회, 고엽제

1992년경 어느 날이었다. 월남전에서 고엽제가 사용되었고 이로 인하여 파월 장병들이 여러 가지 건강장애를 겪고 있다는 내용이 보도되었다. 이런 사실은 중요하다고 생각되어 문헌조사를 한 결과 월남전에서 고엽제가 살포되었고 그 속에는 불순물로 다이옥신이 포함되어 있는데 이 물질이 강력한 발암물질이었다.

자연스레 환자를 만나보고 싶었는데 포항지역 소설가이자 고등학교 교사가 환자를 만나러 간다고 하여 나도 같이 가겠다고 제안, 한 가정을 방문하게 되었다. 자신과 자신의 동료가 현재 여러 질환을 앓고 있다며, 자신이 고엽제를 다룬 적이 있다는 사실을 증명하듯 웃통을 벗고 고엽제 드럼통 옆에서 찍은 사진을 보여주었고 이를 본 나는 미군보다 한국군이 그 시절 유해물질과 건강에 대한 개념이 희박해 무방비 상태로 노출되었음을 알게 되었다. 그 당시 미군은 음용수를 거의 가져다 먹었는데 한국 군인들은 밀림에 있는 물을 그냥 떠먹었다는 이야기도 들었다. 이들에게 도움이 되기를 원했는데 내가 할 일이 거의 없어 안타까웠다. 그 뒤 의사의 진단서가 필요하다고 하여 몇 명에게 진단서를 작성하여 주었다.

그런데 어느 날 내가 근무하고 있던 동국의대 포항병원에 20여 명이 집단적으로 진단서를 작성해 달라고 몰려왔다. 완도와 인천 등 전국 각지에서 건강이 좋지 않아 활동에 제한이 있어 20~30만 원 정도의 택시 요금을 내고 온 사람들이었다. 나는 검사 없이 다른 의사의 일반적인 진단서를 보고 최소한의 진단서 비용만 받고 작성하여 주었다.

그 다음날도 마찬가지였다. 그런데 이런 식의 집단 방문은 너무 먼 거리까지 오는데 시간과 경비가 요구되는 등 현실적인 문제가 있어 해결책이 필요하다는 생각이 들었다. 나는 방문자들에게 본부가 어디에 있는지를 묻고 파월 군인들의 단체가 있다는 사실을 확인한 후 바로 전화를 걸어 진단서 작성과 관련해 물어보니 국내에서 처음 알려진 민감한 사안이므로 의사가 진단서 쓰기를 선뜻 원하지 않는다는 것이었다. 나는 다음과 같은 정형화된 양식의 진단서를 써달라고 하면 긍정적인 태도를 보일 것이라 언급해 주었다. "197〇년부터 197〇년까지 〇년 간 월남전에 참전하였다고 주장하며…등의 질병이 있어 고엽제에 대한 정밀검진과 역학조사가 필요합니다." 라는 양식의 진단서를 제시하면 특별한 거부감 없이 대부분 작성해 줄 것이라는 의견을 제시하였다. 그리고 그 다음날 근무지에 단 한 명도 오지 않은 사실을 통해 이들 간 정보 소통의 신속성을 알게 되었다. 그 후로도 나는 포항지역에 거주하면서 진단서가 필요한 사람에게는 진단서를 계속 작성하여 주었다.

우리나라에서 고엽제 문제가 알려진 것은 호주에 이민을 간 파월 장병이 고국을 방문했을 때 동료들이 여러 질병을 앓고 있다는 사실을 알게 되었는데 이때 고엽제 후유증으로 보상을 받고 있는 호주의 실태를 전하면서 우리나라 군인도 같은 병일 수 있다고 언급한 데서 시작되었다고 한다. 그 후 호주에 돌아가 텔레비전에서 방영된 'Agent Orange : The Deadly Fog(에이전트 오렌지 : 죽음의 안개)'라는 방송 내용을 국내에 전해준 것이 고엽제 문제 제기의 실질적인 기폭제가 되었다고 한다. 미국에서도 10여 년간이나 문제가 된 내용을 연간 32만 명의 인원을 파병한 우리나라가 모르고 있었다니. 나를 포함한 학자들은 대체 무엇을 하고 있었는지 반성이 되는 대목이 아닐 수 없다.

아울러 정해관 교수가 다른 곳에서 구한 외교 문서를 통해 우리나라 비무장지대(DMZ)에도 고엽제를 살포하였다는 중대 사실을 알게 되었는데 우리는 이 이야기를 공개하지 않았다. 아니, 할 방법이 없었다는 게 정확한 표현이다. 나중에 미국이 우리나라 비무장지대에서 살포한 고엽제로 인한 후유증에 관한 보상사례 사실이 언론을 통해 알려지면서 한국 퇴역군인 중에서 비무장지대에서 살포하거나 노출된 사람에게도 고엽제 후유증을 인정해주기 시작했다고 하니, 부끄러운 일이 아닐 수 없다.

진단서를 써주고 있을 당시의 일이다. 어느 날 서울대학교 보건대학원을 방문하니 역학교실에서는 김정순 교수를 중심으로 고엽제 문헌에 관한 고찰 열기가 한창이었다. 평소에 사회 문제가 발생하면 이를 해결하여야 한다는 의식에서 사전 공부를 게을리 하지 않는 교수의 모습을 다시 한 번 확인할 수 있는 뭉클한 장면이었다. 문제가 발생하면 철저한 사전 준비 없이 용역에만 관심을 보이는 교수들이 각성해야 할 대목이리라.

그 후 김정순 교수가 고엽제 연구를 담당하게 되면서 사전 예비적 연구가 필요하다고 해 파월 국군장병들의 고엽제 위해증에 대한 예비 역학조사를 1993년 12월 20일부터 1994년 4월 20일까지 수행하고 연구보고서를 제출하였다. 예비적 연구가 없던 그 시절 어떻게든지 완벽하게 연구하고자 하던 김정순 교수의 학자적인 모습은 지금도 강한 울림으로 남아있다. 그 후 파월 국군장병의 고엽제 위해증에 대한 본격적인 역학조사를 1995년 4월 7일부터 1996년 10월 30일까지 실시하고 결과보고서를 제출하기에 이르렀고, 이 두 가지 연구에 연구원으로 참여하여 나는 많은 경험을 얻을 수 있었다.

고엽제 환자들에 대한 건강검진은 한국보훈병원에서 1995년 1월 23일부터 약 14일간 김정순 교수님을 비롯하여 다수의 연구원과 연구보조원이 참여하여 실시되었다. 고엽제 피해 등록자 1천5백23명과 대조군 2백62명을 조사하였는데 설문조사, 소변검사, 신장, 체중 및 시력, 혈압, 혈액검사, 공복 혈당과 식후 2시간 후 혈당 측정, 흉부 방사선 촬영,

심전도, 가정의학과 검진 등을 실시하였다. 이들 중 일부에 대하여 넓적다리 및 장딴지 둘레, 정액검사, 신경과, 정신과, 피부과 및 안과 전문의 검진, 컴퓨터 촬영, 자기공명영상, 조직검사, 신경전도 및 근전도검사, 혈관초음파검사 등을 실시하였으므로 참여 인원 및 검사 규모가 얼마나 대단하였는지 알 수 있다.

전국에서 모여들어 검진이 이루어졌다. 우리나라에서 이렇게 많은 내용을 단면 조사한 사례는 그때까지 들어본 적이 없었다. 건강검진 상의 특이사항을 열거하자면, 설문조사를 이용하여 총 노출지수를 개발하기 위하여 교수님이 노심초사하던 일, 내가 정액검사를 잘하려고 성인 잡지를 구하기 위하여 애쓰던 일, 30여 년 전의 염소여드름을 확인할 수 없어 현재 여드름이 심한 사람을 염소여드름으로 진단한 일 등이다. 연구 계획서에도 없는 항목들도 추가하여 검사하였고 되도록 많은 사람들을 검사하였다. 모두 최선을 다하겠다는 일념으로 노력하였다고 자부하는데 이는 늘 김정순 교수가 솔선수범으로 열정을 가지고 역학조사에 임하였기 때문에 가능했다고 생각한다.

그중 지금도 특별히 기억나는 것은 다이옥신의 급성 효과 및 생체지표 검색을 위해 계획에도 없던 동물실험과 세포배양검사까지 했던 일이다. 두 손을 다 들 수밖에 없었던 교수님의 열정을 재확인할 수 있었음은 물론이다. 별도로 전국 보훈병원 의무기록을 조사했는데 나는 대구와 부산 보훈병원을 방문, 의무 기록 열람 후 조사지 작성을 담당하였다.

김정순 교수가 역학조사를 종료하고 보고서를 낸 후 결과보고서에 대한 과학성 평가가 대한예방의학회에 의뢰해 실시되었다. 김정순 교수는 과학성 평가 보고서를 보고 굉장히 화를 내셨는데 지금까지 경험해 보지 못한 분노의 표출이었다. 파월 국군장병 대조군으로 동시대에 파월되지 않은 국군 장병을 하려고 하였으나 국가보훈처에서 제공한 대조군이 대부분 국가유공자로 등록된 비파월 장병으로 이를 선택할 수밖에 없었다. 이를 평가위원에게 설명도 했는데 무조건 대조군 선정에 문제가 있다고 지적하는 등 학자로서 예의를 갖추지도 않고 30여 년이 지난 사건을 역학조사해야 함에도 최근 발생한 사건에 관한 역학조사와 동일시한 무차별한 지적과 평가에 김 교수는 현실과는 무관하게 논란만을 일삼는 우리나라 풍토 때문이라고 개탄하셨다.

국가에서 도와주지도 않고, 할 수 없는 일에 대하여 무조건 비판만 하는 답답한 현실에 이 연구는 더 이상 못하시겠다고 하셨다. 국가보훈처에서 여러 번 맡아 달라고 부탁을 하였지만 연구를 중단하자, 타 대학에서 계속 연구를 이어나갔다. 용역이 주어지면 능력이 없더라도 무조건 하고자 하는 우리나라 풍토에서 학자로서 소신 있는 자존감의 표출이었으리라. 국가보훈처는 우리의 최종 결론에 몇 가지를 고엽제 후유의증에 추가하였는데, 연구에 참여한 보람을 느끼게 하는 대목이었다.

연구가 완료된 후 나는 동국의대 포항병원에서 진단서 작성 및 상담 등을 했다. 포항지역 파월 장병들에게 진단서를 작성해주었는데, 인천에 4만 원만 주면 진단서를 잘 써주는 의사가 있다고 하며 자신이 써달라는 대로 진단서를 써주지 않는다고 내가 작성한 진단서를 찢는 환자가 있어 인천으로 가라고 했던 일도 있었다. 그런데 그곳에서 써 준 진단서는 보훈병원에서 인정해주지 않았다고 나중에 간접적으로 들었다. 마음속으로는, 일찍부터 자신들이 진단서가 필요할 때 써주었는데 너무하다는 생각이 들었고 더 이상 진단서를 쓰고 싶지 않아 동국의대 가정의학과에서 하도록 부탁하였다. 1999년 12월 파월전우회 대표인 듯한 사람이 고엽제 후유의증환자지원 등에 관한 법률 중 2세 환자를 위한 법률개정소견서를 부탁하여 '말초신경장애 질병은 고엽제 후유증 유전으로 생각함'이라고 작성해 주었는데 '말초신경장애 질병은 고엽제 후유증 유전으로 확진함'으로 문서를 위조한 채 대한민국 국회에 제출된 어처구니없는 사례가 발생했다. 나는 이 부문에 관해 이의 제기를 하지 않을 수 없었는데 자기들 고통을 이해하지 못한다고 하면서 항변, 급기야 서로 간의 갈등으로, 더 이상의 소통을 할 수 없게 되었다. 선의로 열심히 돕고자 했던 당초의 취지와는 다르게 끝내 결별하게 되어 안타까웠다.

1999년 12월부터 2000년 12월까지 연구년을 맞아 미국 보훈부 환경역학과를 방문, 월남전 참전 퇴역군인의 범주화된 에이전트 오렌지 개인 노출량과 혈청다이옥신 측정치와의 상관성에 관하여 김정순 교수님과 연락하면서 논문을 작성하였다. 전에 교수님이 혈액샘플을 따로 모아서 미국 질병관리본부(Centers for Disease Control and Prevention, CDC)에서 측정한 다이옥신류의 혈중 농도와 개인 노출량을 비교하기 위한 연구였다. 후일을 위해 혈청을 분리하여 보관하고 있다가 연구가 끝났음에도 불구하고 미국 질병관리본부에 보내 혈중 다이옥신류 농도를 측정하는 치밀함, 그것을 과연 다른 누가 할 수 있단 말인가? 역시 대단하다는 생각이 들었다.

과거 개발한 총노출지수의 노출지수별 범주화가 어느 정도 타당하다는 결론을 낼 수 있었는데, 측정 농도는 미국 참전군인보다 낮고 일반국민의 1/10 정도 밖에 되지 않았다. 이는 월남전에서 우리가 적게 노출되었다고 생각하기보다 그 동안 미국보다 경제성장이 되지 않아 일상생활에서 노출량이 훨씬 적었기 때문이라고 판단하였다. 용역이 종결된 후 5년 이상 지났는데도 교수님이 과학적이며, 객관적으로 연구하기 위하여 얼마나 노력하는지를 다시 한 번 확인할 수 있는 계기가 되었다.

나는 그 당시 미국에 거주하고 있는 월남전 전우회원을 만나 내가 가지고 간 여러 자료를 전달하려고 하였으나 만나주지 않아 그 이유를 물으니 자신은 시간이 거의 없고 한국에서 오는 사기꾼이 많기 때문이라고 했다. 그래서 전화로 다시 설명하고 혹시 고엽제 보상에 관해 알고 있느냐고 묻자, 한국에서 고엽제를 인정하고 있는 사실을 알고는 있지만 미국에서 진단서를 가져가도 한국보훈병원에서 다시 검사하는 것이 불만이라고 했다. 진단의 표준화를 위해 그렇게 할 수밖에 없지 않느냐며 이해를 시키고는 더 이상 연락은 하지 않았다. 미국은 고엽제 후유증만 보상을 실시하는데 우리나라는 고엽제 후유증과 후유의증을 함께 보상하여 우리가 많이 보상해 주고 있는 것은 사실이다. 그러나 미국은 군대시절과 제대 후 많은 군인관련 질환이 보상되고 있다. 이러한 보상이 거의 없던 우리나라에서 고엽제 보상 문제가 제시되면서 그동안 거의 보상받지 못하던 질병이 고엽제 후유의증으로 값싸게 보상되고 있다고 하면 지나친 말일까?

미국, 베트남 퇴역군인들은 캐나다, 오스트레일리아, 뉴질랜드 퇴역군인과 함께 1만5천 명이 집단 소송을 제기했고 3백 명은 개별 소송을 제기했다. 이들은 고엽제를 제조한 7개 회사를 대상으로 소송을 제기했는데 판사는 역학조사, 동물실험, 전문의학 지식을 증거로 채택하지 않고 고엽제에 노출된 사람들에 관한 역학적 조사만을 증거로 채택했는데 그 시점에서는 신뢰할 만한 연구결과가 드물었다. 서로 판정 결과를 두려워한 피고와 원고 측 변호사들이 합의를 하여 6년 만인 1984년 5월에 집단소송은 1억8천만 불을 합의금으로 받아냈지만 개별 소송은 전부 패소했다. 판결을 담당한 웨인스타인 판사는 법학과 과학계 양쪽에서의 비판을 피할 수 없었는데, 법적 결정은 과학적 가설과 결론이 없는 연구를 바탕으로 한 판결이라는 주장이 있었기 때문이다.

이 합의에 의하면 앞으로 미국 법정에서는 다시 고엽제 관련 소송을 제기할 수 없다는 내용이 포함되어 있다. 우리나라는 미국에 이어 2번째로 많이 파병한 나라인데 우리나라를 아예 제외시켰다니 분노가 일었다. 그 뒤 한국에서 법정 투쟁을 제기하였는데 이미 시기가 늦었다는 판단에 나는 어떠한 조언도 해줄 수 없었다. 또한 그들도 이미 자신들에게 도움이 되지 않는다고 생각하였는지 연락이 없었고 설령 소송을 한다 해도 패소할 가능성이 농후했으므로 내가 만나자고 하여 그런 이야기를 먼저 꺼낼 필요는 없다고 생각하였다.

기타 세세한 내용은 아래 참고문헌을 참조하기 바란다.

참고문헌

1. 김정순. 한국인의 질병 발생 및 관리 양상과 보건문제: 현지역학조사의 연구 자료와 체험을 바탕으로 -못다한 이야기들. 신광출판사, 2017. 2.
2. 김정순, 임현술, 이홍복, 이원영, 박영주, 김성수. 파월 국군장병들의 고엽제 위해증에 대한 예비적 역학조사 결과보고서. 한국보훈병원, 1994. 4. 20.
3. 김정순, 임현술, 이원영, 박영주, 임민경, 문용, 박수경, 고운영. 파월 국군장병의 고엽제 위해증에 대한 역학조사 결과보고서. 한국보훈병원, 1996. 10. 30.
4. 김정순, 강한길, 임현술, 정해관, 임민경. 베트남 참전 제대 군인의 범주화된 에이전트 오렌지 개인폭로량과 혈청다이옥신 측정치와의 상관성에 관한 연구. 예방의학회지 2001;34(1):80-88.
5. Kim JS, Lim HS, Cho SI, Cheong HK, Lim MK. Impact of Agent Orange exposure among KoreanVietnam Veterans. Industrial Health 2003;41(3):149-157.

이황화탄소 중독 역학조사 관련 감회

1988년 7월경 구로의원 김양호(현 울산의대 교수) 원장에게서 전화가 왔다. 이황화탄소 중독으로 생각되는 4명의 근로자가 입원해 있는데 이는 중요한 직업병이며 앓는 사람이 더 있을 것이므로 환자를 더 발견해 직업병으로 인정받을 수 있도록 역학조사를 실시하여야 할 것 같다고 언급하였던 것 같다. 이는 1981년 7월 근로자 1명이 국내 처음 이황화탄소에 중독돼 산재보험으로 국립의료원에서 요양을 받은 이후 처음이라고 했다.

  1989년경 (주)원진레이온 여성 근로자가 뇌혈관질환으로 사망하여 그 원인을 파악하기 위한 부검을 한다고 하여 노동조합 측 참관 의사로 부검에 입석하였던 기억이 난다. 부검 의사가 이황화탄소 중독을 잘 알지 못하는 것 같아 여러 가지 소변 등을 모아 대사산물을 측정하여야 한다는 의견 등을 제시하였으나 부검의는 아무 말도 없이 자기 업무인 부검만을 실시한 것 같다. 사망자는 그 당시 직업병으로 인정되지 못했다.

  1991년 퇴직 근로자인 김봉환 씨가 이황화탄소 중독 진단을 받고 사망하였으나 직업병으로 인정받지 못하였고 유족을 비롯한 많은 분이 이황화탄소 중독이 확실하므로 이를 밝혀 달라고 투쟁을 하였다. 이러한 과정을 거치면서 (주)원진레이온 산업안전보건위원회에서 역학조사를 실시하기로 합의하고 서울대학교 보건대학원 역학교실 김정순 교수가 연구팀을 맡는 것으로 정하였다. 이 시절 이러한 역학조사를 할 만한 분은 김 교수 외에 다른 분이 없었을 것이라고 생각한다.

  동국대의대 포항병원 산업의학과에서 업무를 수행하던 나도 연구원으로 참여하면서 동료인 정해관 교수, 김지용 교수와 함께 김정순 교수를 도와 설문지 작성, 연구진 구성, 건강검진 등을 실시하였다.

  역학조사는 단면조사로 1991년 8월 3일부터 9일까지 7일간에 걸쳐 실시하였다.

  근무하고 있는 생산직, 관리직 근로자, 사외 대조군과 퇴직자를 합쳐 모두 1천5백52명을 검진하였다. 설문조사 후 신장과 체중, 혈액 및 소변 검사, 혈압, 시력 및 색각, 청력, 안과, 신경과, 정형외과 및 치과 검진, 심전도검사, 흉부방사선검사 등을 실시하였고, 선정한 2백98명을 대상으로 2차 정밀검진으로 뇌핵자기공명단층 촬영, 형광안저검사, 신경전도속도검사, 심장정밀검사, 신경학적 정밀검사(비엔나 검사) 등을 실시하였다.

동국대 의대에 같이 근무하던 장무환 교수(현 단국대 의대 교수)가 안과 검진을 현장에서 실시하는 등 전문의의 희생적인 노력도 대단하였다. 2차 정밀검진 시 연구 계획서에 없는 항목들도 추가하여 검사하였고 되도록 많은 사람을 검사하려고 하였다. 모두 최선을 다하겠다는 일념으로 노력하였다고 자부한다. 이는 김정순 교수의 열정과 리더십에 힘입은 것이다.

건강검진 상 특이한 사항을 열거한다면, 납에 노출된 근로자가 있어 순천향대 의대에서 연구진이 현장에 와서 납 대사산물을 조사하였고, 청력검사 시 소음이 밀폐된 공간에서 검사하지 못하고 가장 조용한 방에서 조사하도록 하였으나 여름이라 계속되는 매미 울음소리로 검사 결과를 신뢰할 수 없었던 일이 아쉬웠다. 심장 정밀검사에서 그다지 환자를 발견할 수 없어 외국에서 심혈관계질환이 많이 보고되는 것과는 차이가 있었다. 이는 심근경색증 같은 심혈관계질환이 다양한 원인에 의하여 발생하며 한국 근로자들이 비만, 만성질환 등 다른 위험요인이 적었기 때문이라고 생각하였다. 또한, 외국의 연구 결과를 인용할 때는 국내와 다를 수 있다는 사실을 알게 해주었다. 즉, 우리나라에서 유해물질에 의하여 더 발생하는 질병은 우리나라에 더 흔한 질병일 수 있다는 생각이 들었다.

역학조사를 실시하면서 알게 된 사항도 있었다.

방사기계는 1961년 한일경제협정 직후 일본의 동양(현 도레이)레이온에서 중고로 들여왔다고 한다. 일본 시민들이 공해병 공장을 한국에 이전시키지 말라고 시위를 하여 한국 고위층이 방문해 우리나라에서는 안전하게 유해물질을 방어하면서 가동할 것이라고 안심시키고 공장을 인수하도록 도왔다는 이야기를 들었다. 그때 월급이 다른 회사보다 높아 많은 근로자가 선망하는 회사였다고 한다.

역학조사 결과 중독 환자를 더 발견하고 직업병으로 인정받도록 도왔다는 것에 보람을 느꼈다. 그 뒤 계속적으로 김정순 교수가 행한 이 역학조사와 외국 문헌 등을 검토하면서 직업병 인정 범위가 확대되었고 단일 회사로 가장 많은 직업병 환자가 인정되어 산업의학이 학술적으로 발전하고 사회적으로 부각되는 계기가 되었다.

(주)원진레이온은 1993년 회사가 폐업하고 이듬해 기계가 중국에 수출되어 우리나라에서는 인조견을 더 이상 생산하지 않게 되었다. 우리나라를 위해서는 다행이라고 생각하였지만 앞으로 중국에서 이황화탄소 중독 환자가 발생할 텐데 이를 잘 관리할까 의구심이 생겼다. 김정순 교수가 서울대학교 보건대학원 역학교실에서 연구생활을 하고 있던 조선족 중국동포에게 열심히 공부해서 중국에서 이황화탄소 환자를 발견하기 위해 노력하라던 말씀이 지금도 귀에 쟁쟁하다. 세세한 내용은 아래 참고문헌을 참조하기 바란다.

참고문헌

1. 김정순 외 14명. 레이온 제조 산업장 근로자 이황화탄소(CS2) 폭로와 관련된 건강영향에 관한 역학적 연구. 서울대학교 보건대학원 역학조사반, 1992. 5.
2. 김정순. 한국인의 질병발생 및 관리양상과 보건문제: 현지 역학조사의 연구 자료와 체험을 바탕으로 - 못다한 이야기들. 신광출판사, 2017. 2.
3. Kim JS, Lim HS, Cheong HK, Cho S, Choi BS, Kim R, Park SI, Lim MK. Validity and cost-effectiveness of diagnostic procedures in CS2 poisoning. Industrial Health 2000;38:385-395.

한국과 미국의 고엽제 : 후유증 및 후유의증

고엽제(defoliant)는 베트남전에서 군사 목적으로 사용한, 미군이 개발한 제초제이다. 베트남전 당시 베트남, 라오스, 캄보디아 등 동남아시아 국가들과 우리나라에서 주로 사용되었다. 미군은 1961년부터 1971년까지 베트남전에서 내륙과 해안의 밀림을 고사시키고 베트콩과 북베트남의 식량 수확을 감소시키기 위해 여러 가지 고엽제를 사용하였다. 1961년 처음 고엽제를 사용한 이래 1967년에서 1969년 사이 그 사용량이 최고치에 달했고, 1970년 이후 살포량이 조금씩 감소하다가 1971년 10월 31일부터는 공식적인 살포가 전면 금지되었다.

2003년 미군의 고엽제 살포기록을 재검토한 연구에서는 약 7천6백95만 리터 이상의 고엽제가 살포되었다고 보고하였다.

일반적으로 고엽제는 고엽제가 들어있는 드럼통에 칠해진 띠의 색깔에 따라 에이전트 오렌지, 화이트, 블루, 퍼플, 핑크, 그린 등의 코드명으로 불리었다. 에이전트 오렌지는 2,4-D와 2,4,5-T가 1:1로 혼합된 것으로 베트남전에서 사용된 제초제의 60퍼센트 가량을 차지하고 있고, 독성과 연관이 높아 베트남에서 사용한 제초제를 통칭하는 의미로도 많이 사용된다. 우리나라 고엽제법에서는 베트남전에서 군사목적으로 사용한 제초제 중 다이옥신이 포함된 것만을 고엽제라고 정의하고 있다.

이중에서 2,3,7,8-Tetrachlorodibenzo-p-dioxin(2,3,7,8-TCDD, 다이옥신) 및 기타 다이옥신류를 함유하고 있는 고엽제는 여러 건강 문제와 관련이 있는 것으로 보고되고 있다. 고엽제의 다이옥신은 2,4,5-T나 2,4-D를 생산할 때 발생하는 오염물질이다. 다이옥신은 다른 제초제와 달리 체내에서 장기간 머물러 있는데 주로 지방조직에 분포한다.

반감기는 여러 연구에 따라 조금씩 다르지만 약 8년 정도로 추정된다. 토양에서 반감기는 이탈리아 세베소의 화학공장 폭발사고로 오염된 토양 지표층에서 10년 이상으로 추정되었으며, 미국 보건사회복지부는 지표층에서는 9~15년, 심토층에서는 25~100년에 이르는 것으로 보고 있다.

베트남전에서 사용한 고엽제의 주요 성분 자체의 독성이 중요하기는 하지만, 현재 고엽제의 독성에서 가장 중요한 문제로 간주되는 것은 페녹시계 제초제, 특히 2,4,5-T의 제조상 부산물로 포함된 다이옥신이다.

다이옥신은 국제암연구소(Interational Agency for Research on Cancer)에서 그룹1 발암물질, 즉 인간에게 암을 일으키는 물질로 규정되어 있으며, 미국독성학프로그램(US National Toxicology Program)에서도 인간 발암물질로 규정하고 있다.

베트남전에서 한국군도 미군의 지원을 받아 1967년부터 고엽제를 사용하였고, 1968년부터는 본격적으로 사용량이 증가하였다. 우리나라 DMZ 인근 지역에서도 고엽제를 사용하였는데 1969년 당시의 에이전트 오렌지의 사용량을 정확히 알 수는 없지만, 1968년과 1969년 2만 1천 갤런의 에이전트 오렌지가 DMZ 지역에서 사용되었다고 추정되고 있다.

2,4,5-T는 미국에서 1970년부터 사람이 섭취하는 농작물에 사용이 금지되었고, 동시에 집 주위, 위락 지역과 유사한 지역에서 사용이 금지되었다. 1979년부터는 숲이나 차량 통행로, 목초지에 사용도 금지되었고, 1985년에는 제초제 등록이 완전히 취소되었다.

2,4,5-T는 미국과 유럽의 경우 70년대부터 농작물에 대한 사용이 금지되었지만, 우리나라에서는 1984년이 되어서야 사용이 금지되었다.

우리나라 고엽제 노출과 관련하여 베트남전 참전 군인들에 대한 치료와 보상은 1993년경부터 이루어지기 시작했으며, DMZ 인근 지역 살포에 대한 군인의 보상은 1999년부터 이루어졌다. 베트남전이 종료되고 주월 파병군이 철수한 지 약 20년 만이며, 현재 공식적인 DMZ 인근 지역 고엽제 살포 종료시점인 1969년 이후 30년 만의 일이다.

국가보훈처에서는 1993년 미국의 연구결과를 인용하여 후유증을 정하였고, 이후 외국의 연구들을 검토하여 고엽제 후유증 을 선정하는 작업과 함께 우리나라의 고엽제 피해 역학조사를 근거로 버거병과 만성골수백혈병 등을 추가하였다. 2017년 12월 현재 한국과 미국 참전 군인의 고엽제 후유증은 〈표1〉과 같다.

〈표 1〉 한국및 미국 고엽제 후유증 질병

일련번호	한국 고엽제 후유증 질병명*	미국 고엽제 후유증 질병명(영어**)
1	비호지킨임파선암	non-Hodgkin's lymphoma
2	연조직육종암	Soft rissue sarcomas
3	염소성여드름	Chloracne (or similar acneform disease)
4	말초신경병	Peripheral neuropathy, early-onset
5	만발성피부포르피린증	Porphyria cutancea tarda
6	호지킨병	Hodgkin;'s disease
7	폐암	Respiratory cancers (includes lung cancer)
8	후두암	
9	기관암	
10	다발성골수종	Multiple myeloma
11	전립선암	Prostate cancer
12	버거병(Buerger's disease)	-
13	당뇨병, 다만 선청성 당뇨병은 제외	Diabetes mellitus type 2
14	B-세포형 만성 백혈병, 만성림프성백혈병과 털세포백혈병 포함	Chronic B-cell leukemias
15	만성골수성백혈병(Chronic myelocytic leukemia)	-
16	파키슨병(다만 아치성 파킨슨증 및 달리 분류된 질환에서의 파킨슨증은 제외)	Parkinson's disease
17	허혈성심장실환	Lschemic heart disease
18	AL 아밀로이드증	AL amyloidosis

*http://www.mpva.go.kr/support/support151.asp(2017.12.17)
**https://www.publichealth.va.gov/exposures/agentorange/conditions/index.asp(2017.12.17)

한국과 미국 2세 환자의 고엽제 후유증 질병은 〈표2〉와 같다. 우리나라 고엽제 후유증 환자의 자녀들로 한정되어 있으며, 척추이분증(은폐성 이분증 제외), 말초신경병과 하지마비척추병변이 있다. 미국 고엽제 후유증 2세 질병은 베트남, 한국 DMZ에서 고엽제에 노출된 제대군인의 척추이분증(은폐성 이분증 제외), 고엽제 노출 여부와 무관하게 베트남 근무 여성 제대군인 2세에서 발생한 선천적 결손증(birthdefects)이 있다.

〈표 2〉 한국 및 미국 2세 환자 고엽제 후유증 질병

일련번호	한국 2세 고엽제 후유증 질병명*	미국 2세 고엽제 후유증 질병명**
1	척추이분증, 다만 은폐성 척추이분증 제외	베트남과 한국 근무자 2세 Spina bifida (except spina bifida occulta)
2	말초신경병(peripheral neuropathy)	-
3	하지마비척추병 (Paraplegic spondylopathy)	-
4	-	베트남 근무 여성 제대군인 2세에서 발병한 birthdefects(선천적 결손증)

*http://www.mpva.go.kr/support/supprt151.asp(2017.12.17)
**https://www.publichealth.va.goc.exposures/agentorange/conditions/index.asp(2017.12.17)

국가보훈처에서 고엽제 관련 정책을 수립하기 위하여 1992년 12월 4일부터 17일까지 관리국장 외 3명을 미국으로 파견하여 미국의 고엽제 환자 진료 및 보상실태를 조사한 결과, 미국에서는 외상이나 선천성 장애와 같이 고엽제 노출과 관련성이 없는 질병을 제외한 모든 질병에서 참전 군인에 대한 의료서비스를 제공하고 있었다.

우리나라에서는 1993년 미국에서 채택하고 있는 고엽제 노출과의 관련성이 추정되는 질병만을 후유증으로 인정해 수혜인원이 극히 제한되었다. 관련 단체와 사회적 여론상 관련성이 밝혀지지 않은 환자들에게는 진료만이라도 제공되어야 한다는 요구가 있어 무료진료 질병으로서 후유의증 질병(Disability pension awarded diseases without presumptive service connection)이 선정되었다. 고엽제 후유의증은 참전 군인들이 고엽제와 관련성이 있다고 주장하는 질병이지만 정부에서는 고엽제와의 관련성이 의심되는 질병이 아닌 무료진료 대상 질병으로 선정한 것이었다. 한편 1차 고엽제 피해 역학조사 결과를 토대로 1997년 8월 28일 무혈성괴사증과 건성습진이 고엽제 후유증에 추가되었다.

2017년 12월 현재 참전 군인의 고엽제 후유의증 질병은 〈표3〉과 같고, 미국에서는 고엽제 후유의증 질병으로 선정된 질병은 없다.

〈표 3〉 한국 및 미국 고엽제 후유의증 질병

일련번호	한국 고엽제 후유의증 질병명(영어)*	미국 고엽제 후유의증 질병명
1	일광과민성피부염(Solar dermatitis)	없음
2	심상성건선(Psorasis vugaris)	
3	지루성피부염(Seborrheis dermatitis)	
4	만성담마진(Chronic urticaria)	
5	건성습진(Xerotic eczmea)	
6	중추신경장애, 다만 후유증인 파킨슨병은 제외(Cetral nerve dicaroders except Parkinson's disease)	
7	뇌경색증(Cerbral infarction)	
8	다발성신경마비(Multiple nerve palsy)	
9	다발성경화증(Multiple sclerosis)	
10	근위축성신경측색경화증(Amyotrophic lateral sclerosis)	
11	근질환(Muscular dieases)	
12	악성종양, 후유증에 속하는 악성종양은 제외(Maligant neoplasms except presumptive service connected cancers)	
13	간질환. 다만 B형 및 C형 간염으로 인한 것은 제외 (Liver disease except hepatitis B or C infection)	
14	갑상샘기능저하증(Hypothyroidism)	
15	고혈압(Hypertension)	
16	뇌출혈(Cerbral hemorrhage)	
17	동맥경화증(Arterio sclerosis)	
18	무혈성괴사증(Avascular necrosis)	
19	고지혈증(Hyperlipidemia)	

*http://www.mpva.go.kr/support/support151.asp(2017.12.17)

우리나라에서 고엽제 후유증 환자에 대한 지원은 미국 등과 비교해 손색이 없는 것처럼 보이지만 남자 암 발생률에 대한 후유증 환자의 비중은 다르다. 2000년경 미국에서는 남자의 총 암 발생률이 십만 명당 4천7백55명이며, 이중 54.5퍼센트인 2백59명이 고엽제로 인한 암으로 보상을 받고 있었다.

미국의 경우 발생률이 높거나 관심이 있는 질병이 더 연구되었을 가능성이 있고, 미국인에게 흔히 나타나는 암이 높게 발생했을 것으로 추정된다.

한편, 한국인에게 많은 암이 고엽제로 인하여 발생할 가능성이 높다고 생각한다. 또한, 보상에 관한 실태를 보면 미국의 경우 남자의 발생 암에 대한 50퍼센트 이상이 보상되고 있는데 반해, 우리나라는 같은 시기에 20퍼센트 정도만이 보상되고 있는 설정이다. 이는 우리나라에서 다양한 연구가 진행되지 못하여 국제적인 인정을 받는 것에 한계가 있기 때문이다. 같은 종류의 암이 보상되고 있다고 해도 이러한 양적인 차이가 있는 게 현실이다.

후유증 이외 다른 질병에 대한 지원은 고엽제 후유의증 질병에 한정되며, 참전 여군들의 자녀에 대한 선천성 기형 치료 프로그램은 없다. 미국에서는 고엽제 후유의증에 해당하는 질병이 따로 존재하지 않지만 영구완전장애가 있거나 65세 이상 제대군인에게는 고엽제 후유증 여부와 관계없이 연금이 지급되고 있다. 여성 참전 군인에게서 태어난 자녀의 거의 모든 선천성 기형에 대한 의료서비스가 제공되고, 베트남전 참전 군인에게는 모든 질병에 대한 의료서비스를 제공하고 있다. 고엽제 후유의증은 미국의 경우 참전 군인에게 많은 질병에 관해 보상 및 의료서비스가 제공되고 있지만 우리나라에서는 그런 보상과 의료서비스가 없어 고엽제 후유의증을 별도로 정하여 의료서비스를 제공하는 것으로 한정하고 있는 것이다.

참고문헌

1. 이상욱, 오희철, 임현술. 한국인에서 고엽제 관련 노출과 건강영향 및 보상정책. 한국환경보건학회지 2013:39(3):197-210.
2. 임현술. 유리섬유폐기물에서 조류인플루엔자까지. 글을읽다. 2005. 12. 5.
3. https://www.benefits.va.gov/compensation/claims-postservice-agent_orange.asp(2017.12.17)

4. https://www.publichealth.va.gov/exposures/agentorange/birth-defects/index.asp(2017.12.17)
5. https://www.publichealth.va.gov/exposures/agentorange/conditions/index.asp(2017.12.17)

캠프 케럴 인근 지역 주민건강영향조사

미군이 베트남에서 사용한 'Agent Orange(에이전트 오렌지)' 표시가 부착된 드럼통을 1978년경 경상북도 왜관지역의 미군기지 중 아시아에서 가장 큰 군수시설인 캠프 캐럴(Camp Carroll)에 매립했다는 주한 미군 전역자인 스티브 하우스 씨의 증언이 2011년 5월 19일 기사화되었다. 이에 고엽제 매립 진상을 규명하고 환경오염에 따른 지역주민의 건강영향 논란이 야기되었다. 한·미 양국은 공동조사단을 구성해 캠프 캐럴 내·외부의 지하수와 토양조사를 수행하는 등 고엽제 존재 유무 등을 파악하기 시작했다.

캠프 캐럴 주변 환경조사에서 고엽제 드럼통을 매립하였다는 구체적인 증거는 없으나 지하수와 토양의 고엽제를 포함한 유해물질 측정 과정에서 기지 내 41구역에서 trichloroethylene(TCE)과 perchloroethylene(PCE)의 농도가 각각 0.002~2.744mg/L, 0.114~9.592mg/L 검출되었으며, 기지 외부의 지하수에서도 TCE와 PCE가 0.0006~0.2221mg/L 검출되어 지하수 수질기준을 초과하는 것으로 보고되었고, 기지 내부에서는 다이옥신류가 극미량 검출되었다. 또한, 민간단체에서 백혈병이 더 많이 발생하였을 가능성을 제시하여 경상북도 왜관지역 주민건강영향조사를 실시하게 되었다.

과거 파월 군인 역학조사에 연구원으로 참여한 경험을 바탕으로 연구책임자를 맡아 2011년 12월 13일부터 2012년 9월 25일까지 연구를 진행하였다.

유해물질 노출 및 이로 인한 질병 관련성 여부 파악을 위하여 단계적으로 역학조사를 할 필요성이 있다고 판단, 먼저 1단계 연구로 노출 추정지역 인근 주민의 유해요인 노출 유무와 관련된 질병 규모를 파악하고, 1단계 결과를 통해 표본대상자를 선정하여 건강검진 및 생체시료 분석 등 2단계 연구를 실시하여 노출 관련성을 알아보고자 하였다.

1차 설문조사에 근거한 인근 주민의 건강수준

1단계 연구 설문조사는 2011년 8월 31일 민·관 공동 조사팀을 구성해 캠프 캐럴 내 고엽제 매립 추정 지역에 인접한 칠곡군 왜관읍 석전1, 10리, 매원3리, 왜관9, 10, 11, 18리, 아곡리 등 8개 리를 조사대상 지역으로 선정하였다.

2011년 8월 31일 당시, 조사대상 지역에 1년 이상 거주한 전 주민 2천 5백19세대를 연구 대상으로 하였다.

조사대상 지역에서 총 6천5백89명에 대한 설문조사를 하고 연구 대상자에 부합한 총 5천3백20명(80.7퍼센트)을 1차 설문조사 최종 분석 대상자로 선정하였다. 설문 문항은 인적사항, 가족구성원, 직업력 등 일반적 사항과 유해요인 노출평가를 위한 왜관지역 지하수(우물 포함) 섭취력, 거주력, 유해요인 노출에 의한 인체 영향평가를 위한 질병력을 포함하였다.

질병력은 고엽제 관련 질병을 위주로 지하수, 토양, 하천 등의 환경검사 결과에서 검출된 유기염소계 농약, TCE, PCE 등의 유해인자들과 일부 관련성이 있다고 알려진 암, 고혈압, 당뇨병, 파킨슨병, 다발성골수종, 아밀로이드증, 말초신경병증, 피부포피린증, 척추이분증 등 9개 질병과 호흡기 노출을 고려한 천식을 포함하여 과거 의사 진단력을 조사하였다. 고엽제 매립 추정 시기로부터 30년이 지난 시점에 조사를 시작한 한계 때문에 연도별 소화기 노출, 호흡기 노출 등 정확한 노출 분석이 불가능하여, 노출 평가는 왜관 지하수 섭취기간과 왜관 거주기간으로 기준을 삼았다.

1차 설문조사에서 여자 왜관 지하수 섭취군이 비섭취군보다 암, 고혈압 등 만성질환 의사 진단율이 높아 지하수 섭취에 의한 만성질환 발생 증가 가능성이 제기되었다. 왜관 거주력이 긴 남자 및 여자에서 암, 고혈압의 의사 진단율이 높아 거주기간에 의한 만성질환 발생 증가 가능성이 있는 것으로 판단되었다. 그러나 왜관 지하수 비섭취군(비노출군)의 의사 진단율이 과소평가되어 교차비가 과대평가되었을 가능성, 차별적 오분류, 단면 연구 등 여러 가지 해석 가능성 및 제한점이 있어 결과 해석에 유의하여야 할 것이다.

1차 설문조사로는 체내 유해화학물질 존재 여부와 현재 건강 상태를 확인할 수 없었다. 이에 1차 설문조사에서 파악한 자료를 바탕으로 노출 정도에 따른 건강 영향을 비교하기 위한 2차 설문조사 및 건강검진을 계획대로 실시하였다.

2차 설문조사 및 건강검진에서는 1차 설문조사에서 더 나아가 암 의사 진단력을 개인별로 확인한 것에 의의가 있다. 또한, 건강검진을 통해 현재의 건강 상태를 확인하고 유해화학물질 노출을 뒷받침할 생체시료를 확보하였다.

선별 주민에 대한 건강검진 결과

2차 설문조사 및 건강검진은 2012년 2월 13일(월)부터 2012년 2월 26일(일)까지 칠곡군 보건소에서 14일간 실시하였다. 공복검사를 원칙으로 8시간 이상 공복을 유지하도록 교육 및 홍보를 실시하였고 조사는 오전 8시 30분에 시작하여 11시 30분까지 접수를 마친 사람을 기준으로 하였다. 최종 건강검진 완료 대상자 중 기준에 부합한 1천33명의 자료를 분석하였다. 건강검진은 신체 계측으로 신장 및 체중, 허리둘레를 측정하였다. 또한 혈압, 요단백 스틱검사, 골밀도검사를 실시하였다. 혈액검사에서는 총혈구수 검사, 간효소 수치검사, 지질검사, 공복혈당검사, 당화혈색소, 크레아티닌 검사를 실시하였다.

왜관 거주력 및 왜관 지하수 섭취력에 따른 의사 진단율 및 임상검사 결과는 차이가 없었고, 일부 유의한 차이가 있는 경우 노출력 증가에 따른 예방 효과를 보였지만 일률적인 경향성은 보이지 않았다.

조사 참여별로 보면 1차 설문조사만 참여한 사람들에 비해 2차 설문조사 및 건강검진까지 모두 참여한 대상자의 의사 진단율이 높고, 특히 지하수 비섭취군의 질병이 있는 사람들이 섭취군에 비하여 더 많이 2차 설문조사 및 건강검진에 참여한 것으로 나타나, 1차 설문조사의 노출에 따른 유의한 차이가 2차 설문조사 및 건강검진에서는 감소한 것을 알 수 있다. 결과 해석에는 여러 가지의 다양한 가능성 및 제한점이 있지만, 의사 진단력에서는 왜관 지하수 섭취기간이나 거주력에 따른 차이는 거의 없었다.

인근 주민의 혈중 및 요중 휘발성 유기화합물 평가

휘발성 유기화합물 중 TCE와 PCE로 지하수가 오염되어 생체시료는 혈중 TCE, PCE, TCEOH(trichloroethanol)와 요중 대사체인 TCA(trichloroaceticacid)와 TCEOH를 측정하였다. 휘발성 유기화합물의 생체 반감기를 고려할 때 지하수 음용에 따른 노출을 생체시료로 평가하는 것은 문제점이 있지만, 왜관에는 수돗물이 공급되지 않는 지역이 있으며, 식당, 학교, 공공용수 등에서 지하수를 광범위하게 사용하고 있기 때문에 주민들은 집에서 지하수를 음용하지 않더라도 다른 곳에서 지하수를 음용할 가능성이 있었다.

휘발성 유기화합물 생체시료 대상자 중 혈액검사 대상자 9백83명의 혈액 중 TCE, PCE, TCEOH의 검출률은 0퍼센트였으며, 요중검사 대상자 9백52명의 TCA와 TCEOH의 검출률은 각각 98.5퍼센트와 36.6퍼센트였다. 지하수의 휘발성 유기화합물 농도 기준 초과 등 지하수 음용에 따른 노출은 충분히 가능하나, 지하수 음용여부에 따른 생체 내 TCA 및 TCEOH 농도의 유의한 차이는 없었다.

이것은 요중 TCA 농도가 염소 처리된 수돗물의 음용에서도 노출될 수 있기 때문에 TCE 및 PCE의 직접적 노출 지표로 고려될 수 없을 것으로 판단된다. 따라서 일반 환경에서 TCE 및 PCE의 생체시료로써 TCA 및 TCEOH를 측정하는 것은 수돗물 음용에 따른 부산물이 혼란 변수로 작용할 수 있기 때문에 노출평가로 적절하지 않을 수 있음을 나타낸다. 이 연구에서는 TCA의 농도 변이와 국내외 보고된 결과를 고려할 때 지하수 음용에 따른 노출보다는 수돗물 음용에 따른 노출로 평가하였다.

인근 주민에서 다이옥신류 및 유기염소계 농약의 혈중 농도 및 노출력

캠프 캐럴 인근 주민에서 다이옥신류 및 유기염소계 농약의 혈중 농도 및 노출력을 측정하였다. 다이옥신류 또는 유기염소계 농약검사 대상자는 2011년 9월 캠프 캐럴 인근 주민 중 설문조사와 2012년 2차 검진 참여 대상자 중 혈액 채취에 동의한 사람으로 선정하였다. 최종적으로 다이옥신류 또는 유기염소계 농약 검사의 대상자는 각각 1백13명, 1백90명이었고, 이들 중 유기염소계 농약과 다이옥신류의 검사를 함께 한 대상자는 94명이었다. 다이옥신류만을 측정하는 대상자에게는 최소한 혈액 50ml, 유기염소계 농약만을 측정하는 대상자에게는 최소한 혈액 10ml, 두 종류를 모두 측정하는 대상자에게는 최소한 혈액 60ml를 채취하여 원심 분리 후 혈청만을 분리한 후, 분석 시점까지 -70℃ 냉동고에 보관하였다.

혈액 중 다이옥신류 분석은 다이옥신 분석 공인기관에서 다이옥신류 7종 및 퓨란류 10종을 분석하였고, 다이옥신류의 혈중 농도는 지질 보정치로 제시하였다. 혈액 중 유기염소계 농약 분석도 같은 기관에서 유기염소계 농약류 22종을 분석하였고, 이 또한 다이옥신류와 마찬가지로 지질 보정치로 제시하였다.

에이전트 오렌지에 의한 주요 오염 성분인 다이옥신(2,3,7,8-Tetrachlorodibenzo-p-dioxin; 2,3,7,8-TCDD)은 모두 검출 한계 이내로 검출이 되지 않아 에이전트 오렌지에 노출이 되었다는 객관적인 증거를 확보할 수 없었다.

왜관읍 총 거주기간과의 관련성이 일부 다이옥신류에서 있었으나 총 거주기간과 용량-반응 관계가 존재하는 것은 아니었으며, 평균연령이 높은 40년 이상 거주자에서만 국한하여 나타났다. 또한, 전체 혈중 농도의 변이에 미치는 영향이 낮아, 칠곡군 왜관읍 지역이 고엽제를 포함한 다이옥신류와 유기염소계 농약의 과도한 과거 노출이 있었다고 판단하기는 어려웠다. 하지만 이 연구가 노출이 추정되는 시점으로부터 30년 정도가 지난 후에 시행되었음을 고려할 때 과거 고엽제 노출 여부를 이 연구결과 하나로 단정지을 수 없음을 연구결과 해석 시 고려할 필요가 있다.

건강 관련 2차 자료에 근거한 암 발생 현황

건강 관련 2차 자료에 근거한 왜관지역 주민의 암 발생 현황은 환경 오염물질에 의한 노출이 추정되는 왜관 주변지역 주민을 대상으로 암 등록 자료, 사망원인 및 건강보험 이용 자료 등을 분석하여 고엽제를 비롯한 유기염소계 농약 등의 환경오염 물질에 의한 암 발생률, 암 사망률, 질병별 의료 이용률 등의 연도별 변화와 지역별 차이를 관찰하였다.

지역 암 등록 자료에서 왜관읍의 환경오염과 관련된 암 발생률이 대조지역에 비해 유의한 증가를 보인 암종은 여자의 경우 위암, 남자의 경우 기타 암이 있었고, 왜관읍 암 발생률이 대조지역에 비해 유의한 감소를 보인 암종은 여자의 경우 갑상샘암, 담낭 및 기타 담도암, 남자의 경우 전립선암이 있었다.

또한 환경오염과 관련된 암에 대한 국가사망자료, 국민건강보험자료 등 국가통계자료 분석에서는 왜관지역이 다른 지역에 비해 의미 있는 증가를 나타내지 못하였다. 환경오염 노출에 의한 건강 영향을 파악하기 위한 이 연구에서 가용할 수 있는 2차 자료는 모두 동원하였으나, 2차 자료의 경우 국가통계자료원에 대한 제한으로 고엽제 매립 추정 시기로부터 30여 년이 지난 최근의 자료라는 한계점을 고려하여야 한다.

최종 결론은 다음과 같다. 에이전트 오렌지에 의한 주요 오염 성분인 다이옥신은 모두 검출 한계 이내로 왜관읍 주민들이 에이전트 오렌지에 노출되었다는 증거를 확인할 수 없었다. 기타 다이옥신류와 유기염소계 농약의 혈중농도도 국내외 일반인 수준이었다.

그러나 다이옥신류의 독성등가치(Toxicity Equvalency, TEQ)와 일부 다이옥신류(1,2,3,4,6,7,8-HpCDF,1,2,3,7,8-PeCDD), 유기염소계 농약 중 디디티(dichloro-diphenyl- trichloroethane, DDT)의 대사산물인 p, p'-DDD가 연령을 포함한 다른 영향 요인을 보정하고도 왜관 지하수 섭취기간 또는 왜관 총 거주기간과 유의한 관련성을 보여 왜관의 어떠한 지역적 특성이 이러한 화학물질의 혈중농도를 높이는데 기여하였을 가능성이 있었을 것으로 추정되었다. 한편 휘발성 유기화합물의 경우 일부 왜관 지하수에서 검출되었으나 왜관 지하수 섭취력과의 관련성은 확인하지 못하였다.

1차 설문조사 결과 왜관 지하수 섭취기간 혹은 왜관 총 거주기간이 길수록 암, 고혈압, 천식 등 만성질환 의사 진단율이 높아서 왜관지역의 거주력이 이러한 질병의 발생에 기여했을 가능성도 있을 것으로 추정된다. 그러나 2차 주민 조사에서는 이러한 관련성을 확인하지 못하였으며, 이 조사의 경우 단면 연구로써 정확한 원인적 관련성을 확인할 수가 없다는 한계점이 있다.

지역 등록 자료에서 왜관읍 암 발생률이 대조지역에 비해 유의한 증가를 보인 암종은 여자의 경우 위암, 남자의 경우 기타 암이 있었고, 왜관읍 암 발생률이 대조지역에 비해 유의한 감소를 보인 암종은 여자의 경우 갑상샘암, 담낭 및 기타 담도암, 남자의 경우 전립샘암이 있었다. 국가사망자료, 국민건강보험자료 등 국가통계자료 분석에서는 왜관지역이 다른 지역에 비해 의미 있는 증가를 나타내지 못하였다. 그리고 주민건강영향조사의 실시 이유 중 하나인 백혈병과의 관련성은 관찰할 수 없었다.

이 연구를 통해 얻은 경험은 생체시료 분석의 정확도를 확인하여야 한다는 점이다. 다이옥신류 측정은 국내·외 인증을 받은 우수한 대학기관에서 하였지만, 우리 측 연구원이 정확도에 대한 문제를 제기하여 이를 바르게 수정하였다. 게다가 휘발성 유기화합물의 경우 검사기관에서 실시하였는데 잘못된 경우가 있어 수정해야만 했다. 그러므로 아직까지 생체시료 등 예측하지 않은 분석 결과가 나오면 반드시 그 정확도를 확인하여야 할 것이다.

이번 연구에서 특기할 만한 기억을 떠올리자면, 주민대책위 대표로 참여한 한 분이 모임 때마다 과거에 거주하다가 현재 건강검진 대상 지역이 아닌 타지역에 거주하고 있는 주민의 검진도 반드시 필요하다고 주장을 하여 이들을 포함할 경우 역학조사의 모집단을 확정할 수 없고 만일 질병이 발견될 경우 후에 검진하여 포함할 것이라고 설득하였으나 주장을 계속하여 난감하였다.

또한, 민간단체에서 연구원으로 참여한 어느 교수가 최종 보고회 후 연구결과 발표에 문제가 있다고 대구지역과 국회 환경보건위원회에서 똑같은 내용을 약간 다른 방향으로 직접 발표를 하는 바람에 당황스러웠으나, 하나의 해프닝으로 마무리되어 다행이라고 생각했다. 연구 윤리에 대해 다시 한 번 생각하는 계기가 되었다.

참고문헌

1. 민영선, 임현술, 이관, 박선애, 이덕희, 주영수, 양원호, 김근배, 유승도. 설문조사에 근거한 캠프 캐럴 인근 주민의 건강수준. 한국환경보건학회지 2013:39(4):312-321.
2. 민영선, 임현술, 이관, 박선애, 이덕희, 주영수, 양원호, 김근배, 유승도. 캠프 캐럴 인근 선별 주민에 대한 건강검진 결과 분석. 한국환경보건학회지 2013:39(4):322-334.
3. 이관, 임현술, 민영선, 이덕희, 주영수, 양원호, 조용성, 김근배. 건강관련 2차 자료에 근거한 왜관 지역주민의 암 발생 현황. 한국환경보건학회지 2013:39(4):335-345.
4. 임현술, 양원호, 김근배, 조용성, 민영선, 이관, 이덕희, 주영수, 김순신, 허정, 정다영. 캠프 캐럴 인근 주민의 혈중 및 요중 휘발성 유기화합물 평가. 한국산업보건학회지 2016;26(1):11-19.
5. 배상근, 김근배, 조용성, 이유미, 이덕희, 양원호, 주영수, 이관, 민영선, 임현술(교신). 캠프 캐럴 인근 주민에서 다이옥신류 및 유기염소계 농약의 혈중 농도 및 노출력. 한국산업보건학회지 2016;26(3):277-285.
6. 임현술 등. 경북 왜관지역 주민건강영향조사 최종보고서. 국립환경과학원

7 피부질환 역학조사

물놀이장에서 발생한 피부질환

경상북도 남부 및 내륙지역은 1994년 심각한 가뭄이 계속되어 상수, 농업용수 및 공업용수의 부족으로 지역 경제에 미치는 악영향이 컸다. 가뭄 등과 같은 천재지변에 의한 수자원 고갈은 지역 주민의 생활의 질뿐만 아니라 건강에 악영향을 미친다.

포항지역의 철강업체 근로자에게 피부질환이 발생하여 1995년 2월 초 회사 측에서 원인을 파악하여 달라고 하여 역학조사를 실시하였다. 조사는 설문조사, 이학적 검사 및 수질검사로 이루어졌다. 총 근로자 67명 중 21명에게 피부질환이 발생하여 발생률은 31.3퍼센트이었다. 사무직 근로자에게서는 한 명도 발생하지 않았다. 1994년 11월경 발생하기 시작하여 12월에 증가하였다가 1996년 1월부터 감소하였다.

피부질환의 양상은 다수의 홍반성 구진 형태였으며, 발생 부위는 간 14건(66.7퍼센트), 하지 12건(57.1퍼센트), 등 10건(47.6퍼센트), 팔 6건(28.6퍼센트)의 순이었다. 반면 노출 부위인 안면, 머리, 손, 발의 경우는 발생이 드물었다. 피부질환군은 비피부질환군에 비해 연령별, 성별, 학력별, 근무기간, 과거 알레르기질환이나 피부병 발생 등에서 차이가 없었다.

생산직 근로자들은 상수로 샤워를 하다가 가뭄으로 상수가 부족하여 공업용수로 대체하여 샤워를 하면서 피부질환이 발생하여 공업용수에 의한 피부질환 발생을 강력하게 의심하였다. 피부질환이 유행하던 당시 공업용수를 확보하지 못하여 발생 이후 수질검사를 시행하였다. 산도(pH)는 6.8~7.2로 정상 범위였으며, 칼슘, 나트륨, 염소이온 농도도 의미 있게 높거나 낮지 않았다. 니켈이나 크롬, 카드뮴과 같은 피부질환을 유발한다고 알려진 용존 금속에 대한 원자흡광분석에서는 특이한 물질이 관찰되지 않았다. 또한 유기물질의 존재 여부를 확인하기 위한 기체 크로마토그래피나 고속액체 크로마토그래피 상 특이한 파장을 나타내는 물질을 관찰할 수 없었다. 유리섬유 등 이물질을 관찰하고자 여과한 여과지를 광학현미경으로 관찰하였으나 이물질을 관찰할 수 없었다. 집단 피부질환의 발생 원인은 오염된 공업용수를 이용하여 샤워함으로서 발생하였다고 추정하였지만 오염물질 및 그 유입 경로에 대하여는 밝혀내지 못하였다.

2013년 『위험한 저녁 식사, 의사 탐정들의 의학 미스터리 추적기』라는 책을 읽던 중 소제목 '온몸에 세균을 문지르다'에서 녹농균(Pseudomonas aeruginosa)에 의한 피부질환을 알게 되었다. 월풀 욕조, 실내수영장, 수영장 미끄럼틀과 관련한 유행, 수세미 스펀지로 몸을 문지르고 생긴 경우들이 기술되어 있었다. 과거 공업용수에 의한 피부질환 시 미생물을 의심하지 않아 이를 조사하지 않은 사실이 기억났으나 남아 있는 시료 등이 없어 재검사는 불가능하였다.

2014년 7월 중순경 지역신문 기자의 전화를 받았다. 영천시 물놀이장 피부질환의 원인에 대하여 물어보는 것이었다. 처음 듣는 이야기여서 기자에게 되물어 다음 사항을 알게 되었다. 영천시에서 2014년 4월 2일 캠핑을 할 수 있는 영천댐 공원을 개설하였고, 공원 내에 물놀이장을 만들어 일반인을 대상으로 6월 초부터 무료로 운영하였다. 2014년 6월 29일부터 영천시청 홈페이지에 영천시 물놀이장을 다녀온 후 피부질환이 발생하였다는 민원이 수십 건 접수되어 피부질환 유행이 인지되었다. 영천시는 물놀이장의 이용을 중단시키고 피부질환의 원인을 파악하기 위하여 다양하게 노력하고 있다고 한다. 전화를 끊고 기사와 홈페이지에 접수된 민원 등을 보고 여러 가지로 원인을 생각하기 시작하였다. 대부분의 발병 이유를 조사하였을 터인데 현재까지 원인을 밝히지 못하였다면 미생물일 가능성이 있다고 생각하였다.

영천시 보건소를 방문하여 조사한 내용을 검토하였다. 피부질환자 71명을 파악하고 있었으며, 이중 2명(2.8퍼센트)은 영천시 이외 타 지역 거주자였다. 환자 중 남자는 42명(59.2퍼센트)이었으며, 여자는 29명(41.8퍼센트)이었다. 연령은 9세 이하가 59명(83.1퍼센트)으로 대부분이었으며, 10~19세가 11명(15.5퍼센트), 20세 이상이 1명(1.4퍼센트)이었다. 모든 환자는 6월 28일(토) 또는 29일(일)에 물놀이장을 방문하였다. 발생 시점은 6월 29일부터 7월 1일 사이로 6월 30일에 37명(52.1퍼센트)으로 가장 많았다. 환자를 진료한 의사들은 대부분 접촉성 피부염으로 진단하였으며, 일부는 수두로 진단하였다. 미생물에 의할 가능성은 염두에 두지 않았다. 미끄럼틀 근처 우레탄의 구성성분을 분석하였으나 피부질환을 발생시킬 수 있는 특별한 화학물질을 검출하지 못하였다고 한다. 7월 8일에 채취한 수질검사는 소아 수영장은 수돗물을 사용하여 유리잔류염소 검사를 시행하지 않았고 성인 수영장은 유리잔류염소가 검출되지 않았다. 일반 수영장에서 유리잔류염소의 기준치는 0.4~1.0mg/L이다. 유리잔류염소가 없고 수영장 물에 세균이 있다면 증식할 수 있어 더욱 미생물에 의할 가능성이 높았다. 수영장 물이 세균으로 오염되었으며, 이로 인하여 피부질환이 발생하였다고 가설을 설정하였다.

물놀이장을 방문하였다. 물놀이장은 호수 근처에 위치하고 있었으며, 캠핑을 하면서 수영장을 이용할 수 있는 구조였다. 물놀이장 수영장은 소아 수영장과 성인 수영장으로 2개의 수영장이 존재하였다. 소아 수영장은 수돗물을 사용하였고, 성인 수영장은 지하수와 호수의 물을 혼합하여 사용하고 있었다.

7월 8일 현장방문 이후 유행의 원인을 추정하지 못한 상태로 물놀이장 운영을 중지하고 있었다. 수영장 관리인은 수영장 물 기준 중 잔류염소는 0.4mg/L 이하(먹는 물 기준)로 잘못 알고 있었으며, 적절한 염소소독을 하여야 한다는 사실도 모르고 있었다. 현장에서 확인한 결과 소아 수영장과 성인 수영장으로 구별되어 있었지만 소아와 성인 모두 양쪽을 이용할 수 있었다. 소아 수영장에는 미끄럼틀 3개가 있었으며, 수영장의 물을 빼낸 후에도 바닥에 상당량의 물이 남아 있는 것을 확인할 수 있었다.

소아 수영장은 주변에서 캠핑을 할 수 있었으며, 잔디와 흙이 존재하는 구조였다. 수영장의 물은 저녁에 빗자루로 빼내지만 완전히 빼낼 수 없는 구조였다. 전날 물이 남은 채로 고여 있어 미생물도 지속적으로 생존해 있을 수 있는 상황이었다.

영천시 물놀이장의 피부질환은 단기간에 폭발적으로 피부 발진을 보이는 환자가 집단 발생하였다. 모두 증상이 발생하기 2일 이내에 물놀이장을 방문하여 물놀이장에서 피부질환을 일으키는 원인에 노출된 것은 확실하다. 성인 수영장의 경우 적절한 염소 소독이 이루어지지 않은 채 오전에 지하수와 호수의 물에 소량의 소독약을 형식적으로 단 한 번 사용했다. 이 물에 세균이 존재할 경우 유행을 일으킬 가능성이 존재하였다. 소아 수영장도 염소 소독이 된 수돗물을 사용하였으나 먹는 물 기준에 따른 것으로 수영장 물 기준에는 미치지 못하였을 것이다. 주말에 많은 사람이 방문하여 수영장 물의 염소량이 더욱 부족하였을 것이다. 양쪽 수영장을 많은 사람이 오가면서 물놀이를 즐겼고 유리 잔류염소가 검출되지 않아 물에 세균이 존재할 경우 유행을 일으킬 가능성이 높았다.

7월 22일 수영장에 남아 있는 물을 채취하여 배양하니 다양한 균이 자라는 것을 확인할 수 있었다. 이중 이번 유행과 관련된 균으로 의심되는 균은 녹농균(Pseudomonas putida)과 에어로모나스균(Aeromonas sobria)이었다.

　6월 29일(일)에 유행이 발생하였던 이유는 평년보다 기온이 높아 세균이 증식하기 좋은 조건이었고, 높은 기온으로 다수의 사람이 방문하였으며 이로 인하여 염소량이 절대적으로 부족했기 때문으로 추정된다. 소아 수영장에 존재하는 미끄럼틀 중 1개는 면이 부드럽지 않아 이용하는 과정에서 피부에 미미한 손상을 발생시켜 질환 발생에 영향을 주었을 것이다.

　조사 당시 병변이 있는 사람이 없어 홈페이지에 올려진 병변들을 보면서 대학병원 피부과 전문의와 의논하였지만 미생물일 가능성은 거의 없다고 하였다. 이를 어떻게 해결할지 고민이 되어 보건소장에게 전화를 걸어 영천시 피부과 전문의와 만날 자리를 주선하여 달라고 부탁하였다. 보건소장이 내 가설을 믿고 염소 소독을 강력히 주장했다. 염소를 투망 주머니에 넣어 지속적으로 소독이 이루어지도록 하면서 23일 재개장하였는데 더 이상 피부질환이 발생하지 않았다고 한다. 그러므로 내 가설이 맞는다고 생각하므로 피부과 전문의와 의논할 필요가 없다고 한다. 이후 9월 말 물놀이장을 폐장할 때까지 피부질환에 관한 민원이 더 이상 발생하지 않았다.

　염소 소독을 실시한 이후 더 이상 환자가 발생하지 않았고 단기간에 폭발적으로 발생하였다는 점에서 이 유행은 수영장 물이 세균에 오염되었고 세균이 사람 피부에 묻은 후 증식하여 발생하였다고 추정하였다.

　녹농균 또는 에어로모나스균의 단독 혹은 혼합된 균이 원인일 수 있지만 다음과 같은 제한점이 존재한다. 첫 번째, 수영장 물에서 세균의 존재를 확인하였지만 환자의 피부 병변에서 배양검사를 실시하지 못해 원인 병원체를 확정할 수 없었다. 두 번째, 환자와 직접 인터뷰를 시행하지 못하고 의무기록만으로 확인할 수밖에 없어 노출상황 및 질병에 관한 자세한 정보를 얻을 수 없었다. 또한 유행 이전에 수영장을 방문한 사람을 확인할 수 있는 기록이 없어 추가적인 역학조사를 시행할 수 없었다. 세 번째, 발생 3주 이상 시간이 지난 후 배양검사를 위한 검체를 채취하여 이를 감안하여 결과를 해석하여야 한다. 원인을 알지 못하고 미생물을 원인으로 조금도 의심하지 않고 있을 때 해당 지역 보건소를 방문하여 무료로 자문을 하고 가설을 설정하여 남아 있는 물에서 세균을 분리하고 염소 소독 후 물놀이장을 개장하여 더 이상 피부질환이 발생하지 않도록 한 것은 큰 의미가 있다. 국내에서 수영장의 물에 존재하는 미생물로 인하여 여러 번 피부질환이 발생하였을 것으로 생각하지만 유행 사례를 보고한 논문은 찾을 수 없었다. 염소 등 화학물질에 의한 피부질환으로 오진이 되었을 가능성이 높다.

수영장은 다수의 대중이 이용하기 때문에 수질 오염으로 다양한 질병이 발생할 수 있다. 피부질환뿐만 아니라 위장관질환, 눈병, 귓병, 호흡기질환 등이 발생할 수 있다.

감염성 질환 이외에 물 소독제와 같은 화학물질에 의하여 알레르기나 접촉성 피부염이 발생할 수 있다.

수영장 관리자는 수영장 물의 수질기준을 잘 지켜 유리잔류염소 농도는 0.4~1.0ppm, 수소이온 농도는 pH5.8~8.6으로 유지하고. 대장균군은 10ml 욕수 5개 중 양성을 2개 이하로 유지하여야 한다. 수영장 이용자도 설사나 호흡기질환, 눈병이 있으면 수영장에 가지 말아야 한다. 수영 전·후 비누를 이용하여 샤워를 철저히 하고 수영모자, 귀마개 및 물안경을 착용하고 수영하고 수영 중 물을 삼키지 않도록 한다.

수영장에 다녀온 뒤 설사를 하거나 눈, 귀, 피부 및 호흡기에 이상 소견이 생긴다면 의료인에게 진단과 치료를 받아야 한다. 안전사고도 발생하지 않도록 조심하자.

환경부는 수인성 질환으로부터 국민건강을 보호하기 위해 '수질 및 수생태계 보전에 관한 법률'을 개정하여 2017년부터 아이들이 주로 이용하는 바닥분수 등 물놀이형 수경시설을 설치하거나 운영하는 자에게 신고 의무를 부여하고, 정기적인 수질검사를 받도록 하였다. 관리대상이 되는 범위는 국가·지자체 등 공공기관이 설치·운영하는 시설이며, 민간시설의 경우 이용객의 출입이 많고 전염병 등 전파 위험이 높은 시설로 인정되는 병원, 관광지, 도시공원, 체육시설, 어린이 놀이시설 등이 포함된다. 영천시 물놀이장 역학조사 결과에 의하여 개정되었길 바라지만 오비이락(烏飛梨落)일 것이다.

유행이 발생한 후 3주 이상 지난 후 해당 지역을 찾아가 지역의 난제를 해결하여 보람이 있었다.

역학조사 시 임상 의사의 의견은 참조만 하여야지 절대적으로 신봉하여서는 안 된다는 평소의 생각을 다시 한 번 확인하였다. 또한 정확한 가설 설정 없이 실시하는 역학조사는 원인을 밝히기가 어려우므로 다양한 가설을 설정하기 위하여 논문 및 사례 검색 등 많은 노력을 하여야 할 것이다.

참고문헌

1. 김지용, 임현술. 공업용수로 인하여 발생이 의심되는 집단 피부질환에 관한 역학조사. 동국논집 의학편 1996;15:89-97
2. 박지혁, 임현술, 이관, 정태선, 하경임. 2014년 영천시의 한 물놀이장에서 유행한 피부질환 역학조사. 대한보건연구 2015;41(2):69-76.
3. 이유정 옮김. 조너선 에드로 지음. 위험한 저녁식사. 고양, 모요사 p72-86, 2013

좀진드기 교상

절지동물문(Arthropoda)은 마디가 있는 부속지를 가진 동물군으로 매우 많은 종을 포함하는 동물의 집합이며 의학적, 생태학적 및 경제적인 중요성이 매우 크다. 의학적으로 이나 옴진드기같이 전 생애에 걸쳐서 기생생활을 하는 기생충체로서 역할과 모기와 진드기같이 짧은 순간에 병원체를 주입하여 절지동물매개감염병(arthropod-borne infectious diseases)을 유발하는 매개체(Vector)로서 역할을 한다. 매개체로서의 역할은 몸에 묻혀서 또는 배설물로 섞여서 기계적으로 전파(mechanical transmission)하거나 매개체 내에서 병원체가 증식과 발육을 하여 생물학적 전파(biological transmission)를 한다.

절지동물문은 갑각류강(Crustacea), 다족류강(Myriapoda), 곤충강(Insecta), 거미강(Arachnida) 등으로 분류한다. 갑각류강은 물벼룩, 새우, 가재, 게 등이 있고 기생충의 중간 숙주역할을 하는 것이 있다. 다족류강은 지네, 노래기 등이 있고 독을 이용하여 피부염이나 중독증을 일으킨다.

곤충강은 백만 종 이상으로 동물 종의 4분의 3을 점유하고 있으며, 인간생활과 밀접한 관계를 맺고 있다. 이들은 영양물질이나 비단 등을 공급하며, 해충의 천적이나 부식물질의 청소자로 또는 식물의 수정 매개체로 인류에게 많은 도움을 주고 있다. 그러나 일부는 곡물, 과일, 야채 등의 소비자와 파괴자로서 인간에게 손해를 입히거나 질병의 매개체로 곤충매개감염병(insect-borne infectious diseases)을 유발한다. 모기는 말라리아, 일본뇌염, 사상충증, 황열, 뎅기열, 지카바이러스감염증, 이는 발진티푸스와 재귀열, 쥐벼룩은 페스트와 발진열, 체체파리는 아프리카에서 수면병을 매개한다.

거미강에는 거미목, 전갈목, 진드기목 등이 있다. 진드기목은 진드기(Tick)와 좀진드기(Mite)로 분류되며, 질병의 매개체로 작용하여 진드기매개감염병(tick-borne infectious diseases) 및 좀진드기매개감염병(mite-borne infectious diseases)을 유발한다. 진드기는 중증열성혈소판감소증후군, 라임병, 야토병을 매개하고, 좀진드기는 쯔쯔가무시증을 매개한다.

절지동물은 감염병을 매개하는 이외 자체적으로 공포증, 감각기에 대한 우발적인 손상, 유충증을 일으킨다. 또한, 피부에 자상을 만들거나 병소를 형성하여 아프거나 가려운 증상을 일으키고 염증이나 알레르기 반응을 유발한다. 또한, 독으로 용혈성, 출혈성, 신경독성 증상과 피부에 수포를 형성하는 등의 손상을 일으키며, 맹독성인 것도 있어 치명적인 손상을 주기도 한다.

필자는 보건관리자에게서 집단발병이 있다고 연락이 오면 되도록 빨리 공장을 방문하여 그 원인을 밝히기 위하여 노력하였다. 피부질환이 유행할 때 현장을 방문하여 좀진드기 또는 곤충이 원인이라고 판단한 적이 있어 이를 소개하고자 한다.

좀진드기 피부질환 유행

1994년 5월경 각종 곡물을 원료로 하여 가축사료를 제조하는 사료공장에서 집단으로 피부질환이 발생하여 그 원인을 알고 싶다고 보건관리자가 문의하였다. 필자, 피부과 전문의와 보건관리자 3인이 6월 4일 회사를 방문하였다.

피부병변은 주변 가장자리가 홍반으로 둘러싸인 쌀알 크기의 구진 및 수포로 이루어지고 병변의 중간 부위에 함몰된 자국이 있어 교상이 의심되었으며, 대부분 2차적 병변으로 변화한 양상을 보였다. 피부질환은 5월 1일부터 6월 10일까지 장기간에 걸쳐 발병하였고 5월 1일부터 6월 5일 사이에 22명(78.6퍼센트)이 발병하여 왼쪽으로 기울어진 형태를 취하고 있었다. 최빈 발병일은 5월 25일로 5예가 발병하였다.

이 회사는 배합사료를 제조하는 사업체로 1989년 11월 창립되었다. 작업공정은 10여 개국에서 수입한 10여 가지 곡물을 사일로에 보관한 후 공장 4층에서 영양분을 첨가하고 공장 2층에서 교반하여 40°C로 가열하면서 일정 크기의 알갱이로 찌는 작업을 한다. 찐 후 1층의 포장라인으로 이동하여 반자동으로 일정한 단위로 포장한 후 출고하고 있었다. 원료인 곡물은 옥수수, 귀리, 소맥피, 소맥 등 10여 종의 농산물이며, 수입 국가는 중국, 캐나다, 인도 등 다양한데 자주 바뀐다고 하였다. 곡물 이외 항생제를 혼합하여 출고하나 화학물질은 사용하지 않고 있었고 월평균 5천 내지 6천 톤의 가축용 곡물사료를 생산하고 있었다. 근로형태는 2교대로 3명만 야근을 하고 있었다. 주요 유해요인은 곡물 분진과 소음이었다.

근로자 54명, 자회사 근로자 30명으로 총 84명이 근무하는 사료공장 근로자 중에서 60명을 대상으로 설문조사를 실시하였다. 피부질환이 있는 근로자의 피부병변을 피부과 전문의가 관찰하였다. 역학조사 초기에는 딱정벌레에 의한 피부교상을 의심하였다. 그 이유로는 피부과 전문의가 피부병변에서 교상이 의심된다고 하였고, 근로자들이 최근 딱정벌레가 다수 관찰되면서 피부질환이 생겼다고 응답하였기 때문이다. 전 해에도 5월 말경 딱정벌레가 관찰되면서 일부에서 소양증이 있었다고 응답하였다. 필자도 원료를 보관하는 사일로와 작업현장 여러 장소의 옥수수 원료에서 많은 딱정벌레를 관찰할 수 있었다. 이를 증명하기 위하여 필자의 등에 딱정벌레 4마리를 10분간 넣고 회사를 떠났다. 회사를 떠난 지 6시간이 지난 후 집에서 등이 가려워 관찰하니 20~30개의 피부교상이 의심되는 병변이 생겨 딱정벌레에 의한 교상이라고 의심하였다.

그러나 딱정벌레를 등에 넣지 않은 다른 2명의 동반자들도 작업장을 떠난 후 6시간이 지나 필자와 동일한 피부병변이 발생하였고 더 심하였다. 그러므로 딱정벌레는 간접적인 원인일 가능성이 높다고 추론하였다. 필자는 피부질환과 알레르기 등을 앓은 적이 거의 없다고 생각하였는데 병변이 심하지 않아 이 실험으로 입증이 된 셈이었다.

피부교상을 일으킨 원인이 딱정벌레가 아니라면 좀진드기라는 생각이 강하게 들었다. 그 이유는 첫째, 사료공장에서 좀진드기에 의하여 피부질환이 발생할 수 있다는 문헌들, 둘째, 곤충학자가 제품의 원료인 옥수수에서 발견된 딱정벌레는 사람을 물지는 않지만 좀진드기의 숙주가 될 수 있다는 의견, 셋째, 질환자가 모두 교상을 느끼지 못한 점으로 보아 교상의 원인이 눈으로 인지할 수 없을 정도로 작을 것이라는 점 등이었다.

집단 피부질환의 발병 원인이 좀진드기일 것이라는 가설 하에 1994년 6월 8일, 6월 11일 두 차례에 걸쳐 작업장의 시료를 채취하여 연세의대 기생충학 전문가에게 좀진드기 분석을 부탁하였다.

피부질환은 60명 중 28명이 발생하여 발생률은 46.7퍼센트이었고 일정기간에 집중되어 유행하는 것이라고 판단하였다. 피부질환의 원인에 대하여는 피부교상 외에 달리 생각할 수 없었다. 그 이유는 첫째, 피부과 전문의가 전형적인 교상에 의한 피부병변이라고 진단한 점이다. 둘째, 모든 피부질환은 공장 내에서 작업 중 발생하였고, 연령, 성별, 교육수준, 근무기간에 따라 유의한 차이가 관찰되지 않았으며, 가족 간에 전파되지 않았다. 알레르기 질환의 과거력과 무관하였고, 소양감을 규칙적인 간격으로 호소하는 경우가 많았던 점 등의 역학적 특성이 피부

교상과 부합되었다. 셋째, 피부질환을 유발할 어떠한 화학적 유해물질도 공장 내에 유입되지 않았다. 넷째, 다른 피부질환은 역학조사에 의하여 배제될 수 있다는 점이다. 예로 땀띠는 예년에 비하여 무더위가 극심했던 6월 말로 들어서면서 오히려 발생이 없어졌던 점으로 배제할 수 있었다.

좀진드기는 3아목 7과 17종으로 총 1천6백37개체를 분리 동정하였다. 피부교상을 일으키는 종류로는 딱정벌레에 기생하는 Acarophenax-tribolii 2개체를 국내에서 처음으로 동정하였다. 또한, 다른 진드기를 포식하는 Cheyletus eruditus, Cheyletus malaccensis, Cheyletus fortis 등이 있었다. 필자 등이 공장 내부와 옥수수 원료에서 많은 딱정벌레를 관찰할 수 있었으나, 6월 11일 시료 채취를 위하여 다시 공장을 방문하였을 때는 딱정벌레를 관찰하기 힘들었고 6월 10일 이번 유행이 끝난 사실로 미루어 이번 유행의 원인은 좀진드기 교상이며, 딱정벌레에 기생하는 A. tribolii가 원인이라고 판단하였다.

좀진드기는 대부분 극히 미세형으로 육안으로 쉽게 발견하기 힘들다. 인체에 기생하는 종류는 극소수에 불과하며, 이들 중에는 외부에 기생할 뿐 아니라 인체 내부에 기생하는 종류도 있다. 좀진드기에 의한 건강장해는 옴진드기에 의한 옴, 집먼지진드기에 의한 알레르기성 질환, 털진드기에 의한 쯔쯔가무시증, 여드름진드기에 의한 여드름이 대표적이다. 그 외에도 많은 종이 주로 척추동물의 외부 기생충으로 조류나 설치류에 기생하면서 기회가 되면 사람을 흡혈하여 피부증을 유발한다.

일 년 후인 1995년 6월경 다시 회사를 방문하였다. 딱정벌레를 관찰할 수 있었는데 그 수는 매우 적었고 근로자들이 피부질환도 거의 호소하지 않았다. 좀진드기의 생존 여부는 파악할 수 없었다. 2년 뒤인

1996년 6월경 다시 또 방문하였다. 딱정벌레도 관찰할 수 없었고 피부질환을 호소하는 근로자도 없었다. 딱정벌레가 외국에서 들어와 국내에서 생존하지 못하고 사멸되었다고 생각하였고 딱정벌레가 없다면 기생하는 좀진드기도 없어졌다고 추정하였다. 많은 곤충과 절지동물이 외국에서 유입되는데 국내 환경 조건에 맞아 생존하여 적응하는 종류는 극히 적을 것이다. 그러나 적응을 하면 생태계는 파괴되고 건강장애는 계속될 것이다.

국내에 유입된 곤충과 좀진드기가 환경에 적응하지 못하고 사멸해 가는 과정을 통하여 국내 유입과 적응이라는 관점을 이해하는 계기가 되었다. 이와 같은 다양한 방법으로 외래종이 유입되고 있으며, 검역을 통하여 유입을 차단하는 것은 불가능할 것이다. 차단한다면 극히 일부일 것이다.

후에 야생조류를 통해 조류인플루엔자가 유입되고 또한 진드기도 유입되고 있다는 사실을 알고 종의 유입이 단순한 문제가 아니라 심도 있게 연구할 분야라는 생각이 들었다. 기후조건 등 국내 기후환경이 유입된 종을 차단할 수 있지만 기후가 변하면 어떻게 될 것인가? 기후변화를 다양한 종의 유입이라는 새로운 관점에서 이해할 필요가 있다.

참고문헌

1. 임현술, 김지용, 정해관, 성열오, 이한일. 좀진드기 교상에 의한 피부질환의 집단 발생에 관한 역학조사. 예방의학회지 1995: 28(1): 13~26

곤충들

피부질환이 유행하여 발생 원인을 곤충이라고 밝힌 역학조사들을 소개하고자 한다.

주거 환경과 관련된 유행이 1건이었고 사업장과 관련된 유행이 2건이다. 사업장과 관련한 유행은 보건관리자가 상담을 하여 어떠한 보상도 없이 되도록 빨리 현장을 방문해 해결해 주어 보람이 있었다.

페데러스 피부질환 유행

1994년 9월 경상북도 김천군의 한 아파트를 중심으로 페데러스에 의한 피부질환이 유행하였고, 선산, 칠곡, 금릉 및 성주 등 주변 지역에서도 페데러스에 의한 집단 피부질환 발생이 보고되었다. 국립보건원에서는 이번 유행의 원인을 페데러스의 일종인 청딱지개미반날개(Paederus fuscipes)로 확인하였다는 기사를 접하였다. 호기심이 생겨 주말에 김천에 있는 아파트를 방문하였으나 관리자가 언론 때문에 힘들다고 하소연만 하고 일절 자료를 주지 않아 역학적 특성을 파악하기 어려웠다. 김천시 소재 피부과의원에서 외래 환자들이 날아다니는 곤충에 의해 발생하였다고 언급하여 원장이 그 곤충을 채집해 오라고 한 후 환자들이 채집한 곤충을 보니 동일한 곤충이어서 피부질환의 원인이라고 추정하고 보건소를 통하여 국립보건원으로, 국립보건원은 곤충학자와 상담하여 진단하였다고 한다. 질병의 원인을 진단하는 한 가지 방법을 터득하게 되었다.

7개월 정도 지난 후 김천에 있는 한 공장에서 공장장이 직원을 대상으로 보건교육을 해달라고 하여 그러겠다고 응답하였다. 그런데 그 교육이 취소가 되어 소장이 미안해하였다. 전화 통화 중 과거 아파트에서 발생한 피부질환 이야기를 하였더니 아파트 관리자를 잘 알고 있다고 하면서 소개시켜 주겠다고 하였다. 그 후 주말에 집에 있는 양주 한 병을 가지고 아파트 관리자를 찾아 가니 자료를 보여 주었다.

김천시에 소재한 1백96세대가 상주하는 2동의 아파트 단지에 거주하는 주민 중, 1994년 9월 8일과 9일 양일간 아파트 관리사무소에 피부질환이 발생하였다고 신고한 1백3세대 1백89명의 주민에 대한 신고서에는 신고자의 아파트 동·호수, 성명, 성별 및 연령, 방문한 의료기관, 피부병변 유무에 대하여 기록되어 있었다. 이를 분석하고 페데러스가 유행한 이유를 파악하고자 아파트 주위환경에 대하여 조사하였다. 페데러스 피부질환은 남자 94명, 여자 95명에게서 발생하였고, 연령별 분포는 1세부터 68세로 다양하였다. 발생부위별 분포는 얼굴이 가장 많았고 경부, 어깨와 체간, 사지 및 등의 순으로 감소하였다.

주거 위치별 양상은 1백96세대 중에서 1백3세대에서 발생하여 총 세대의 52.6퍼센트에서 발생하였으며, 층을 높이에 따라 세 구역으로 구분할 때 중간층의 세대들에서 발생 보고가 많았다.

페데러스는 형태학적으로 7mm 내외의 작은 갑충으로 몸체는 녹색, 검은색과 적색의 세 절로 되어 있으며, 다리는 황갈색이다. 전 세계적으로 분포되어 있으며, 특히 열대의 고온다습한 나라에 많다.

일부 종이 체강에 페데린(pederin)이라는 독성 물질을 함유하고 있어서 사람에게 자극성 접촉 피부염을 일으킨다. 피부에 접촉 사실을 잘 모를 때가 많지만 페데린이 함유된 체강액이 유리되면서 피부에 흡수되어 가려움을 동반하는 작열감과 발진이 생겨 수포성 병변으로 진행한다. 페데러스의 몸체에 압력이 가해지면 맑은 액체가 곤충의 다리 관절, 흉절과 생식기관에서 유리되지만 압력을 가하지 않고 피부 위를 지나가도 선상의 피부병변을 발생시킨다. 페데러스가 배란이나 배설 등 특별한 상태에 있을 때 체액이 항문이나 생식기로부터 분비되어 피부병변을 유발하는 것이 아닌가 생각한다. 피부발진은 체액이 피부에 닿은 지 두 시간 전후로 나타나며, 특히 안면, 경부, 사지 부위에 다양하게 나타난다.

급성 수포성 병변은 수일 내 가피를 형성하고 10~14일 내로 완전히 치유된다. 수포성 병변이 감염되어 농포를 형성하기도 한다. 선상의 병변을 보이나 겨드랑이나 팔꿈치와 같이 접히는 부위는 접힐 때 페데린이 대칭적으로 묻어 대칭적인 피부병변을 보여 이를 'kissing lesion'이라고 부른다.

체강액이 눈에 들어가면 급성 결막염, 각막 표피염, 각막 외상 등을 일으킨다. 전신증상으로 무기력, 발열, 두통, 관절염, 국소 림프절염이 발생할 수 있다.

페데러스는 주로 논, 연못, 호수 주변 및 개울가의 풀숲에서 생활한다. 6~10월 사이 성충이 되어 야행성으로 오후 7~8시경 불빛을 보고 날아서 집에 침입한다. 아파트 중간층에서 피부병변이 많이 보고된 것은 강가 풀숲에 서식하던 페데러스가 야간에 아파트의 불빛을 보고 아파트와 강 사이의 3층 높이 제방을 넘어 상향으로 비상한 때문이라고 추정한다. 페데러스는 날씨가 장기간 덥고 가물 때 많이 번식한다. 아파트가 하천 주변에 위치해 있었고 하천과 아파트 사이에는 퇴적된 모래와 사료용 식물을 재배하는 밭이 가로놓여 있어 집단적으로 서식하기 좋은 환경이었고 유행한 시기가 유난히 무덥고 가을로 이행하는 시점이란 점에서 페데러스가 번식할 호조건이 되어 이번 유행이 발생하였다고 생각한다.

페데러스의 체강액에 노출된 피부는 비누나 알코올로 희석시키고, 수포는 깨끗하게 터트린 후 냉찜질을 하고 부신피질 호르몬제를 발라준다. 집안에 침입을 막기 위해서 방충망을 설치하고, 살충제를 사용한다. 오후 7~8시경 불을 끄고 성충은 손으로 잡지 않도록 한다.

직접 경험을 하지 못하였지만 이러한 노력을 통하여 상상 속에서 여러 상황을 유추해 볼 수 있었다. 이러한 간접 경험은 그 후 곤충에 의한 직업성 피부질환의 역학조사를 수행하는 데 많은 도움이 되었다.

독나방 피부질환 유행

1995년 8월 말경 기계 및 기구를 제조하는 공장에서 피부질환이 유행한다고 하여 현장을 방문하여 역학조사를 실시하였다. 공장은 도로변에서 5백여 미터 떨어진 숲속에 있고 작업 공정은 원자재가 투입되면 기계로 원자재를 절단해 드릴 후 프레스와 용접으로 중장비 부품을 생산하고 있었다. 근로자들은 설립 이후 계속 교대로 야간작업을 하고 있었다. 야간작업 시 작업장의 여러 곳에 백열등을 켜서 공장을 환하게 유지하고 있었다.

회사 근로자 1백5명, 자회사 근로자 50명과 경비직 5명으로 1백60명이 근무하고 있었다. 이들 중 1995년 8월 25일, 8월 28일 2차례에 걸쳐 한 번이라도 설문 조사가 가능하였던 92명을 조사 대상으로 하였다. 피부질환이 있는 근로자 47명을 피부과 전문의가 진찰하여 모두 이번 유행과 관련된 피부병변임을 밝혀냈다.

피부질환자는 42예로 발병률은 45.7퍼센트였다. 연령별, 성별, 교육수준별, 근무기간별 발병률은 통계적으로 유의하지 않았다. 직종별 발병률은 사무직 25.0퍼센트, 생산직 47.8퍼센트, 경비직 100.0퍼센트로 경비직의 발병률이 유의하게 높았다. 피부질환이 있는 모두 소양감을 호소하였고, 피부병변은 가장자리가 홍반으로 둘러싸인 쌀알 크기의 구진 및 극히 드물게 수포로 이루어져 산재되어 있었고 2명에서 쌀알 크기의 구진이 밀집되어 있고 긁으면 번진다고 호소하였다.

최근 회사에서 노랑나방을 많이 볼 수 있었고 증상이 야간에 심해진다고 하여 노랑나방에 의한 피부질환을 의심하였다. 그 이유는 첫째, 전년에는 관찰되지 않았던 노랑나방이 최근에 다수 관찰되었다고 응답하였으며, 필자도 공장 내에서 많은 나방을 관찰하였다. 둘째, 작업장과 1백여 미터 떨어져 있으며, 야간에 밝은 전등 불빛 밑에서 일하는 경비실 직원 5명에게서 모두 심한 피부병변이 관찰되었다. 셋째, 야간작업과 관련이 있고 악화 요인과 호전 요인을 비롯한 역학적 특징이 노랑나방 피부병으로 설명이 가능하였고, 다른 피부병의 원인을 배제할 수 있었다는 점이다. 또한 역학조사를 실시한 10여 일 후 독나방이 사라지면서 대부분 근로자의 피부병변도 호전되었기 때문이다.

원인으로 생각하는 노랑나방은 독나방{Euproctis subflava (Bremer)}이라고 곤충학자가 확인하여 주었다.

스테레오 현미경과 광학 현미경을 이용하여 독나방 날개 속 독모들과 독모 속에 독으로 생각되는 검은 액체인 독액을 관찰하였다.

필자는 독나방과 학명을 모르는 흰나방, 눈큰무서운나방 등 3종류의 나방을 잡아 유발시험을 하였다. 독나방은 심한 병변, 흰나방은 경한 병변, 눈큰무서운나방은 병변이 전혀 발생하지 않아 아름다울수록 독모가 많다는 것을 알았다. 눈큰무서운나방은 무서운 모습으로 무장하는 데 에너지를 소진하여 독모가 없다고 생각하였다.

공장을 방문하지 않은 전공의에게 동의를 얻어 왼쪽 팔꿈치 앞쪽부위에 독나방의 날개 부위를 밀착시키니 아주 심한 병변이 생겼다. 전공의는 평소 알레르기가 있다고 하였다. 필자는 알레르기가 없어서인지 전공의에 비하여 병변이 심하지 않아서 전공의에게 미안하였고 나중에 완치되어 다행이었다.

피부질환의 유행은 야간에 백열등 불빛에 모여든 독나방의 성충에 있는 독모가 바람을 타고 야간작업을 하는 근로자의 몸에 부착하여 발생하였다고 판단하였다.

독나방의 독모는 2령기 유충부터 발생하기 시작하여 종령기 유충은

6백만 개의 독모를 갖게 되어 유충이 직접 피부에 접촉되었을 때 피부병변을 일으킨다. 독나방 속(Euproctis)의 나방은 고치 안에서 성충으로 우화할 때 암컷은 복부를 휘젓는 습성이 있어 유충 껍질에 있는 수많은 독모가 성충의 복부 털에 부착하게 되어 성충도 피해를 입힌다. 수컷은 이런 습성이 없어 인체 피해는 주로 암컷에 기인한다. 성충은 낮에는 잡초나 수풀 속에서 휴식하고 있다가 밤이면 활동하는데 강한 주광성이 있으므로 전등에 유인되어 실내에도 들어와 사람과 접촉하거나 독모를 날린다. 성충이 산란할 때 충난에도 독모가 붙게 되어 독나방이 성충, 유충, 탈피가, 충난에 접촉하면 피부병변이 생길 수 있으나 사람과 가장 접촉이 빈번한 것은 성충이다.

독나방의 독모가 피부에 접촉하면 모낭이나 한선을 통해 체내에 들어가 자극 증상을 일으킨다. 자극 증상은 기계적 자극과 독모 속의 독성 물질에 의한다. 독물의 성분은 히스타민류와 용혈성 물질로 알려져 있으며, 히스타민이 자극성 피부병변을 일으키는 주요 요인이다. 알레르기 반응은 확실히 증명되지는 않았다고 하는데 필자와 전공의의 병변을 비교하면 알레르기 반응도 유발하거나 알레르기가 있는 사람의 병변이 더 심하게 나타난다고 추정된다.

독나방에 의한 피부질환의 치료는 독모가 접촉된 부위는 자극을 주지 말고 흐르는 물로 씻어야 한다. 초기의 냉찜질은 동통을 제거하는데 효과가 있으며, 아트로핀을 함유한 안연고는 안질환의 치료에 효과가 있다.

필자의 피부병변이 거의 호전되었을 때 서울에서 춘천닭갈비와 소주를 먹었다. 그 후 팔이 떨어져 나갈 듯 통증이 와서 택시를 타고 호텔로 이동하여 사우나에서 찬물로 계속 씻어내니 어느 정도 진정이 되었다. 피부병변에는 닭과 술이 해롭고 독은 흐르는 물로 씻는 것이 가장 좋다는 사실을 실감할 수 있었다.

1년 후 공장을 다시 방문하였으나 독나방을 관찰할 수 없었다. 3년 후까지 관찰하였으나 더 이상 관찰할 수 없었다. 그 많은 독나방이 어디로 사라졌단 말인가? 아직도 그 이유는 모르지만 독나방이 한 지역에 갑자기 나타났다 갑자기 사라질 수 있다는 것은 경험할 수 있었다.

왕침개미 피부질환 유행

1998년 8월 도시가스를 제조하여 공급하는 공장 근로자들에게 집단적으로 피부질환이 발생하여 역학조사를 실시하였다. 공장 근무자는 사무직 53명, 생산직 15명, 탱크로리 운전기사 11명, 경비 3명으로 총 82명이었다. 작업 공정은 천연가스가 입고되면 공기 혼합과정을 거쳐 순수 도시가스를 제조하여 포항지역에 공급하는 업무를 수행하고 있으며, 유해 요인은 가스 외에는 없었다. 조사 대상자는 1998년 8월 14일, 9월 11일 2차례에 걸쳐 한 번이라도 설문조사가 가능하였던 사무직 49명, 생산직 15명, 탱크로리 운전기사 6명, 경비 3명으로 총 73명의 남자 근로자였다.

이번 유행과 관련된 피부질환 발병자는 12예로 발병률은 16.4퍼센트이었다. 연령별, 교육수준별 및 근무기간별 발병률은 유의한 차이를 관찰할 수 없었다. 직종별 피부질환의 발병률은 생산직 근로자에서 다른 직종 근로자보다 유의하게 높았다. 피부질환은 모두 가려움증을 호소하였고, 수 시간 후 작은 홍반에서부터 지름 3~4cm 크기의 홍반이 생겼으며, 3예에서 알레르기 피부병변의 발현을 관찰할 수 있었다.

피부질환은 10예가 야간에 생산동의 조정실에서 근무한 사실과 밀접한 관련이 있었고 9예가 날아다니는 개미에 물려 피부질환이 발병하였다고 응답하였다. 그 이유는 몸이 가렵거나 무엇이 문 것 같아 보면 개미를 발견할 수 있거나 개미가 날아다니다가 속옷 속으로 들어가 물린 것을 알 수 있다고 하였다. 원인으로 생각되는 개미를 채집하여 곤충학자에게 보내니 왕침개미(Pachycondyla chinensis)라고 확인하여 왕침개미 수컷에 의한 피부질환으로 판단하였다. 그 이유는 첫째, 과거 관찰되지 않았던 날아다니는 개미가 최근 다수 관찰되었다고 응답하였으며, 필자도 공장 내에서 개미를 관찰할 수 있었다. 둘째, 9예가 날아다니는 개미에 물려 피부질환이 발병하였다고 응답하였으며, 개미 교상 시 가려움증이 즉시 발현되어 문 개미를 확인한 증례가 많았다. 셋째, 물었다고 응답한 개미를 채집하게 하니 같은 종류의 개미를 채집하였다. 넷째, 독침이 있는 개미로 동정이 되었다. 다섯 째, 문단속과 살충제 살포 등 예방대책을 수립한 후 날아다니는 개미가 사라지면서 대부분 근로자의 피부병변도 사라진 것을 확인하였다. 여섯 째, 다른 교상 원인을 발견할 수 없었다는 점이다.

　1998년 왕침개미에 의하여 피부병변이 유행한 이유는 야간에 방충망이 설치되어 있지 않은 창문으로 생산동 조정실 내로 개미가 날아들어 왔기 때문이다. 1997년에는 날씨가 무더웠고 비도 많이 오지 않아서 야간작업 동안에 에어컨을 켜고 작업한 반면, 1998년은 기온이 전년에 비하여 높지 않고 비가 많이 와서 야간에 방충망이 없는 상태로 창문을 열고 작업을 하였다고 한다. 야간에 에어컨 가동을 중단하고 방충망이 없는 창문을 열고 작업을 하여 왕침개미가 생산동 조정실로 날아들어왔을 것이다. 1996년부터 1997년까지 공장 앞 공터에 하수도 쓰레기(뻘)를 매립하였는데, 이러한 환경의 변화가 왕침개미의 증식에 적지 않은 영향을 주었을 가능성이 있다. 즉, 기후 조건과 주위 환경 변화가 왕침개미의 증식에 기여하고 창문을 열고 작업하는 등 인간의 행위가 유행을 발생하게 하였다고 생각한다.

왕침개미는 원시 개미이므로 배의 꼬리에 침이 있다. 땅에서 배의 꼬리에 침이 있으면 효율적으로 사용하기 어렵다. 그래서 벌과 다르게 개미는 침을 없애고 개미산을 생산하여 효율적으로 사용하게 진화하였다고 추측해 보았다.

유행의 원인이 눈으로 볼 수 있는 곤충이라면 현장 방문을 통한 역학조사는 비교적 쉽다. 곤충의 학명과 교상이나 자상이 집단적으로 생긴 이유를 알기 위하여 곤충학자의 자문과 협력이 긴요하다. 곤충에 의한 교상이나 자상도 환자가 모른다면 진단하기 쉽지 않다. 나방의 독모에 의한 손상은 피부과에서 정확히 진단을 받지 못하였다. 그러므로 의사는 정확한 진단을 위하여 최근 주위에서 많이 본 곤충을 묻거나 현장을 방문하면 좋을 것이다. 진단을 정확히 하면 치료도 정확히 할 수 있으며, 예방도 적절하게 할 수 있다.

참고문헌

1. 배근량, 임현술, 김병진. 왕침개미에 의한 피부질환 집단 발생에 관한 역학조사. 예방의학회지 1999: 32(3); 421~426.
2. 임현술, 정철, 김두희, 성열오, 김정란, 신유항. 독나방에 의한 피부질환의 집단 발생에 관한 역학 조사. 예방의학회지 1996: 29(2): 359~370.
3. 임현술, 정철, 김두희, 편세현. 아파트에서 집단 발생한 페데러스 피부질환에 관한 조사. 한국농촌의학회지 1996: 21(1); 13~20.

땀띠

갱내에서 작업하는 근로자들이 집단적으로 피부 및 호흡기 증상을 호소한다는 보건관리자의 이야기를 듣고 작업현장을 방문하였다. 경상북도 영천시 저수지 물을 공업용수로 포항시에 공급하기 위하여 경주의 안계저수지까지 수로를 확보하기 위해 1992년 6월부터 산야를 관통하는 수로공사를 시작한 현장이었다. 1994년 9월 35km 공사 계획 구간 중 7km의 공사 진척을 보이고 있었는데 그동안 근로자들에게 특별한 건강장해가 없었으나 1994년 초여름부터 피부 및 호흡기 증상을 호소하기 시작하였다고 한다. 현장에 가는 동안 저자는 피부질환이 발생한다면 우선 절지동물에 의할 가능성이 있다고 생각하였다. 현장을 방문하여 근로자들을 만나보니 자신들이 근무하는 현장은 굴을 뚫는 갱내이므로 어떤 생명체도 존재하지 않는다는 설명에 절지동물일 가능성은 희박해졌고 호흡기 증상도 절지동물로는 설명하기 어려웠다.

그곳에는 현장직 및 사무직 근로자 총 60명이 모두 현장의 합숙소에서 수식을 하고 있었다. 현장직이 근무형태는 3조로 나뉘어 3교대로, 한 조당 16~17명의 근로자가 배치되어 있었다. 작업내용은 갱도 외부에서 레일 위를 달리는 소형 열차를 타고 작업장까지 들어가며, 작업이 진척될수록 작업장까지 진입하는 시간은 점점 길어진다. 작업방법은 레일 위에 장착된 굴을 뚫는 지름 3.5m 정도의 터널 굴착기계를 통하여 이루어지는데 기계의 전면이 회전하면서 둥글게 굴이 파진다고 한다. 이 작업 중 먼지가 많이 날리고 고온이 생기므로 갱내에 환기 파이프 3개를 통해 공기를 주입하고 있었다.

굴착기가 작동할 때는 근로자들 이 기계의 전반부에 있지 않으나 계속적인 작업으로 절단기(cutter)의 날이 마모되면 교체를 위해 기계를 3m 정도 후진시킨 후 기계의 밑을 통해 전면으로 나아가 교체작업을 한다. 평상시 작업을 할 때는 근로자들이 굴착부위로부터 10m 이상 떨어져 작업하므로 먼지나 고온의 영향을 적게 받으나 교체작업 시에는 기계의 전면으로 나가야 하므로 기계의 고온에 노출될 수밖에 없다. 이 때 교체 대상인 절단기의 온도는 38~40℃ 정도로, 절단기의 열을 식히고자 물을 계속 뿌려 발생하는 수증기가 시야를 가릴 정도이며, 밑바닥은 물이 고여 있는 상태이다. 교체작업은 빠르면 4시간, 지연되면 8시간이 소요되어 고온다습한 환경의 노출을 피할 수 없는데, 이 작업에는 전반부 근로자들이 투입된다. 후반부 근로자들은 교체작업에 투입되지 않고 정비 및 열차의 레일설치, 운송을 담당하는 작업 장소인 20m 거리의 후방에서 작업을 하였다.

1994년 9월 말 현장을 2일간 방문하여 조사한 42명에 대하여 자기 기입식 설문지를 이용해 연령, 교육수준, 근무기간, 알레르기 질병력, 피부병의 유무, 증상과 범위, 일반적 증상 등을 기입하게 한 후 피부과 전문의가 피부질환에 관한 이학적 검사를 실시하여 진단하였다. 이때 동일인에게서 2개 이상의 다른 피부질환이 관찰될 때를 각각 기술하였다.

조사 대상은 42명으로 모두 남자였으며, 갱내 전반부 근로자 25명, 후반부 근로자 13명, 갱외 근로자 등 4명이었다. 근로자의 연령별, 근무기간별 및 흡연력에서 유의한 차이는 없었다. 갱내 전반부 근로자 중 적색땀띠(miliaria rubra) 14건(56.0퍼센트), 무좀 6건(24.0퍼센트), 접촉피부염 2건(8.0퍼센트), 대상포진 1건(4.0퍼센트)이 있었다. 갱내 후반부 근로자 중 적색땀띠 3건(23.1퍼센트), 무좀 2건(15.4퍼센트), 접촉피부염과 대상포진은 각각 1건(7.7퍼센트)이 있었고 갱도 밖의 근로자에서 피부병 발생은 없었다.

적색땀띠의 발생 시기는 작업기간과 상관없이 1994년도 3월부터 발생하기 시작하였으며 전반부 근로자는 3월, 4월, 5월에 각각 1건(7.2퍼센트), 6월과 7월에 각각 2건(14.4퍼센트), 8월에 3건(21.4퍼센트), 9월에 4건(28.6퍼센트)이 발생하였고 갱내 후반부 근로자는 1994년 4월, 6월, 7월에 각각 1건씩 발생하였다. 적색땀띠의 호발부위는 하지가 12건(70.6퍼센트), 체간이 10건(58.8퍼센트), 상지(21.4퍼센트), 국부(19.0퍼센트), 복부(16.7퍼센트), 흉부, 손목, 경부의 순이었으며, 안면, 수부, 족부에서는 관찰되지 않았다. 임상 증상은 호흡기 증상이 가장 많았으며, 갱내 전반부와 후반부 근로자 간 유의하지 않았으나 갱외 근로자에 비하여 갱내 근로자가 유의하게 호소율이 높았다. 갱내 전반부 근로자는 가래가 13건(52.0퍼센트), 쉰 소리가 9건(36.0퍼센트), 인후통이 8건(32.0퍼센트), 기침, 눈의 따가움, 호흡곤란, 발열, 오한, 설사의 순이었으며, 갱내 후반부 근무자의 경우, 가래와 인후통이 각각 5건(38.5퍼센트), 쉰 소리와 기침, 눈의 따가움이 각각 4건(30.8퍼센트), 호흡곤란, 발열, 오한의 순이었다.

작업환경을 측정하고자 하였으나 조사 당일 작업현장에 수맥이 터져 정상적인 작업환경을 측정하지 못하였다. 1994년 7월 대한산업보건협회 경북지부에서 측정한 정기 작업환경 측정자료에 의하면 측정 당시 작업 진행은 6.4km 정도의 공사가 진척되고 있었으며, 현장 온도는 32℃, 습도는 70퍼센트 이상, 산소 19퍼센트(허용기준 18퍼센트 이상), 이산화탄소 1,500ppm(허용기준 5,000ppm 이하), 분진 1.09~1.20mg/m³(허용기준 2.0mg/m³)로 온도와 습도가 높은 점을 제외하고는 전반적으로 허용기준 이하의 소견을 보였다. 그러나 이 자료는 작업 중 후방의 상태이며, 전방의 교체작업 시 상태는 아니었다.

고온작업에 의한 건강장해는 열피로, 열경련, 열사병 등이 잘 알려져 있다. 작업현장이 30℃가 넘는 고온작업임에도 불구하고 고온으로 인한 전신증상이 일어나지 않았는데 이는 먼지를 줄이고 기계의 열을 식히고자 물을 뿌려 습도가 높아 발한으로 인한 체액손실이 적은 작업조건이었기 때문이다. 고온에 의한 국소적 장해는 대개 피부질환으로 땀띠, 무좀 등이 있다. 또한 중노동으로 인한 체력의 저하로 대상포진과 기계기름이나 냉각유 등에 의한 접촉피부염 등이 발생하였다고 생각한다. 여름이 지난 9월 말에 땀띠가 많이 발생한 이유는 그동안 고온에 누적되고 최근 단단한 암반층을 만나 교체작업이 자주 이루어졌기 때문이다.

일반적으로 땀띠는 땀을 배출하지 못하고 체류하기 때문에 생긴다. 열로 인하여 땀샘의 팽창이 생기며, 이로 인해 관의 입구가 막히고 하부의 땀샘이 일시적으로 터진다. 각질층 이하에서 막히면 수정땀띠(miliaria crystallina)라고 부르는데 작고 맑은 수포가 생겼다가 순간적으로 터져 각흔(desquamation)이 된다. 피부 표면은 약간 적색이다. 이러한 상황은 임상적으로 진피에 경미한 손상을 주는 것으로 태양에 의한 화상과 같은 양상이며, 주로 손바닥이나 간지부위(intertriginousarea)에서 호발한다. 수정땀띠는 일반적으로 증상이 없는데 간혹 손바닥에 각화현상이 일어나서 인지하게 된다. 외피의 깊은 부위인 과립층에서 막히면, 수포가 단단해지며, 소양증이 심해진다. 적색땀띠라 불리는 이러한 형태는 접촉피부염과 혼돈될 수 있으며, 적색의 정도가 심하며 갑작스럽고 심한 소양증을 수반하여 수정땀띠보다 증상이 심하다. 피부소견은 작은 적색 반점이나 수포로 나타나는데 이러한 소견은 무덥고 습한 환경에 노출된 후 며칠 뒤에 나타나기도 하지만 대부분 수개월이 지난 후 발현한다. 호발부위는 체간과 간지부위이며, 손바닥이나 발바닥에는 거의 발생하지 않는다. 관 입구가 심하게 막히면 열이 나고 열쇠약이 발생할 수 있고 노동효율이 감소한다. 염증이 심한 경우 농포가 형성되며, 박테리아 감염이 합병되면 농포땀띠(miliaria pustulosa)가 된다. 외피의 더 깊은 부위나 진피의 상부가 막히면 수포가 생겨도 증상이 없어 깊은땀띠(miliaria profunda)가 된다. 피부소견은 지름이 1~3mm의 하얀 수포로서 주로 체간에 호발한다. 적색이나 소양증은 경미하거나 거의 없다. 이러한 소견은 계속적인 무더운 환경에 노출되어 땀샘의 기능이 전반적으로 상실될 때 생기며 보통 적색땀띠가 오랜 기간 지속된 뒤에 나타난다. 후유증으로는 열피로와 열쇠약이 나타날 수 있다.

땀띠의 치료는 땀을 덜 흘리도록 유도하고 차게 하면 된다. 적색땀띠가 생긴 근로자들은 대부분 찬물로 샤워를 하면 증상이 호전된다고 응답하였다. 자극이 없는 연한 로션을 사용할 수도 있다. 수정땀띠는 손상된 부위를 기계적으로 제거하거나 자연적으로 없어지도록 하면 호전된다. 적색땀띠의 경우 유발시키는 장소에서 벗어나 일주간 쉬면 피하의 손상된 조직이 자연적으로 떨어져 나간다. 깊은땀띠는 찬 환경에서 수 주간 휴식을 취해야 완전한 회복을 이룰 수 있다. 전신용이나 국소용 스테로이드제는 효과가 없다.

피부과적 소견은 주로 적색땀띠로 온도와 습도가 상대적으로 높은 전반부에서 작업하는 근로자에서 후반부 근로자보다 더 많이 발생하였다. 이와 비슷한 시기에 나타나기 시작한 전신적인 증상, 특히 호흡기 증상은 피부 증상과는 다른 분포를 보여 다른 원인에 의한 것으로 보이는데 작업이 진행되어 작업장소가 깊어짐에 따라 외부와 기온 및 습도 차로 인한 인후 증상이라고 생각한다. 이는 전반부 작업자와 후반부 작업자의 임상 형에 차이가 없는 점으로 보아 고온, 다습한 환경이라기보다는 일반적인 갱내에서의 작업과 같이 다량의 먼지 발생과 환기가 적절하지 않아 증상이 발현되었다고 생각한다. 또한 갱내의 작업상 먼지의 발생, 흡연 등으로 인한 증상의 발현을 생각할 수 있으나 갱내의 먼지를 줄이고자 계속 물을 뿌리는 점이나 작업환경 측정 상 먼지의 발생이 허용기준 이하로 발생하고 있는 점, 흡연의 비율이나 정도가 갱내나 갱외의 근로자들에게서 유의한 차이를 보이지 않는 점을 고려할 때 이들은 단독적인 원인이 아니라 환경의 차이가 증상 발현을 상승시키는 작용을 한 것으로 보인다.

계절이 추워지면서 피부 증상이 완화되겠지만 공사 진행에 따라 작업장의 위치가 깊어지고, 단단한 암석이 있다면 절단기 교체의 빈도가 증가함에 따라 이를 교체하는 동안 고온다습한 환경에 계속적으로 노출되므로 근본적인 치유는 쉽지 않다. 따라서 증상이 있으면 절단기 교체 시 동일한 근무조 내에서 작업교대를 좀 더 빈번하게 하여 노출의 기회를 줄이고 심한 경우 일정 기간 외부 작업으로 교체를 고려해야 한다. 또한 땀에 젖은 내의나 작업복을 자주 갈아입고 작업 후 반드시 냉수욕을 하도록 한다. 반면 호흡기 증상은 작업이 깊어지고 겨울철이 됨에 따라 차후 더욱 심해질 수 있다. 따라서 작업장으로 가는 중간 휴식처나 복귀처에서 갱외 환경의 조건에 적응할 수 있는 중간 체류시간을 길게 하거나 따뜻한 음료수의 제공이 필요하며, 작업장 내에서나 출입 시 흡연을 금지하여야 한다.

산업이 발달하면서 인간이 극한 환경에서 작업하는 경우가 증가하고 있다. 점차 도로나 도수로, 터널과 같은 기간산업을 위한 토목건설이 증가하고 있으며, 차후 해저탄광 및 지하터널의 필요성이 크게 대두되고 있는 바 이러한 제한된 공간에서 작업을 하는 근로자들에 대한 건강장해에 관해서도 관심을 가져야 할 것이다.

참고문헌
1. 김지용, 임현술, 성열오. 고온 다습한 갱내에서 작업하는 근로자의 건강위해에 관한 조사. 동국의학 1994; 2: 215~222.

유해물질

유해물질과 관련된 직업성 피부질환을 직·간접적으로 경험하여 소개하고자 한다. 사업장 보건관리자나 담당자가 피부질환이 발생하였다고 하면 대부분 현장을 방문, 별도의 지원 없이 수행하게 되어 완벽한 조사가 이루어지지 못하는 경우도 있지만 그런대로 원인을 추정하고 예방하였다는 점에서 의미가 있다.

절삭유와 유기용매 취급 근로자

1993년 절삭유와 유기용매를 혼합하여 취급하는 근로자들에게 피부질환이 많다고 하여 그 원인을 파악하고자 역학조사를 실시하였다. 절삭유(cutting oil)는 절삭, 연마, 압연과 같이 금속을 물리적으로 변화시키는 공정에서 금속 위에 첨가하는 액체로, 비수용성과 수용성으로 분류되는데 이 회사 근로자들이 사용하고 있는 절삭유는 비수용성이었다. 유기용매(solvent)는 전기 장비 및 기계 장치의 기름, 오염물 및 습기를 제거·세척하기 위한 유기용제의 혼합물로 1년 전부터 근로자에게 피부질환이 다발하여 좀 더 고급품으로 바꾸어 현재 사용하고 있다고 한다.

과거의 유기용매에 비해 현재 사용하고 있는 유기용매의 성분을 비교해 보면 파라핀계의 함량이 줄어들고 아로마틱계의 함량이 증가하였다. 근로자들은 유기용매가 담겨진 통에 절삭유를 묻힌 동제품을 손으로 넣다 뺐다 하는 작업을 하거나 절삭유와 유기용매가 동시에 분사되는 작업공정에서 일을 하는 동안 절삭유와 유기용매에 혼합 노출된다.

절삭유와 유기용매를 사용하는 남자 근로자 72명을 노출군으로, 사용하지 않는 근로자 91명을 비교군으로 선정하여 피부과 병력에 관한 자기기입식 설문지를 작성하게 한 후 노출 여부와 무관하게 피부질환이 의심되는 근로자를 선별하여 피부과 전문의가 다시 문진과 첩포시험을 실시하였다. 첩포시험은 48시간째와 72시간째 두 번 판독했는데, 3교대 근로자를 대상으로 첩포시험의 판독을 여러 번 하기 어려워 지연 반응은 관찰하지 못하였다. 피부과 전문의가 회사 내 유해물질로 첩포시험을 실시하면서 철저하게 되지 않아 유감스러웠지만 첩포시험의

한계와 판독법을 직접 체험할 수 있는 기회가 되었다.

첩포시험은 실시 후 판독이 가능하였던 16예 중 5예(31.2퍼센트)에서 양성반응을 보였으며, 절삭유에 의한 경우가 1건, 과거 유기용매 3건, 2종의 새로운 유기용매가 각각 3건, 1건의 양성반응을 보였다. 피부과 전문의의 검진과 첩포시험을 통한 결과로 노출군에서 접촉피부염은 13예였다. 절삭유와 유기용매에 혼합 노출된 후 피부질환이 발생할 때까지 기간은 12개월 이상이 61.5퍼센트였으며, 악화되는 계절은 여름이 46.1퍼센트, 봄이 30.8퍼센트였다. 접촉피부염이 발생한 신체 부위는 수부가 9건, 경부가 3건, 하지가 2건의 순이었다.

노출군에서 원발성 자극피부염, 알레르기 접촉피부염, 모낭염, 한포진의 유병률이 유의하게 높아 절삭유와 유기용매의 혼합 노출에 의한 직업성 피부질환의 가능성을 강력하게 시사하였다.

그러나 단일 물질에 의한 피부질환의 양상을 정확하게 진단하기도 어려운데 혼합 물질에 의한 피부질환의 원인을 규명한다는 것은 더욱 힘들었다. 따라서 원발성 자극피부염, 알레르기 접촉피부염의 원인이 사용 중인 절삭유에 의한 것인지, 아니면 유기용매에 의한 것인지, 그 외 또 다른 원인에 의한 것인지를 판단한다는 것은 결코 쉬운 일이 아니다. 그러나 비수용성 절삭유의 경우 수용성 절삭유보다 접촉피부염을 잘 일으키지 않는다는 보고와 첩포시험에서 유기용매에 의한 양성반응이 7건, 절삭유에 의한 양성반응이 1건이라는 사실들을 종합하여 볼 때 접촉피부염은 주로 유기용매에 의할 가능성이 높다고 볼 수 있다. 또한 일반인들의 접촉피부염 유병률이 2~5퍼센트인데 반하여 18.1퍼센트의 유병률을 보인 점은 작업에 의한 발생 가능성을 한층 말해주고 있다.

모낭염은 비수용성 절삭유에 의하여 많이 발생한다는 보고에 근거하여 절삭유에 의한 발생일 가능성이 높다고 여겨지나 유기용매나 다른 원인에 의한 가능성을 완전히 배제하기는 어렵다. 한포진은 발병 기전이 확실하지 않으며, 다한증이나 금속 알레르기가 있는 사람에게서 발생할 수 있다는 보고를 참조할 때 작업환경이 발병의 유발요인이나 악화요인으로 작용하였을 가능성이 높다.

역학조사를 통해 절삭유와 유기용매의 혼합 노출군에서 비교군에 비해 다양한 피부질환의 유병률이 유의하게 높은 사실을 밝혀 직업성 피부질환의 존재를 어느 정도 확인할 수 있었다. 조사 후 첩포시험을 통하여 반응 정도가 가장 적은 절삭유와 유기용매로 교체하기를 권유하였으며, 교체 후 피부질환이 감소했다는 사실에 어느 정도 예방효과를 거두었다고 생각한다.

콜타르 피치를 취급하는 근로자의 광독성 피부질환

콜타르 피치를 취급하는 근로자들을 대상으로 건강장애를 규명하기 위해 설문조사와 피부과 검진을 실시, 광독성을 알아보기 위해 1996년 6월 13일에서 17일까지 5일에 걸쳐 콜타르 피치를 취급하는 남자 근로자 6명을 대상으로 광첩포시험을 실시하였다. 광첩포시험 시료는 중탕에서 녹인 페트로라툼(petrolatum)에 근로자들이 근무하는 작업장에서 생산된 콜타르 피치를 미세하게 가루로 내어 1:1의 비율로 섞은 후 이를 식힌 뒤 사용하였다. 광첩포시험은 Finn chamber on Sanpor tape에 적당량의 시료를 놓아 근로자의 양쪽 등에 각각 3개의 첩포를 붙인 후 48시간 후에 모두 제거했다. 수분 후 첫 판독을 하였으며, 자외선 조사기(UV800K Waldmann, Germany)를 용해한 쪽은 가리고 다른 쪽만 $4.7mW/cm^2$의 강도로 20초간 자외선만을 조사하여 총 조사량이 $1J/cm^2$가 되게 하였다. 자외선 조사 직후와 48시간, 72시간이 지난 후에 각각 판독했는데, 근로자들이 직접 사용하는 콜타르 피치로 자체적으로 시료를 조제, 실시함으로써 훨씬 신뢰성이 있었다.

콜타르 피치 노출군 10명에서 광독성 피부 병변이 9건(90.0퍼센트), 여드름이 7건(70.0퍼센트) 관찰되었으나 비노출군에서는 1건도 관찰되지 않았고 노출군에서 광독성 피부 병변과 여드름이 유의하게 많았다. 콜타르 피치 노출군 중 피부과 전문의에 의해 피부광독성이 관찰된 9명에서는 입사 후 즉시 나타났다는 응답이 5명(55.6퍼센트)으로 가장 많았다. 증상은 9명 모두 여름철과 태양광선에 노출되면 악화된다고 응답하였고, 6명(66.7퍼센트)이 작업 시에 악화된다고 응답하였다. 증상이 호전되는 경우는 쉬는 주말에 호전된다는 응답이 4명(44.5퍼센트), 휴가 시에 호전된다는 응답이 2명(22.2퍼센트)이었다. 증상 발현 부위는 얼굴과 목이 9건(100.0퍼센트), 팔 2건(18.2퍼센트), 손 2건(18.2퍼센트)의 순으로 주로 외부에 노출되는 특징을 보였다. 태양광선을 쬐면 악화된다는 것을 알고 얼굴과 목을 수건 등으로 가리고 작업하는 근로자도 있었다.

콜타르에 의해 발생하는 여드름(coal-tar acne)은 염소 여드름에서 볼 수 있는 것처럼 큰 낭포(cyst)를 형성하지 않으며, 안면부위에서 일반적인 여드름의 특징을 보인다. 콜타르 오일과 크레소트 오일에 의하여 발생하는 여드름에서 관찰할 수 있는 염증성 구진은 콜타르 여드름에서는 발견되지 않는다. 콜타르 여드름은 염소 여드름보다 훨씬 빨리 치유되지만 노출이 중지되고 오랜 시간이 지난 후에도 지속적으로 남아 있을 수 있다. 콜타르 여드름이 관찰된 근로자들은 설문조사에서 여드름이 없다고 응답하였는데, 이 여드름의 특성상 낭포를 형성하지 않고, 그 크기가 매우 작아 근로자 스스로가 여드름으로 인식하지 못한 결과라고 생각한다. 콜타르 여드름을 채취하여 병리검사를 별도 의뢰하였는데 일반 여드름과 구별할 만한 특이성이 없다는 이야기를 듣고 콜타르 여드름은 병리검사로 판별할 수 없다고 추정하였다.

유리섬유를 취급하는 근로자의 피부질환

1997년 3월 유리섬유를 취급하는 남성 근로자 40명을 노출군, 유리섬유를 취급하지 않는 남성 근로자 57명을 비교군으로 선정했고 같은 해 9월, 65명을 노출군으로 42명을 비교군으로 선정하여 설문조사와 단순 흉부방사선 촬영, 광학현미경, 위상차현미경, 편광현미경, 주사전자현미경 관찰 및 확산 에너지 X-선 분석을 실시하였다. 1997년 3월의 조사에서는 노출군에서 비교군에 비하여 '코가 간지럽다(32.5퍼센트)', '기침이 난다(32.5퍼센트)'가 유의하게 많은 호소를 한 자각증상을 보였고, 1997년 9월의 조사에서는 '코가 간지럽다(23.1퍼센트)'가 유의하게 많은 것으로 나타났다. 단순 흉부방사선 촬영 결과는 노출군과 비교군에서 유의한 차이가 관찰되지 않았고, 진폐증 소견이 관찰된 근로자는 없었다.

유리섬유를 취급하는 근로자의 피부질환 유병률은 1997년 3월의 조사에서 시점 유병률은 20.0퍼센트, 누적 유병률은 72.5퍼센트였으며, 9월의 조사에서 시점 유병률은 23.1퍼센트, 누적 유병률은 58.5퍼센트였다. 노출군에서 발생한 피부질환은 유리섬유를 취급한 지 1개월 미만에서 가장 많았고, 12개월이 지나서 처음 피부질환이 발생한 경우는 거의 없었다.

피부질환의 발생 부위는 팔(50.5퍼센트)이 가장 많았고, 가려움증이 악화되는 계절은 여름철이 가장 많았다. 가려움증은 작업 중에 악화되고 휴가 시기나 주말에 호전된다고 응답하였다. 피부질환의 이환 기간은 1개월 미만이 46.7퍼센트로 가장 많았다.

피부 채취 표본을 스카치테이프와 수산화칼륨 염색(진균검사)을 이용하여 광학현미경, 편광현미경 및 위상차현미경을 이용하여 유리섬유의 존재를 증명함으로써 유리섬유에 의한 피부 가려움증을 진단할 수 있었다. 피부에서 채취한 시료는 시료 채취 방법과 무관하게 광학현미경 및 위상차현미경에서 원통형의 표면이 매끄러우며 굵기가 10um 정도로 균등하고 길이가 500um 이상인 유리섬유를 관찰할 수 있었다. 광학현미경 하에서 유리섬유는 주변 시야와 광학적으로 잘 구별되지 않았지만 집광기를 내려서 보면 보다 용이하게 구별되었다. 유리섬유의 자연 광물섬유와 구별되는 특징 중의 하나인 종 방향으로는 절개되지 않으며 횡으로 절단되는 양상을 잘 관찰할 수 있었다.

석면과 감별을 위하여 각 시료를 편광현미경으로 관찰한 바 석면의 특징적인 소견인 이중 반사는 관찰되지 않았다. 스카치테이프를 사용한 경우 스카치테이프 자체의 난반사로 인하여 배경색의 변화가 관찰되었으나 섬유의 확인 및 구별은 비교적 용이하였다. 수산화칼륨 처리된 시료는 배경색의 변화가 관찰되지 않았으며, 유리섬유 중 일부에서는 표면에 코팅제로 사용된 물질이 이중 반사를 일으키는 경우도 있었다.

주사전자현미경 관찰 및 확산 에너지 X-선 분석을 실시하여 유리섬유를 최종적으로 확인하였다.

피부 노출에 의한 유기인제 중간형 증후군 사례

우리나라에서 유기인제 중독은 중요한 중독사고 중 하나이며, 급성 중독, 중간형 증후군 및 지연형 다발성 신경병증의 임상 양상으로 나타난다. 2000년경 환경미화원이 작업 중 종류를 알 수 없는 농약에 피부가 노출된 후 유기인제 중간형 증후군으로 진단된 사례를 보자. 이 경우는 내원 2일 전 오후 4시경 동료 및 공익요원들과 쪼그려 앉은 자세로 쓰레기 처리장에서 빈병 분리수거를 하다가 비료포대에 담긴 병들을 쏟아붓는 순간 포대 속에 있던 농약병이 깨지면서 액체가 쏟아져 나오는 것을 보고 피하느라 뒤로 넘어졌는데, 넘어지는 순간 병 속의 내용물이 머리와 작업복에 묻어서 젖은 작업복 상의는 쓰레기통에 버리고 액체가 묻은 머리와 팔 다리를 수돗물에 씻은 후 오후 7시경 작업을 마치고 오토바이를 타고 퇴근하였다. 집에 도착한 후 상의 내의도 젖어 있는 것을 확인하고 입고 있던 내의와 작업복 하의를 모두 쓰레기통에 버리고 40분간 샤워를 하였다.

내원 전일 오전 3시 30분경 평소와 다름없이 쓰레기 수거용 리어카를 끌고 새벽 수거를 나갔는데 힘이 떨어진 것 같은 느낌이 있었고, 오후에는 재활용쓰레기 분류작업을 하였는데 평소 2포대를 들 수 있었으나 1포대를 드는데도 힘이 들었다. 오후 7시 퇴근 후 불안 증세와 가슴이 답답하고 숨이 차며 식은땀이 나는 느낌이 있었고, 오후 11시경 잠자리에 눕는데 힘이 빠지면서 쓰러져 119를 이용, 인근 병원에 후송되었다가 뇌혈관질환 의심 하에 뇌전산화단층촬영 후 내원일 오전 2시경 대학병원으로 재후송되었다.

이 사례는 빈병 분리작업 중 비료자루에 있던 병이 깨지면서 흘러나온 미상의 액체에 피부와 옷이 젖은 채 수 시간이 경과하는 동안 피부로 흡수되어 30여 시간의 잠복기를 거쳐 축동, 호흡곤란, 과다 기관지 분비물, 동성 빈맥 등 급성 중독 양상을 보였고, 발병 2~3일경 사지의 근위부 및 호흡근 마비 증상이 발현하였다. 또한 혈청아세틸콜린 에스테라제가 정상 범위의 반 이상으로 감소하여 유기인제 중독임을 확인할 수 있었고, 근전도 검사에서 사지 근위부의 다발성 신경병증 양상이 있어서 피부 흡수로 인한 유기인제 중간형 증후군으로 진단, 업무상 질병으로 인정되었다.

유기인제 중독은 음독뿐만 아니라 피부를 통한 흡수에 의하여 발생할 수 있으므로 노출 즉시 흐르는 물에 비누를 사용하여 반복적으로 충분히 씻어내는 것이 중요하다. 또한 유기인제 중간형 증후군은 드문 질병이 아니고, 급성 중독뿐만 아니라 급성기에서 회복 후에도 호흡근마비를 주증상으로 하는 중간형 증후군이 발생할 수 있으므로 이에 대한 세심한 관찰 및 호흡보조 치료 가능성을 염두에 두어야 할 것이다.

혼합 액상 폐기물 취급 사업장의 집단 피부질환 역학조사

여러 공장의 액상 폐기물을 수거하여 혼합 등을 통해 대체연료를 생산하는 모 사업장에서 2000년 3월부터 이 액상 폐기물과 직접 접촉력이 있는 생산직 근로자와 실험실 근로자에게서 집단적으로 피부질환이 발생했다. 이에 대한 유해 인자 및 작업 관련 인자를 밝히고자 하는 목적으로 2000년 6월 초 대상자에 대한 역학조사를 시행하였다.

액상 폐기물과 직접 접촉력이 있는 근로자들을 대상으로 일반적 특성, 직업적 특성, 임상적 특성 및 경과, 비직업성 인자에 대한 요인 등으로 구성된 설문조사를 시행하였고, 지역 대학병원 피부과 전문의의 진찰과 유럽인 표준 세트로 구성된 22개의 첩포시험과 2000년 3월부터 입고되기 시작한 10개 공장의 액상 폐기물로 'as is' 첩포시험을 시행하였다.

피부질환을 호소하지 않은 2명은 직접 노출된 적이 없는 지게차 운전자이거나 집단적 피부질환이 호전된 후 1개월 즈음에 입사한 사람이었다. 현장방문과 설문조사에서도 작업 과정 중 혼합 과정에서 다량의 원액이, 입고나 출고 과정에서는 소량의 원액이 피부에 접촉되었고, 실험실 근로자에서는 손에 접촉된 사실을 확인하였다. 피부질환을 호소한 6명 중 3명은 의사 진찰 상 접촉피부염으로 진단되었고, 직접 접촉된 부위와 피부질환 부위가 일치하였으며, 피부질환 발생 시기와 호전 시기 또한 유사하였다.

첩포시험 결과에서도 모두 28번(자동차 부품공장의 폐유기용제), 29번(알루미늄 제조공장의 폐유기용제) 물질에서 1+ 이상의 양성반응이 관찰되었고, Mathias(1989)의 7가지 직업성 피부질환 정의 중 7가지를 다 만족하여 직업성 피부질환으로 확진하였다. 기타 피부질환 호소자 3명 중 2명은 Mathias(1989)의 7가지 직업성 피부질환 정의 중 5가지 이상을 만족하였기 때문에 직업성 피부질환 의심자로 분류하였고, 이 대상자에서도 28번(자동차 부품공장의 폐유기용제), 29번(알루미늄 제조공장의 폐유기용제) 물질에서 1+ 이상의 양성반응을 관찰하였다. Mathias 기준에 의해 직업성 피부질환으로 확인되었거나 의심되는 5명 중 4명이 26번 원액(화학물 제조공장에서의 폐유기용제)에 대한 지속적 양성 반응을 나타냈다. 이 사업장에서 집단 피부질환은 알루미늄 제조공장(28번)과 자동차 부품 제조공장(29번)에서 폐유의 직접 접촉 및 26번 원액(화학물 제조공장에서 폐유기용제)에 알레르기 반응으로 발생되었을 가능성이 있다. 또, 물질안전보건자료의 정보를 참조할 때 절삭유 및 금속가공유가 주원인이었을 것이며, 혼합 폐유기용제로 인한 가능성도 배제할 수는 없었다.

참고문헌

1. 박수경, 임현술. 혼합 액상 폐기물 취급 사업장의 집단 피부질환 증례보고, 대한사업의학지 2004;16(3):336-351.
2. 배근량, 정해관, 임현술. 피부노출에 의한 유기인제 중가형 증후근 1례. 대한사업의학회지 2004;16(3)329-335.
3. 임현술, 김지용, 성열오. 절삭유와 유기용매에 혼합 폭로된 근로자의 피부질환에 관한 조사. 동국논집 자연과학편 1993;12:363-378
4. 임현술, 정해관, 김수근, 김정란. 유리섬유에 의한 피부질환 및 임상적 진단. 대한사업의학회지 1999;11(2):181-195
5. 정철, 임현술, 김두희, 성열오. 콜타르 피치를 취급하는 근로자의 광독성 피부질환. 예방의학회지 1997;30(1)145-155.

6. Mathias CGT. Contact dermatitis and worker compensation: criteria for establishing occupational causation and aggravation. J Am Acad Dermatol 1989;20:842-848